名人医话

时仲省 著

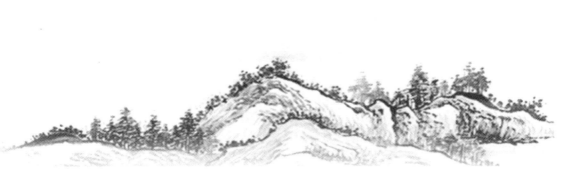

郑州大学出版社

图书在版编目（CIP）数据

名人医话／时仲省著. -- 郑州：郑州大学出版社，2024.3
ISBN 978-7-5645-8254-8

Ⅰ．①名… Ⅱ．①时… Ⅲ．①医学－普及读物 Ⅳ．①R-49

中国版本图书馆 CIP 数据核字（2021）第 210346 号

名人医话
MINGREN YIHUA

策划编辑	成振珂	封面设计	苏永生
责任编辑	成振珂	版式设计	苏永生
责任校对	刘 莉	责任监制	李瑞卿

出版发行	郑州大学出版社	地　　址	郑州市大学路 40 号（450052）
出 版 人	孙保营	网　　址	http://www.zzup.cn
经　　销	全国新华书店	发行电话	0371-66966070
印　　刷	新乡市豫北印务有限公司		
开　　本	710 mm×1 010 mm　1 / 16		
印　　张	27.75	字　　数	541 千字
版　　次	2024 年 3 月第 1 版	印　　次	2024 年 3 月第 1 次印刷
书　　号	ISBN 978-7-5645-8254-8	定　　价	128.00 元

名人医话，蕴深旨远

王占锋

《名人医话》是时仲省老师独辟新径、深耕细作的医学科普作品。他的《三国医话》《红楼医话》《名人医话》三部力作，先后在《郑州广播电视报》连载，从 2009 年起，历经十余年时光，在广大读者中反响强烈，社会各界好评如潮。而后又由郑州大学出版社相继结集出版，为医学科普事业发展增色不少。

这三部书被称为"医话三部曲"，更是时仲省老师的一份坚守，他从十几岁就开始为报刊写稿，担任医科大学校报主编和《健康报》驻豫记者后，更是辛勤笔耕，发表医学科技新闻、报告文学和医学科普文章上千篇。离休后，担任附属医院宣传顾问，热心培育写作新秀，同时继续笔耕不辍，年逾 80 后仍有不少佳作问世，"医话三部曲"就是在他 80 高龄后写成的，这种初心不改、老而弥坚的精神是令人钦佩和学习的。

《名人医话》所说的名人，是因为他们知名度高，大家都比较熟悉，能引起读者关注并产生共鸣。比如他们的疾病比较有代表性，病因较明确，治疗方法较典型，死因有特殊性，对医学发展有影响，在医患关系上有特殊表现，都可以作为医话题材贯穿其中。当然名人养生也是其中内容之一。对医学发展有重大贡献的科学家、医学家当然也在医话之中。比如 112 岁周有光教授的长寿秘诀：人不是饿死而是吃死的、心宽寿长、夫妻和谐、生活简单都具有很强的现实和指导意义。

如果枯燥地讲一些医学知识，不容易引起人们的注意，难以留下深刻印象。时仲省老师借助名人有关医学的事迹而潜心创作，变枯燥为生动，化抽象为具体，引起大家较大的兴趣和更多的关注，增强了显著性、故事性、生动性、贴近性，达到在介绍名人健身、就医、对待医学发展态度的过程中,普及医学知识,使大家更关心防病治病,关切医学发展,正确对待医患关系。

撰写《名人医话》的目的,在于使大家了解一些医学故事,学习一些医学知识,更加重视维护健康、防治疾病。有时去治愈、常常去帮助、总是去安慰,也是对医学的局限性、无奈性有所认识。从而正确对待医疗机构,正确对待医护人员,达到医患和谐,携手战胜疾病,协力促进医疗事业发展,为实现新时代健康中国的宏伟目标而共同奋斗!

(本文作者现任郑州广播电视报社副总编辑,《健康郑州人》主编。从事新闻工作20多年,致力于健康科普工作,曾在全国性报刊发表稿件和摄影作品多篇)

名人与医学给人的启迪

高思敏　孟和平

时仲省老师86岁高龄完成的《名人医话》一书要出版了,我们在报纸连载时曾读过有关文章,现在出版成书,奉献社会,令人赞叹不已。

该书的内容是名人与医学相关的故事。创意新颖,引人入胜。

书中名人都是全国乃至世界闻名之人,他们的事迹是受到人们普遍关注的。医学是一门专业性很强的科学,你如果单纯讲医学方面的内容,除了医学生之外,其他人就不一定感兴趣了,特别是一些专业术语,比较艰涩难懂,单纯谈疾病,还会给人一种压抑感。但是如果提起某位名人患过什么疾病,如何治疗,他是如何与疾病抗争的,人们就会十分关注,甚至要"打破砂锅——问到底"了。这就是一种"名人效应"。

在经济大潮中,"名人效应"得到广泛应用,但多用于商业方面,起到了"广而告知"的作用。其中也有用之不当的,如有的药品,名人代言,而这位名人并不懂医学,也没有用过这种药,却在那里大谈药效,因而引起人们的反感。本书介绍的一位名人赵丽蓉就坚决不做药品广告,她说:"我又没有用过这种药,做广告那不是骗人吗?给再多钱我也不能做!"义正辞严,掷地有声。

而这本书借助名人效应,并不为盈利,只是借助它的力量,更广泛、更有力地传播医学知识,是名人效应的公益化应用。

全书一共写了100多位人物。对人物不是简单的概括介绍,而是尽量写出其性格、气质、风貌等,让人们感到是一个个有血肉的人,是食人间烟火的人。我们曾经与时老师一起采写过一些人

I

物,知道他在这方面有较强的功底。1954年,他在建筑部门时就开始写人物通讯,以后写过报告文学。当年他笔下的人物有的也成了名人,如瓦工革新能手郭朝明、木工标兵苌河,成了全国群英会代表和全国劳动模范,《郑州日报》《河南日报》《工人日报》多次刊载他们的报道。

到医学院工作后,他采写了众多医护人员,其中有的是名医。特别是他与高思敏一起多次采访过眼科张效房教授,先后报道过张教授发明的眼内异物摘除术及创制多种手术器械及其他重大革新,报道他获得了全国科学大会奖,以后又被评为河南省科技功臣;报道他将奖金和个人积攒的钱捐出,成立眼科科研基金,用以奖励青年眼科医生;报道他坚强与癌症和多种疾病抗争,坚持医教研工作不停息;报道过他大力推广适合基层和农村的白内障治疗新方法,并担任白内障医疗队总队长,带领医疗队为白内障患者做手术,使大量盲人重见光明等事迹,张效房被央视评为"最美医生",他的研究成果不仅在国内,而且在世界也有重大影响。本书记录了他103岁仍继续为医学事业做贡献的感人事迹。

由于我们采写的人物,有的是在一起工作的,有的是经过深入采访的,因而写得真实、生动、接地气,其中有多篇作品被评为全国教育、卫生好新闻和河南省、郑州市好新闻。

书中的名人中,有22人寿命超过100岁,最长寿的周有光享年112岁,贝时璋107岁,有4人106岁,1人105岁。百岁老人占本书收入名人的22%;如果加上98岁和99岁高龄者9人,寿星占所写名人的24%,接近四分之一。

人的寿命明显延长。除了国家日益富强、环境逐步改善、生活水平和医疗水平提高等因素外,书中所写名人个人都有一定的养生之道。虽然有的说自己从来没有讲究过养生,但正说明他们心胸豁达,没有刻意追求,其心理和生活习惯很符合养身之道。

名人长寿有许多共同点,如心态良好,宽容随和,情绪乐观,事业心强,营养合理均衡,经常运动和参加活动,对疾病不恐惧也不忽视,积极治疗等。每位寿星的健身方法各有特点,有的出乎一般人的想象。如活到100岁的谈家桢,他的长寿经是"妻管严",他说:"妻管严使我好幸福,我的长寿就是靠妻管严。"享年102岁的贝聿铭,曾说:"我平生最大的成功是娶到陆书华",并把夫妻比作一双筷子,谁也离不开谁,能同甘共苦,什么酸甜苦辣都一起尝。夫妻恩爱,家和万事兴,人才能健康长寿。

长寿名人一般是很重视饮食有节的,做到每餐七成饱,还有"三少一多"(肉少、盐少、糖少,水果、蔬菜多)。但也有例外,如"三严"导演严寄洲,他说:"我不懂营养学、养生学,只懂好吃学,不管到哪里,先找当地特色名吃,不管好吃不好吃,以品尝为快。"他70多岁时,查出了糖尿病,家人劝他少吃肉少吃甜,他说:"不能尽情吃喝,哪有什么快乐?"他特爱吃肉,肘子、炖肉照吃不误,还爱吃甜食,把女儿藏起来的糕点也找出来吃掉,说:"限制我吃,不如让我早死。"他有十字妙诀:"吃好、睡好、拉得出、不计较",还有两条:"一是面带微笑,不是假笑;二是意念青春,不感衰老。"按医学观点来看,其中的好吃美味、不加节制是不符合健康要求的,但对严寄洲来说却是取得舒心快乐之源,对他来讲是适合的,他活到了101岁。

可见,如同"条条大路通罗马"一样,长寿之路也不止一条,不能按一个模式硬套,具体做法因人而异,没有最好,只有最适合,方法各异,殊途同归。其中精神因素有时起重要作用。一心扑在事业上,为实现自己的远大理想而忘我拼搏,有时确实可以忘记烦恼、忘记恩怨、忘记病痛;有了坚强意志,有了必胜信心,甚至可以制服癌症、战胜顽疾、控制慢性病进展。书中不少名人有这样的体验。精神确实不是万能的,但精神支柱坍塌了是万万不行的。有位名人说"意识可以变地狱为天堂,也可以变天堂为地狱",有一定道理。名人的这种广阔的视野、宽广的胸怀、坚强的毅力、不屈不挠的斗志和韧性,是值得学习和发扬的。

书中的名人有许多趣闻,仅举一例:著名的气象与地理科学家竺可桢,早年身体衰弱,他的同学胡适,曾背后和人打赌说:"竺可桢活不过20岁。"竺可桢无意中听到这句话,惊出一身冷汗，从此发誓锻炼身体。后来他与胡适同船去美国留学，1912年，两人相遇，又打起赌来。竺可桢问："我要是活过 60 岁怎么样？"胡适回答："你要是活到 60 岁，我在你 60 岁寿筵上当着所有亲友的面给你磕三个响头。要是比我活得长，你可以在我的尸体屁股上踢上一脚。"竺可桢点头同意。结果，竺可桢活到了1974 年，享年 84 岁，在北京去世。而胡适仅活到 1962 年，享年71 岁，在台湾去世。由于二人分居两地，竺可桢 60 大寿时，胡适没有机会给他磕那三个响头。而胡适逝世时，竺可桢也没有在他的尸体屁股上踢上一脚。胡适的预言是很不祥的，但竺可桢却受到警示，从此注意锻炼身体，获得了高寿。这样有趣的故事，书中比比皆是，读时不仅会感到趣味盎然，还可以从中悟出许多道理。

说到名人的死因，有几点提请注意：一是因脑血管疾病而逝者较多，如罗斯福、张恨水、启功、林巧稚、李克农、施光南、王莘、二月河等，是由于脑出血、脑栓塞、脑血管畸形及其并发症等而离开人世的。其次是癌症，如孙中山、许世友是肝癌，章太炎是鼻窦癌，乔布斯是胰腺癌，侯宝林是胃癌，陈忠实是舌癌，李敖是脑干肿瘤等，这些危及人类健康和生命的顽症，需要加强预防和尽早治疗；同时，也给医学界提出，要加大对这类疾病的防治研究，争取早日攻克这些医学高端顽固的堡垒。

有的名人是因为酗酒而伤身、因酗酒而猝死。武艺超群、能征惯战的的上将许世友，是因长期饮酒过量患了肝癌而过早去世的；名导演谢晋是在参加一次宴会时饮酒过量而猝死的。古语说："酒是穿肠毒药"，酗酒伤肝、损胃、危害神经系统，除了刺激神经短时兴奋外，几乎无营养价值，对身心有百害而无一利。因此要严格限制酒量，最好不要喝烈性酒。

有的名人平时身体很好，但进入老年后不慎在行走时突然摔倒，因此引起并发症而逝世。老年人突然摔倒造成骨折往往是死亡的直接原因，值得警惕，书中有专门论述。

还有一些怪病，也是致残致死的原因，如霍金所患的肌萎缩性脊髓侧索硬化症，比较罕见，医生预测可活 2～5 年，而霍金病后又活了55年，不仅在科研领域取得瞩目成就，而且在抗击顽症中也创造了奇迹。

书中写了几位反派名人，也因为他们与医学有关。如汪精卫，曾经下令取缔中医，遭到一片谴责声。更使他尴尬的是，他的岳母患病西医治疗无效，是中医对症治疗才得到治愈，他只得暂停取缔中医令。

该书内容丰富，可读性强，文字简练生动，读之有趣、思之有味、学有榜样，有利于开阔视野，有益于健身防病，相信它会受到广大读者的欢迎。

（高思敏，首任原河南医科大学三附院院办主持工作的副主任和工会副主席，郑州大学第一附属医院宣传科创始人、首任科长、副处级调研员、副研究员，曾兼任多家媒体特约记者和撰稿人，多产作者，主编《白衣战士的风采》，编著《礼赞生命卫士》等书。

孟和平，郑州日报社主任编辑，著有《弄潮集》《物华天宝》《山巅妖肆传奇》等书）

让名人带你走进医学殿堂

何进喜

时仲省老师所著的《名人医话》终于要问世了。其中的文章曾在《郑州广播电视报》连载，虽读过几篇，但总有断续之憾。至今出版成书，可以连续阅读，观其全貌，有先睹为快之感。

令人爱不释卷的是，这是一部内容丰富、趣味盎然、可读性强的普及医学知识的精品佳作，其特点是借助大家熟知的名人，了解医学的相关问题，仿佛进入了辉煌夺目的医学殿堂。

书中共写了100多位名人，其中有世界闻名的政治家、军事家、科学家、教育家、慈善家，还有演艺界明星等，但都与医学密切相关，如他们的病情、逝世原因、对待疾病的态度、养生理念、长寿之道等，都是医学的范畴。

特别值得一提的是，这本书中有四分之一的内容，写了著名的医学专家，他们的成就与医学的发展密切相关。如听诊器、体温计的发明者、天花疫苗的研制者、青霉素的发现者、维生素的发现者、X射线的发现者、病毒是如何现形的、试管婴儿和人工授精是谁最先实验成功的、谁是肝移植的先驱、是谁最先发现了艾滋病病毒等，在本书中都可以找到答案，而且是生动形象的描述。

这些故事告诉我们，医学研究的内容浩如烟海，人体、人的生命、人类的各种疾病或病变及与此相关的各种因素，如何预防和治疗各种疾病，如何保障健康和延长寿命等，都是它研究的领域。它是一个庞大的系统应用学科，包括基础医学、临床医学、法医学、检验医学、预防医学、保健医学、康复医学等。这个领域有许多深奥的未解之谜，有很多目前还没有攻克的难题，疾病、瘟疫与医学的拉锯战一直在在激烈地进行。"道高一尺，魔高一丈"，细菌、病毒被攻击后会产生抗药性,会产生变种,甚至会卷土重来,战斗正未有穷期。

从书中我们看到,医学上的每一步跨越,都是医务工作者耗费了大量心血,有的医生在实验和临床应用中,以身实验身体受损,甚至献出了宝贵的生命,其中也有大量患者为此做出的牺牲。至今已经取得的进展,是呕心沥血以生命为代价换来的,是与艰难险阻拼搏中取得的,是突破故步自封的因循守旧的瓶颈而脱颖而出的,每一步进展都实属来之不易。

但是,面对一些难解之谜,面对一些顽症,医学还是力不从心的,是不完美的,其作用是有一定局限性的。从防治疾病的角度来看,人人都需要医学,但并不是人人都懂医学、都了解医学,有的对它期望值过高,有的对它的局限性、高度风险性缺乏认识,产生了一些误解,造成了一些矛盾和隔阂。因此普及医学知识,既可帮助大家增强防病意识,增加健康知识,筑起防疫屏障,又能沟通医患关系,提高医疗水平,这是目前一项十分重要而又迫切需要加强的工作。

书中还记录了我国著名医学泰斗的事迹。他们是医学领域某一方面的开拓者,学术带头人。如,外科的先驱裘法祖、内科的开拓者张孝骞、神经内科的开拓者张静吾、泌尿外科的先驱吴阶平、脑外科的创新者王忠诚、脊髓灰质炎疫苗的研制者顾方舟、整复外科的开拓者张涤生、妇产科的先驱林巧稚、防治食管癌专家沈琼、灭蚊防疟专家苏寿泩、耳鼻喉科专家董民声、眼科专家张效房、治疗脑瘫专家高晓群等,他们执着的事业心、对患者的爱心和责任心、高尚的医德,令人钦佩;特别是发奋努力,对医术精益求精、刻苦钻研,在治疗方法、手术创新、器械发明等方面取得突破性进展,对我国甚至对世界医学发展都有一定影响。对其中的一些专家,时仲省老师曾利用担任《健康报》驻地记者的身份,进行过采访,有的是我们共同采访撰写,因此对人物了解比较深入,写得真实具体,至今读来依然特别感动,特别亲切。

书中还写了两位医学教育家的高风亮节、无私奉献。一位是我国内分泌学的奠基人之一、天津医学院的创建人朱宪彝,他一生奉献医学教育,临终将积蓄全部捐给学校,并遗嘱将遗体供人体解剖教学应用。另一位是人体解剖学教授沈福彭,他遗嘱将遗体捐给教学应用后,制成一副骨架,继续在教研室值班站岗,陪同医学生学习好医学课程。这种"鞠躬尽瘁,死而不已"的精神是何等崇高,何等珍贵。

毛泽东和周恩来是我们心目中最敬爱的伟人、领袖,他们的丰功伟绩是大家所熟知的,本书没有详述,只重点写了毛主席对医疗卫生工作的指示,如关于爱国卫生运动、关于预防为主、中西医结合、关于消灭血吸虫病、要把医疗工作的重点放在农村等,至今读来还感到他对人民疾苦的关切之甚,他对群体防疫工作的倍加重视。周恩来对疾病防治也十分重视,特别是关于攻克癌症多次做出重要指示。他亲自安排由卫生部组织医疗队到林县等地进行癌症调查和防治工作,亲自听取汇报,进行部署。根据他的指示,各地先后成立了肿瘤医院,有的建立了肿瘤防治网络,实行领导、专家、群众相结合;现场、实验室、临床相结合;早诊、早治和预防相结合;中西医治疗和改善环境与改变不良习惯相结合。通过多年的研究,癌症发病率、死亡率明显下降,治愈率大大提高,这是我们可以告慰敬爱的周总理在天之灵的。

总之,这本书既使我们走近各界名人、伟人,学习他们胸怀壮志、勤恳学习、意志坚强、勇克困难的精神;又能走近医学这个神圣的园地,了解医学的发展情况,学习一点医学史,了解各种疾病的病因、病理、危害,以及目前的防治情况,了解一些长寿老人的养生之道,从而树立正确的世界观、人生观、价值观,保持乐观愉悦的心态,增强信心,丰富知识,提高防病能力,成为一个健康、有活力、有智慧、有能力的人,为国家、为社会多做贡献。

（本文作者曾任河南医科大学校报编辑部主任、郑州大学党委宣传部副部长、图书馆副馆长,主编《新编就医指南》等书,发表医学新闻和医学科普作品数百篇,有多篇获奖）

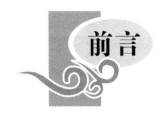

名人按通常说法,是指那些出类拔萃、与众不同的人,是特别有才能、有超人智慧或在某些方面有突出表现,因而出名的人。

名人泛指各行各业有高知名度的人,如政治风云人物、著名军事家、科学家、企业家、作家、运动员、演员等。

名人的知名度范围有大有小,小至在一个单位、系统、省市出了名,大到闻名于一个国家乃至全世界。

这本《名人医话》所说的名人,一是指在全国乃至全世界都有名气的近现代名人,因为他们知名度高,大家都比较熟悉,比较能引起关注;二是指与医学有一定关系的名人。如有的是对推动医学发展有重大贡献者;有的是著名医学科学家,有重大发明发现者;有的是勇敢与疾病搏斗并创造奇迹者等。当然名人养生也是其中内容之一。另外,对医学发展有阻碍、有破坏的反面人物也在本书中有所揭露。

医话缘何冠以名人? 因为名人影响大、辐射面广,有的名人还有许多"粉丝"。如果枯燥地讲一些医学知识,不容易引起人们的注意,难以留下深刻印象,关注率是不高的。而借助名人与医学有关的事迹,就可以变枯燥为生动,化抽象为具体,能引起大家较大的兴趣和更多的关注,增强了显著性、故事性、生动性、贴近性,达到在介绍名人健身、就医、对待医学发展态度的过程中,普及医学知识,使大家更关心防病治病,关切医学发展。

古人有"上医医国,中医医人,下医医病"之说。名人中,有的弃医从政,把医疗人的疾病改作医治社会的弊端;有的弃医从文,用笔当手术刀,着重剖析人的性格、心理、情感,医治精神创伤;也有政治家、经济学家、自然科学家改而研究医学。这说明,医学与其他学界是相通的,都要关注人、关注社会、关注科学发展。这是现代职业转换、行业交流,不应以此来划分上、中、下,但可以来衡量其贡献大小、成就多寡、影响深浅、作用轻重。

人人需要健康,人人来到世界最先接待他的往往是医护人员,离开世界最后送别他的也往往是医护人员。人一生难免有这样那样的病伤,需要不止一次到医院诊治。因此,人都要与医院打交道,人都与医学有密切关系。

出版《名人医话》的目的,在于使大家了解一些医学故事,学习一些医学知识,更加重视维护健康、防治疾病,也对医学的局限性有所认识,从而正确对待医院,正确对待医护人员,达到医患和谐,携手战胜疾病,协力促进医疗事业发展!

《名人医话》中的文章自 2018 年 1 月起在《郑州广播电视报》连载后,受到读者欢迎。现在出版,殷切希望有关专家给予指导、斧正,也欢迎广大读者提出宝贵建议,以使《名人医话》助立志、长知识、增健康、有活力、接地气、有看头、有作用,达到预期的目的。

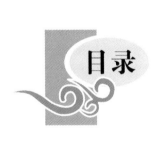

目录

I

1. 弃医从政的孙中山

中国民主革命的先行者孙中山，本是学医出身，也曾从事医疗工作，成绩斐然。但他眼看清朝掌权者腐朽卖国，就立志推翻帝制，复兴中华，成为民主革命的领袖。

孙中山，名文，号逸仙。1866 年 11 月 12 日出生于广东省香山县（今中山市）翠亨村。由于他在日本从事革命时曾化名中山樵，遂以中山为名。

医术高超，自愿赠药

孙中山祖上世代务农。他 6 岁时即参加劳动，9 岁入村塾读书。

孙中山的哥哥孙眉在檀香山开办牧场。孙中山 13 岁到檀香山求学。1886 年，先后到广州和香港学医。1892 年，以第一名的优异成绩在香港西医书院毕业。

获得医师资格后，孙中山曾在澳门、广州两地行医。他擅长外科手术，曾为一名患者取出腹中大如鸡卵的一颗肾结石，在当时被称为奇迹。《镜海丛报》还曾登载了题为《神乎其技》的告白，称"不过七日之功而治愈患者二十余年的痔疾。或数十年之肝风，或十年之脑患，或六十余岁之咯血，均各奏神速"，称赞孙中山："略施小技，刀圭调合，著手成春，数月病源，一朝顿失。复荷先生济世为怀，轻财重义，药金不受，礼物仍辞。"

孙中山在澳门镜湖医院曾提出"药局赠药""自愿赠药"，因他医

术精湛,待人亲切,无论门诊或出诊,诊费一律随意而付,故在澳门行医不满三月,声名鹊起,"就诊者户限为穿"。

孙中山高超的医术和获得的美誉,却引起了当地葡萄牙籍医生的嫉妒,被百般排挤。于是孙中山转到广州行医。

决心改"医人"为"医国"

孙中山看到中国受帝国主义侵略压迫,同胞受外国人欺凌,心中愤愤不平,深切感到:"医术救人,所救有限,世上最大的权力是政治,政治既可以为大善,也可以为大恶。"因此,他决心改"医人"为"医国","改革中国之恶政治"。

此后,孙中山一面行医,一面通过医术来结交官吏商绅,筹划革命运动。1895 年广州起义失败,他转移到海外继续进行革命活动。但因他医术高超,很多人仍找他看病,他对症下药,疗效显著。

推翻满清,被迫辞职

1894 年,孙中山在檀香山创立了中兴会,明确指出其宗旨是"振兴中华",并把斗争纲领概括为"驱除鞑虏,恢复中华,创立合众政府"。

1905 年 8 月,孙中山在日本东京成立了中国同盟会,这是中国历史上第一个资产阶级革命政党。孙中山被推举为同盟会总理。

从 1906 至 1911 年,同盟会在华南各地组织多次武装起义,但各次起义都因缺乏群众基础、组织不够严密而失败。

1911 年 10 月 10 日,武昌起义爆发,各省纷纷响应。孙中山回国后,被各省代表选举为中华民国临时大总统。

1912 年 2 月 3 日,孙中山被迫辞去临时大总统职务,让位于袁世凯。1917 年 7 月,因北洋军阀解散国会和废弃《临时约法》,孙中山在广州组织护法政府,被推举为海陆军大元帅,进行护法战争。但孙中山在军政府内备受军阀、政客的排挤,不得不于次年辞职。

1917 年,俄国十月革命胜利,给予孙中山以很大的鼓舞,此后,他接受了中国共产党和苏联的帮助,提出联俄、联共、扶助农工的三大政策,并建立了黄埔军官学校。

1924 年 10 月,冯玉祥等电邀孙中山北上共商国是。孙中山接受邀请,并提出废除不平等条约、召开国民会议作为解决时局的办法。12 月底,扶病到达北京。

究竟所患何病

孙中山患的是什么病?据有关资料记载,他到达天津时病倒,当时以为是感冒。不久,军阀政府来电催促,孙中山虽然病情越来越重,但以大局为重,还是强忍病痛,到了北京,即就医北京协和医院,医生诊断为"最烈肝病"。

1925 年 1 月 21 日前后,孙中山病情发生变化,体温忽高忽低,脉搏失常,进行保守治疗,但不久已不能进食。1 月 26 日在北京协和医院进行了手术。打开腹部后发现,肝部坚硬如木,长有肿瘤。提取标本化验,证实是肝癌。至 3 月 12 日痰忽上涌,脉搏至每分钟 180 次,已不能言,于 1925 年 3 月 12 日逝世,留下了"革命尚未成功,同志仍需努力"的遗嘱。

过去对孙中山死因并无异议。但 1999 年,海峡两岸学者交流时,北京协和医院代表展示了孙中山的尸检病理报告,揭示其死于胆囊癌。其实肝和胆,位置和生理联系密切,原发胆囊的恶性肿瘤,晚期有的也会转移为肝癌,不能因其有胆囊癌而否定其患肝癌。

肝癌恶性度高、病情进展快,一旦出现症状就诊,往往已属中晚期。肝癌的病因尚不完全清楚,目前认为其发病是多因素、多步骤的复杂过程。如病毒感染、酒精、肝硬化、遗传因素等都与肝癌发病相关。工作紧张、劳累过度,造成免疫力低下,也是导致肝癌发生的原因之一。

孙中山是一位名医,当然知道养生防病的重要。但他以革命事业为重,不顾劳累,到处奔波募捐,亲临起义前线,曾多次遇险,九死一生,使身体遭受很大摧残,但革命意志坚强,带病与封建军阀斗争到最后一息,这种精神是值得钦佩和学习的。

2. 刘伯承眼部手术拒麻醉

刘伯承是中华人民共和国开国元帅,伟大的无产阶级革命家、军事家、军事教育家。

刘伯承,原名刘明昭,1892 年 12 月 4 日生于重庆市开州县。1986 年 10 月 7 日逝世,终年 94 岁。

德国医生称他为"军神"

刘伯承为中华民族和中国人民的解放事业建立了不朽功勋。刘伯承不仅善于指挥,足智多谋,而且勇敢无畏,经常亲临前线,曾提出"狭路相逢勇者胜"的响亮口号。

1916 年 3 月,刘伯承受孙中山的委托,率领川东护国军第一支队对顽军发起了猛烈的攻击。顽军逃出城外后,发现护国军人数不多,便伺机掉头反扑。刘伯承身先士卒,带头冲锋。当他转身招呼一个落在后面的士兵时,却不幸被敌人的一颗子弹射中,子弹从颅顶射入,从右眼眶飞出,血流如注。他当即昏倒,被部下救起,立即送至临江门外一所教会医院医治。

接诊刘伯承的是德国眼科医生沃克。他检查后提出,右眼球已经碎裂,必须切除,手术较复杂,而且眼部感觉灵敏,需要麻醉。刘伯承同意做手术,但提出请不要用麻醉。

沃克连连摆手说:"不行,不行!不麻醉,这种手术我不敢做。万一发生了意外怎么办?""大夫,请你放心好了。不管发生什么意外,都不让你负任何责任。"刘伯承的态度非常坚决。这位德国医生又耸耸肩,摇头说:"真的吗? 真叫我不可思议!""真的,请你不用怀疑,我们中国人向来是言而有信的。"沃克想了想,提出一个妥协方案:"不全身麻醉,就局部麻醉吧。"

沃克还未曾有过不用麻醉施行眼眶手术的先例。刘伯承坦然说道:"你的好心我完全懂得。不用麻醉做手术当然是痛苦得多。但是,一个人被用了麻醉药,无论如何对他的大脑神经总是有损伤的。今后我还要带兵打仗,尽革命军人的天职。所以,无论如何不用麻醉,局部麻醉也不要用。"

面对刘伯承的坚决要求,沃克大夫深受感动,他说:"我从欧洲来到亚洲,为各色人种动过无数次的手术,可是像你刘先生这样的手术不肯用麻醉,我还是第一次碰到呢。"刘伯承说:"你就放心做手术吧,我能承受。"

沃克终于同意了刘伯承的请求,在手术中,他聚精会神、小心翼翼,用锋利的手术刀先将破碎的眼球取出,然后进行了清创,再进行缝合和包扎。因为没麻醉,刘伯承强忍钻心的疼痛,在长达3个小时的手术中,始终未呻吟一声,把床单都抓破了。

手术完成后,沃克医生说:"我真担心你会痛得晕过去! 情况出乎我的意料,你挺了过来。在我们德国,将勇敢善战的军队指挥官称为军神,你就是一位名副其实的军神!"经过一段时间治疗,沃克医生又给刘伯承的右眼安上了一只假眼球。刘伯承又继续指挥部队进行战斗了。

敢冒风险,拒绝截肢

抗日时期,在一次战斗中,刘伯承亲临前线指挥,腿部中弹,伤及大动脉。医生检查后说,必须截肢,否则会有生命危险。刘伯承说:"不能截肢,我不能离开战斗! 你们再想想办法。"医生们经过会诊,提出了新的手术方法,但是刘伯承要忍受很大痛苦,还要冒生命危险。刘伯承毫不犹豫地同意了。在医生的精心治疗下,刘伯承没有截肢,他的腿经过手术终于保住了。

刘伯承受伤后,想的是如何能继续战斗,因此不惧手术痛苦,不要麻醉,展现了他的坚强意志和大无畏精神。同时沃克医生和为刘伯承进行腿部手术的医生,他们尊重患者的意见,敢冒风险,做超乎常规的手术,而且医术精湛,创造了奇迹,也值得称赞。

3. 坐轮椅的总统

事实证明,残疾人也能为社会做出巨大贡献,甚至名扬全球。美国就出了一位因残疾而坐轮椅的总统,而且连续出任四届美国总统,是唯一连任超过两届的美国总统。他就是富兰克林·罗斯福。

胸怀当总统的梦想

罗斯福是荷兰移民的后代,1882 年 1 月出生于美国纽约州。童年时代,他就秉承了荷兰人喜爱大海和船的习性,每年都要跟随父母作航海旅行。他去过欧洲的许多地方,学会了法语和德语。1904 年毕业于哈佛大学,获文学学士学位,之后又进入哥伦比亚大学学习法律。1907 年进入一家律师事务所当一名书记员。当时一位同事回忆罗斯福:"工作之余闲聊时,他很坦率地说不会永远搞法律,一有机会他就要竞选公职,那才是他最想干的,而且他很想当总统,他认为他真的有机会当总统。"

1910 年,罗斯福经人推荐当选为纽约州参议员。1914 年主动竞选纽约的联邦参议员,但结果惨败。1920 年罗斯福接受民主党副总统候选人提名,参加全国竞选。此次大选,民主党败于共和党之手,但此时的罗斯福已是一名全国性政治人物了。

患病致残志不移

1921 年 8 月,39 岁的罗斯福带全家在坎波贝洛岛休假,在扑灭

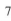

了一场林火后,他跳进了冰冷的海水,因此患上了脊髓灰质炎症(俗称小儿麻痹症),双腿失去了功能。

面临高热、疼痛、麻木以及终生残疾的前景,他从不自怨自艾、灰心丧气,他的志向和抱负也从未动摇,展现了自信和勇敢的气质。他一直坚持不懈地锻炼,企图恢复行走和站立能力,但并不理想,只是扶杖能短时站立,行走已不可能,只有靠轮椅来行动了。他在佐治亚温泉疗养期间,没有放弃学习和研究,曾阅读了大量书籍,其中有不少传记和历史著作,丰富了他的知识,提高了他的分析判断能力,为以后担任要职打下了基础。

1928 年,在罗斯福夫人的理解与支持下,罗斯福重返政界,参加州长竞选而险胜,于 1929 年出任纽约州州长。这在当时是一条令人震惊的新闻:一个瘸子当了州长。罗斯福为了使选民相信他不是一个功能丧失的人,进行了为期 4 周的紧张竞选活动,他想出了一些躯体动作和行动方法,使他在公众面前保持有活力、有能力、亲切感人的形象。任州长期间罗斯福对纽约州的积弊进行了一些改革,推行了美国历史上第一次社会救济福利计划,深得民心,这让他第二次连任州长。

1933 年,资本主义世界严重的经济危机到来。美国经济处于大萧条的严峻时刻。这年 3 月,罗斯福当选为美国第 32 任总统。他在就职宣言中说:"我们唯一值得畏惧的就是畏惧本身",他采取一系列措施,扭转对经济大萧条的精神恐慌,并大刀阔斧地开始了"新政"。迅速果断的立法和改革措施取得了很大成效,使美国经济有了生机。失业人数大大减少,农民收入增加,工商业界和银行业渡过了难关,国民收入上升,因此罗斯福深得民心。

罗斯福成为世界性历史人物,与他在反法西斯斗争中建立的功绩密切相关。通过对二战形势的审视,他意识到美国要维护自身的利益,必须对被侵略国进行援助,通过动员舆论,对国会议员施加压力等手段,终于让国会通过了支援英国等抗击法西斯的决议,同时对中国抗日战争,也提供了大量援助。

罗斯福辛勤工作、过度劳累再加他原有的伤残,使他的健康日益下降。60 岁以后,他的一只手已经开始不自觉地颤抖,在口授信函时还常常打瞌睡。体检中发现他患有高血压,有一个心房的功能

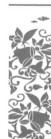

衰退,而且得了支气管炎。在这种情况下,他仍然没有停止工作,还在为国内繁多的政务和世界反法西斯战争而日夜操劳。如此沉重的负担终于使他挺不住了。1945年4月12日下午1时15分,63岁的罗斯福坐在佐治亚洲温泉别墅的起居室里,让人为他画像时突发大面积脑出血,送医抢救无效,于下午3时35分逝世。

不向命运低头

罗斯福特别令人感动的是,他在身体遭受严重折磨甚至致残的情况下,并没有向命运低头,而总是以一种无畏乐观的积极态度来对待,不是倒退、屈服,而是勇敢回应,努力拼搏,克服种种艰难困苦,实现自己的理想和既定目标。遇到灾难,他总是从积极和有利的方面来看,避免无谓的愁苦烦恼。有一次,他的家中被盗,丢失了许多东西。一位朋友写信安慰他,他回信说:"谢谢你来安慰我,我现在很平静,感谢生活。因为,第一,贼偷去的是我的东西,而没有伤害我的生命;第二,贼只偷去我的部分东西,而不是全部;第三,最值得庆幸的是,做贼的是他,而不是我。"他没有伤心,反而找出三条理由来表示感恩。由此可见,他的胸怀是宽广的。

由于特殊的经历,罗斯福的性格比较谦和、宽容。他虽然是资产阶级政治家,但能与社会主义国家苏联合作,共同反击法西斯侵略者。他还支援了中国的抗日战争。当他读了斯诺所著的《红星照耀中国》一书后,曾3次约见斯诺,向他了解中国共产党的情况。当他了解到,共产党在解放区实行的土地改革政策卓有成效;提倡政治民主、实行男女平等深受群众欢迎时,认为中国共产党的思想和主张含有民主的、进步的成分。罗斯福曾表示,赞同中国共产党对农民、对妇女的态度,认为中国共产党抗日的决心是坚定的,应当维护国共合作共同抗日,这样才符合反法西斯战争形势的要求,也符合美国的对华战略。

1944年11月4日,毛泽东致函美国总统罗斯福,祝贺他再次当选总统,并表示愿经过罗斯福的努力与成功,得使中美两民族在击败日寇、重建世界的永久和平以及建立民主中国的事业上,永远携手前进。

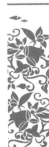

4. 陈赓与医生的情谊

陈赓是富有传奇色彩的一位将军。他英勇善战、幽默风趣,有许多动人故事,他与医生的情谊也感人至深。

陈赓原名陈庶康,湖南湘乡人,中国人民解放军大将。1903年2月27日出生于湖南湘乡的龙洞乡泉湖村。1961年3月,陈赓因大面积心肌梗死于上海病逝,终年58岁。

陈赓的故事很多,其中不乏被人们广泛传诵的。

医患同心免截肢

1927年,在与敌人的一场恶战中,陈赓的左腿中了3颗子弹,左膝盖受重伤,胫骨、腓骨被打断,不能动弹。敌人进行战场搜索,他急中生智脱去外衣,滚到附近的一条田沟里弄得满身血污。敌人走到他身边,见他闭皮屏息纹丝不动,以为已经死亡,转身走开,他因此保住了生命。

组织上把陈赓抢救出来,见他伤势严重,就送他到上海红十字总医院医治。当时该院的外科主任是牛惠霖,他曾获英国剑桥大学医学博士学位,医术高超。陈赓刚来就医时,自称是工伤。但牛惠霖看出是枪伤,怀疑病人的腿是在盗窃作案时摔伤的,因此不是很乐意医治。

陈赓、王根英夫妻虽反复解释,仍不能够消除牛医生的猜疑。陈赓见牛医生为人正直忠厚,觉得与其被怀疑是强盗,还不如说出

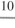

事实真相。牛惠霖了解到陈赓曾当过孙中山先生的警卫，这次是因为反对专制压迫而负伤，因此改变了原来的态度，还把陈赓的情况告诉了宋庆龄。宋庆龄曾亲自到医院看望过陈赓，并嘱咐牛大夫一定要把陈赓的腿伤治好。

这时陈赓受伤情已经2个多月，仅在前线医院做过简单处理，加上辗转奔波，伤势恶化。按照这种伤情，通常只能截肢。但陈赓提出，自己是军人，要作战不能没有腿，坚决反对截肢。

牛大夫经过慎重考虑，重新设计了手术方案，这要比截肢复杂得多，同时病人要忍受更大更长久痛苦，冒更大的风险。陈赓表示，为了保住腿，不怕痛苦，敢冒风险。于是牛惠霖找来同是名医的胞弟牛惠生，两人凭着高超的医术，携手为陈赓做了精心细致的手术，使陈赓保住了多处负伤的左腿。

再次负伤又获救

1932年秋，在鄂豫皖苏区的反"围剿"战斗中，陈赓腿部再次受重伤，又住进了牛氏兄弟开办的骨科医院。牛惠霖大夫热情接待，将其安置在最好的房间，还请了几位专家来会诊，精心治疗，使陈赓的腿伤很快痊愈，为陈赓以后指挥多次战役立下不朽功勋奠定了基础。

在此次治疗期间，陈赓还两次见到鲁迅，向他讲述了红军的作战情况，都是牛大夫兄弟巧妙掩护。陈赓与牛惠霖建立了深厚友谊，也成了最佳医患关系的典范。

医生和患者本来是一个战壕里的战友，都是在向疾病作斗争，敌人相同——病魔，目标相同——恢复健康。应当建立像陈赓与医生那样的相互信任、相互支持的亲密关系。

5. 梁启超的"割肾风波"

梁启超曾被医院"误治",但他却从医学特点和发展考虑,不但不追查医院责任,而且还为医院辩护。

梁启超,字卓如,号任公,清朝光绪年间举人,中国近代思想家、政治家、教育家,是戊戌变法(百日维新)领袖之一、中国近代新法家代表人物。

1873年2月23日,梁启超出生于广东新会茶坑村。祖父、父亲是士绅,曾参与乡政。梁启超12岁,到广州应试,中秀才。1885年,进广州学海堂读书。17岁中举。后师从康有为,成为资产阶级改良派的宣传家。

1929年1月19日,梁启超在北京协和医院逝世,终年56岁。

肾病诊治引争执

关于梁启超因肾病住北京协和医院进行手术的情况,有两种说法。

梁启超之弟梁仲策于1926年5月29日,在《晨报副刊》发表的《病院笔记》中说,1926年3月8日,梁启超因尿血症入住北京协和医院。经X射线透视,医生见右肾中有一黑点,诊断为瘤。梁仲策问主治医生:"不一定是癌吧?"医生答:"不一定不是癌。"再问:"怎么治?"再答:"全部割除。"手术后解剖此肾,果见其中有一大如樱桃的黑点,但不是恶性肿瘤。但病人尿中依然带血,且检查不出病源

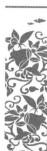

所在,于是复诊为"无理由之出血症"。4月12日梁启超出院,在医院计35天。

这件事传出来,一时舆论哗然,矛头直指北京协和医院,嘲讽西医"拿病人当实验品,或当标本看"。

梁启超事后在《晨报》上发表《我的病与协和医院》一文,公开为北京协和医院辩护:"右肾是否一定要割,这是医学上的问题,我们门外汉无从判断。据当时的诊查结果,罪在右肾,断无可疑。说是医生孟浪,我觉得冤枉。"他还申明:"我盼望社会上,别要借我这回病为口实,生出一种反动的怪论,为中国医学前途进步之障碍"。

还有一种说法,来自美国哈佛大学教授费正清的夫人费慰梅所著的《梁思成与林徽因》一书。其说法是:梁启超被查出右肾有病后,值班护士在梁启超的肚皮上标错了地方,医生没有仔细核对挂在手术台旁边的X射线片。接着由著名外科教授刘瑞恒博士主刀,切除了那健康的肾,这一悲惨的错误,在手术之后立即就被发现了,但是由于攸关北京协和医院的名声,被当作最高机密保护了起来。几年后,梁思成的续弦夫人林洙在《梁思成》一书中也写到了这件事,其叙述与费慰梅相同。

事实真相如何呢?梁启超之子梁思成曾经写过《梁任公得病逝世经过》,其中提到梁启超入北京协和医院检查多日,认为右肾生瘤,所以在3月16号将右肾全部割去。证实有病的是右肾,割去的也是右肾。2006年8月,北京协和医院举办了一次病案展览。病历记载梁启超手术之后,医院解剖了切下的右肾,可以看见樱桃大小的黑色肿瘤,经过化验,黑色肿瘤是良性的,排除了割错肾的可能性。

1929年1月19日,梁启超手术3年后,再次住进北京协和医院,最后在该院病逝。因此有人说,梁启超之死与错割肾有关。但根据梁思成的说法,梁启超因肺病再次住进北京协和医院。医生在梁启超的痰当中发现了一种不知名的病菌,看来梁启超的死因是肺部感染,和割去一个肾并无关系。

现在来看,当时北京协和医院已能成功进行肾脏摘除,在全国具有开拓性。但X射线发现了黑点,如果在目前,可以通过B超、CT

等进一步确诊是肾结石、囊肿还是肾肿瘤等。如果不是肾癌，就不必手术。良性肿瘤，如果没有压迫其他脏器，也不必切除。但在当时还没有这些先进的医疗手段，对"黑点"怀疑是癌的可能性大，所以进行了手术。我们切不可以现在观点苛求前人，但可以从此看到医学是在不断发展，而且正是以前的经验教训对医学发展起到了启示、促进作用。

梁启超为何值得敬佩

在对待这件事情上，梁启超值得敬佩：一是当时人们对西医手术存有恐惧，很多同事、学生都劝他别做，而他却认为西医诊治属于科学范畴，自己应当以实际行动宣传推广科学，于是不怕风险，欣然接受手术；二是当手术后效果不理想，甚至有人说手术作错了时，他挺身而出，为北京协和医院辩护，这是把大力推广科学、传播新兴医学置于个人安危之上，而且是一种实事求是的态度，是换个角度为医院和医生着想，为医学事业发展着想，表现了一种宽广的胸怀和远大的目光，显示了自己期望科学兴国的志向。

6. 与胡适赌寿命的竺可桢

竺可桢是中国近代地理学和气象学的奠基者,中国近代气象学家、地理学家、教育家。他从小瘦弱多病,胡适曾和他打赌,认为他活不过自己,结果长寿的却是竺可桢。

竺可桢,字藕舫,1890年3月7日出生于浙江东关镇一个小商人家庭。幼时聪明好学,从2岁开始认字,1905年以各门功课全优的成绩从小学毕业,当年秋季入上海澄衷学校,1908年考入唐山路矿学堂学习土木工程,学习成绩居全班第一。

文弱书生如何健身

1974年2月7日,竺可桢去世,享年84岁。他在逝世3个月前的日记中写道:"我从小身体就差,现已活到了83岁,何复所求?"

竺可桢早年身体衰弱,再加上他早年读书过于刻苦,没有注意锻炼身体,成了又矮又瘦的文弱书生,憔悴乏力,一副病态。在上海澄衷中学求学时,他有一个同班同学叫胡嗣穈(胡适的原名,学名洪骍,字希疆),曾背后对人打赌说:竺可桢活不过20岁。

竺可桢听到了这句话,如同头上打了个响雷,十分震惊,感到自己这样下去,确实身体要搞垮的。于是下决心从此要锻炼身体,养成了定期游泳、远足和练拳的良好习惯。他生活很有规律,不吸烟、不喝酒,早起早睡。即使抗战期间,颠沛流离,他也丝毫没放松过身体锻炼。据他的夫人回忆:竺可桢早起第一件事就是记录一天来的睛、雨、风向、气温、气压，要是下了雪，还要量一下雪的厚度，然后就接着在户外做体操、打太极拳，锻炼身体。饮食俭约有节制，不管饭菜好坏，从不挑剔和过量。

胡适的预言成妄语

1912 年，他与胡适一起去美国留学，两人在船上相遇，互致问候。胡适问竺可桢："你现在身体如何？""还好。这还得感谢你！想当年，你曾说过，我活不过 20 岁，惊醒了我，之后我坚持天天跑步、练操、打拳，经常游泳，而且暗下决心，一定要活过 20 岁。你看，现在不是活到 22 岁了吗！"

胡适微笑着说："好啊！你挺过了 20 岁这一关，我替你高兴。但看你现在的体态和容貌，我看你无论如何活不过 60 岁，更不可能比我长寿！"

竺可桢听了老同学的不吉利话语，知道是在开玩笑。他知道胡适才华横溢，口无遮拦，争强好胜，而自己为人低调，不愿表现自己。但对于胡适的短命预言，竺可桢从来不信不服，深信自己通过锻炼，先天瘦弱可以后天弥补。老同学无所顾忌，于是两人竟打起赌来。

竺可桢问："我要是活过 60 岁怎么样？"胡适爽朗地回答："你要是活到 60 岁，我在你 60 岁寿筵上当着所有亲友的面给你磕三个响头。要是比我活得长，你可以在我的尸体屁股上踢上一脚。""好，就这样说定，咱们可都得记住今天说的话啊！"竺可桢说。

竺可桢比胡适大一岁。自从打赌以后，他依然坚持锻炼身体，生活一直很有规律，事业上的成就也使他心情舒畅，因此活到了 84 岁，远远超过了 60 岁。直到去世的前夜，他还在坚持写日记。而他的老同学胡适，比他早 12 年，于 1962 年去世，享年 71 岁。

由于两位朋友，一位在大陆，一位在台湾，所以竺可桢 60 大寿时，胡适没有机会给他磕那三个响头。而胡适逝世时，竺可桢也没有在他的屁股上踢上一脚。

竺可桢在闻知胡适逝世后,曾在日记中感叹:当年胡适这个"聪明人"曾预言自己早夭,终成一句妄语。

是啊!人的寿命是多种因素决定的,不能仅从表象就下判断。胡适这个"大文豪",在这个问题上,只记住了自己的前半句话"大胆假设",而忘记了后半句"小心求证",能不妄断吗?

7. 弃医从文的鲁迅

鲁迅是我国现代著名文学家、思想家、革命家。他原名周樟寿，后改名周树人，字豫山、豫亭、豫才。笔名除鲁迅外，还有邓江、唐俟、邓当世、晓角等。

鲁迅 1881 年 9 月 25 日生于浙江省绍兴府会稽县（今绍兴市）。祖父因科场案下狱，父亲周伯宜是一名秀才，久病不愈。作为长子，鲁迅为了给父亲治病，常常出入当铺和药店。他 11 岁就读于私塾三味书屋，17 岁进入金陵江南水师学堂，后转入陆师学堂。1902 年赴日本仙台医学专门学校学习。

鲁迅死因之谜

1936 年 10 月 19 日，鲁迅逝世。关于鲁迅的死因，一直存在争议。

通常的说法是死于肺结核。但鲁迅之子周海婴曾撰文，怀疑是日本医生须藤故意误诊，致鲁迅得不到正常治疗而早死。从鲁迅气喘发作到去世，共有 26 个小时的宝贵时间。此前美国肺科专家邓医生曾建议，首先要把肋膜间的积水抽去，但须藤却说并无积水，但只过了 1 个月，他又说确有积水。鲁迅死后，治丧委员会要须藤写一份治疗报告。他虽然写了，但与实际治疗并不相符，后来须藤就不知去向了。

须藤原是日本军医官，当时还担任侵略团体日本军人在乡会的

副会长。鲁迅之弟周建人曾建议鲁迅，以后不要再请须藤看病，但鲁迅认为须藤是个医生，不会存有歹心。鲁迅去世不久，周建人忽然接到交通大学一位素不相识的人写来的密信，信中说，鲁迅不是死于肺病，而是被日本军医所谋害。

鲁迅逝世后，留有 1936 年 6 月 15 日拍摄的胸部 X 射线片。上海市第一结核病防治院于 1984 年 2 月 24 日，邀请一些著名肺科、放射科专家、教授，共同研究这个胸片，做出了"鲁迅不是直接死于肺结核病，而是死于自发性气胸"的结论，认为鲁迅死亡的直接原因，是左侧肺大疱破裂使气体进入胸膜引起自发性气胸，压迫肺和心脏而死亡；同时认为，这种病在当时并不是不治之症，如果及时治疗，是完全可以治好的。须藤是否有意害死鲁迅，现有证据还不能肯定，但他对鲁迅的疾病有误诊，延误了救治时机则是毫无疑义的。

肺气肿与长期吸烟有关

鲁迅的肺气肿，与他长期吸烟密切相关。他青年时期就有烟瘾，一次从东京回仙台，买完火车票后，把剩下的钱统统买了烟，以致半路口渴却没钱买水。以后不论是写作、休息还是待客，他经常吸烟，不吸烟的人去鲁迅那里，走后身上都有一股烟味。他在杭州任教时，每天都要吸上十几支烟，后来烟瘾越来越大，他写道："我酒是早不喝了，烟仍旧，每天三十至五十支。"晚年，他的夫人许广平和医生多次劝他戒烟，他才改为每天三十支。

吸烟的危害已经被大量的研究所证实。烟中有多种毒素，对人体各个系统都有严重损害，已经确定为一级致癌物。特别是对呼吸系统更有直接危害。肺癌、肺炎、肺结核、肺气肿等，都是由于吸烟造成肺部损伤，肺部支气管内积聚大量有毒物质，丧失了抵抗力，病毒、病菌等乘虚而入造成的。

鲁迅是学医出身，当然知道吸烟的害处，但为何长期与烟相伴、形影不离，而不能自拔呢？

长期大量吸烟会形成烟瘾。因为烟中含有尼古丁，吸烟时间久了，血液中的尼古丁达到一定浓度，反复刺激大脑并使各器官产生

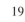

对尼古丁的依赖性。如突然停吸或减少烟量，就会出现渴望吸烟、烦躁、忧郁、精神难以集中、不安定、头痛、昏昏欲睡、胃肠功能失调等所谓的"戒断症状"。再加上吸烟者对烟产生了一种依赖心理，认为吸烟可以提神、解闷、消除疲劳等，所以就越发离不开烟。

一些吸烟者在主观上感觉吸烟可以解除疲劳、振作精神等，其实这是神经系统的一过性兴奋，是尼古丁引起的短暂性快感。长期吸烟会使大脑皮质功能减退或紊乱，引起神经过敏、失眠、注意力不集中、思考力迟钝、记忆力减退、健忘等。所以认为吸烟可催发灵感，只是一种主观想象，是不合乎实际情况的。

需要说明的是，吸烟与吸食海洛因毒品的成瘾性不同，只要能戒除对烟草的依赖心理，下定决心，借助一些药物或其他方法，吸烟是完全可以戒掉的。

8. 列宁戒烟的故事

列宁是著名的马克思主义者,无产阶级革命导师。是俄国十月革命的主要领导人,苏维埃社会主义共和国联盟的主要缔造者。

列宁原名弗拉基米尔·伊里奇·乌里扬诺夫,列宁是他参加共产主义运动后的化名。

从戒烟看毅力和果断

列宁为推翻沙皇和资产阶级的专制统治,艰苦斗争,百折不挠,终于取得胜利。他这种坚强、毅力和果断,表现在各个方面。能很快一次戒烟,就是一个生动事例。

列宁 17 岁学会了吸烟。他的母亲玛丽娜·亚历山大洛夫娃是一位医生的女儿,十分担心他的健康,因为列宁在童年和少年时期身体并不十分健壮,就劝他戒烟。

母亲给列宁讲了吸烟对身体带来的种种危害,同时指出,在他自己还没有挣钱之前,一些不必要的开支,即使是几个戈比的支出,也是不应当花费的。当时,列宁是个因参加革命活动而被开除的大学生,毫无经济收入。而他的长兄因反对沙皇被杀害,他的父亲已病故,全家都靠抚恤金生活,并不宽裕。列宁特别敬重母亲,听了她的劝告,就毅然戒了烟,并且之后终生不吸。

俄国十月革命胜利后,列宁在办公室墙上贴上"禁止吸烟"的纸条。在有人不遵守规定依然吞云吐雾时,他生气地当众撕下纸条,并且说"免得糟踏规定",对形式主义的厌恶,由此可见一斑。

列宁在参加"星期六义务劳动"时,一位年轻的红军指挥员出于对列宁的敬慕,请列宁吸烟,列宁谢绝了,并且幽默地笑着说:"同志,你在战场上和敌人勇敢作战,你为什么不能跟吸烟作斗争?"这位红军指挥员感到很不好意思,列宁就向他讲解吸烟的害处,劝他戒烟或少吸烟。

不少烟民认为戒烟很难。其实对烟的依赖性并不是很难克服的。关键在于自己有没有决心和毅力。首先,要真正认识到吸烟的危害,把吸烟提神、激发灵感等谬论彻底抛弃,把自己不会因吸烟致病的侥幸心理去除;其次,要挡得住诱惑,在看到好友吸烟时自己能坚守戒烟承诺,把别人赠送的名贵烟和自己珍爱的烟具坚决销毁,毫不犹豫,不留念想。这就需要坚强、毅力,需要具有自制力。

所谓自制力,就是一个人控制自己思想感情和举止行为的能力。自制力就如同控制自己欲望和行为的一道闸门,标志着一个人的成熟程度与文明水平。自制力对一个人戒除不良习惯、坚持良好的卫生习惯、走上健康之路是十分必要的,是一个人取得事业成功的磨刀石、奠基石。为了你和周围人的健康,从今起戒烟吧!以戒烟来锻炼、提高、检验你的自制力,也是一个非常可行的办法啊!

9. 华罗庚不幸猝死

华罗庚是国际数学大师，中国科学院院士，是中国解析数论、矩阵几何学、典型群、自安函数论等多方面研究的创始人和开拓者，被誉为"中国现代数学之父"，美国芝加哥科学技术博物馆将他列为当今世界88位数学伟人之一。美国著名数学家贝特曼著文称："华罗庚是中国的爱因斯坦，足够成为全世界所有著名科学院的院士。"

1910年11月12日，华罗庚出生于江苏常州金坛区。他的父亲开小杂货铺，40岁得子，给孩子起名罗庚。罗即"箩"之意，象征"家有余粮"，又有当地俗话"箩里坐笸斗——笃定"的意思；"庚"与"根"音相谐，有"同庚百岁"的意味，表示"华家从此有根"之意。

不幸猝死在讲坛

正当华罗庚的研究成果得到国际更高评价，他继续努力争取更大成就之时，令人悲痛和惋惜的事情发生了。

1985年6月3日，华罗庚应邀赴日本访问。6月12日下午4时，在东京大学数理学部讲演厅向日本数学界做主题为《理论数学及其应用》的演讲。他精神矍铄，开始用汉语讲，后来征得与会者同意，改用英语讲，会议气氛十分活跃，听众反应强烈。华老的腿不好，平时走路都用拐杖，日本朋友为他准备了轮椅，然而他兴高意浓，几乎一直站着在那里讲，甚至奇迹般地迈上黑板前约一尺高的平台，在黑板上写写划划。

华老滔滔不绝越讲情绪越高,竟然脱下了上装,解下了领带。他讲得生动,言简意赅,诙谐风趣,不时赢得日本同仁的欢笑和掌声。原定的报告时间45分钟很快过去了,华老言犹未尽,又一口气讲了20分钟。华老演讲完毕,正欲从轮椅上站起表示谢意时,突然倒在地上,在场医生立即进行抢救,当晚十点零九分,华罗庚不幸逝世,终年75岁。

经确诊,华罗庚死于急性心肌梗死。在这之前,他曾两次患心肌梗死,由于抢救及时都转危为安。但是,病情好转并不等于痊愈,出院后还要密切观察病情变化,要按时服药,不能过度劳累,不能过于激动,如出现心绞痛等症状,就要立即抢救,要抓紧黄金抢救时间,通常不超过15分钟,及时在舌下含速效硝酸甘油片。

从这次华老演讲的情况来看,他的情绪过于激动,在听众的赞扬和鼓掌声中,他特别兴奋,比原定演讲时间延长了20分钟,必然感到疲劳,必然有不适症状。而这时他应当携带有抢救药,而且应当及时服用,但他没有。演讲后病情已经发作,但他坐下后还要勉强站起来接受献花,表示谢意,结果心脏缺血停跳,突然倒地,错过了最佳抢救时机。

如何防止猝死

1. 发现先兆早就医

曾患过心肌梗死的病人,出院后一定要遵医嘱按时服药,要密切观察病情变化,如出现胸痛,咽部有异物感,突发上腹部剧痛、严重胃烧灼感、骤然反酸,脉搏细弱、跳动无规律,瞬间大汗淋漓,皮肤湿冷,呼吸困难和神志恍惚等,都是急性心肌梗死的先兆,必须及时就医。

2. 随时携带急救药

在紧张情况下及时应用急救药可以脱离危险,赢得抢救时机。

3. 了解身体薄弱点

特别是对自己重要脏器的潜在危险应做到心中有数,掌握主动权。

4.适量运动健心肺

可根据自己体力进行一些户外活动,呼吸新鲜空气,有利于增强心肺功能,调节血液循环,保证对心肌的血供,切不可劳累过度。

5.生活规律戒恶习

工作劳逸结合,保证按时休息和充足睡眠。要特别注意预防便秘。饮食要以清淡为主,多吃一些富含植物纤维的食物,以保持大便畅通。要多喝水,晚上睡觉前和早晨起床后最好喝一杯水,以降低血液黏稠度。不要吸烟、酗酒、熬夜。特别要保持平和的心态,避免过于激动和感情上的大喜大悲。

做到以上几点,猝死发生的可能性就会大大减少。

名人医话

10. 汪精卫取缔中医成笑柄

　　中医药是中华文明中一颗璀璨的明珠,也是中国优秀传统文化的重要组成部分。但长期以来,一直有人把中医看作伪科学,甚至有的掌权者想取缔中医。汪精卫就是其中的一个。

　　说起汪精卫,是有名的大汉奸,但人是逐渐变坏的,他年轻时还是一位敢于牺牲的民主革命者,后来意志动摇,逐步走向罪恶的深渊。

死因成谜团

　　1943年年底,汪精卫的健康恶化,1944年3月赴日本治疗。11月10日去世。

　　关于他的死因,有几种说法。一说是在他去世时,汪精卫被爱国人士刺杀受伤,子弹深陷体内,无法取出,铅毒逐渐扩散,医治无效而死。另一说是,汪精卫回上海住院后,被戴笠买通人员在药品中下毒谋杀;还有一说是患"多发性脊骨肿瘤",病死于日本名古屋帝国大学医院。但最终并无结论。

取消中医的闹剧

　　1929年2月,时任行政院院长的汪精卫和褚民谊(抗战胜利后被枪决),鼓吹全盘西化,授意曾留学日本学习西医的余云岫,在国

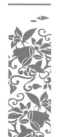

民党中央卫生委员会第一次会议上,提出了《废止旧医以扫除医事卫生之障碍案》,并获得通过,这就是历史上臭名昭著的"废止中医案"。

此案一出,中医界群情激愤。几天内,各地中医药团体的质问函电纷纷飞向南京政府。3 月 17 日,全国 17 个省市 242 个团体的 281 名代表云集上海,召开全国医药团体代表大会。大会当场成立了全国医药团体总联合会,组成赴南京请愿团,要求政府立即取消议案。全国总商会、中华国货维持会、医药新闻报馆,以及南洋华侨代表等也电请保存国医。

反响如此强烈,出乎汪精卫、褚民谊的意料。在此情况下,当时的卫生部不得不公开表态,声称:该提案虽获通过,但暂不执行。实际上,反对中医的政策丝毫没有改变,废止中医一直在以变相的手法继续进行。

恰逢此时,汪精卫的岳母患恶性痢疾,每天腹泻十几次,请遍了当时著名的西医治疗,都没有效果。有人向汪精卫推荐当时被称为四大名医之一的中医施今墨先生。起初,汪精卫坚决不同意,但其岳母病情日益加重,汪精卫别无他法,只得请施先生来诊治。施先生为汪精卫岳母把脉后,便提到了她的症状,分析了病因。汪精卫的岳母连连点头称是。施先生为她开了 10 天的汤药。汪精卫的岳母问:"先生何时再来为我复诊?"施今墨告诉她:"您就安心服药,3 天后痢疾就会停止,5 天后您的胃口就会好转,10 天后您就痊愈了,不必复诊"。汪精卫及其岳母都半信半疑。可情况正如施先生所言,汪精卫岳母的病果然如期痊愈了。

汪精卫为了答谢施先生,特意亲自题字"美矣良医",制送匾额。施先生不收匾额,而是要求:"既然您肯定中医能治病,请您收回'取消中医'的决定。"汪精卫虽然没有立即表态,但其态度已经变软。其爪牙把持的卫生部,依然变相地废止中医,还通令中医学校降格为中医传习所或中医学社,以限制中医人才的培养;中医医院改为医室等。其目的是逐渐消灭中医。

被孙中山誉为"秦中杰士"的民国元老焦易堂,当时任国民政府法制委员会委员长、最高法院院长。他看到汪精卫欲取缔中医十分

名人医话

气愤,就牢记孙中山先生教诲,力挺中医,甚至在国民党第三次代表大会上,拍着桌子斥责汪精卫说:"你说中药无用,你尝一点砒霜试试看!"驳得汪精卫哑然无语。

在焦易堂和中医界奔走呼号下,国民政府后来不得不撤销了汪精卫们推出的《废止旧医以扫除医事卫生之障碍案》,核准通过了《中央国医馆组织章程》。为了纪念这次抗争的胜利,医学界人士将3月17日定为"中国国医节"。

名人医话

11. 乔布斯与胰腺癌

史蒂夫·乔布斯被认为是计算机业界与娱乐业界的标志性人物,他经历了苹果公司几十年的起落与兴衰,先后领导和推出了多种风靡全球的电子产品,深刻地改变了现代通信、娱乐、生活的方式。

1955 年 2 月 24 日,乔布斯出生在美国旧金山。他的亲生父母,是来自叙利亚的移民,因未婚先孕,女方父亲反对两人结婚,于是,乔布斯不被接受。但幸运的是,有一对好心的夫妇领养了他。

因患胰腺癌辞职

2011 年 8 月 24 日,乔布斯向苹果公司董事会提交了辞职申请。他没有说明辞职原因。实际上,他早在 7 年前就患了胰腺癌,他一面工作,一面同胰腺癌顽强斗争。

2003 年 10 月,在一次例行 CT 扫描中,发现乔布斯的胰腺和肾脏有问题,后经内窥镜检查和活检,确诊为癌症。但医生认为是一种罕见的胰腺神经内分泌肿瘤,生长缓慢并且是可治愈的肿瘤。不幸的是,病情发展并没有像预料的那样好。

9 个月的替代治疗后,肿瘤已经扩散。乔布斯不愿手术,他制订了自己的治疗计划:严格的素食、针灸、草药疗法、心理治疗等。2004 年 7 月复查 CT,显示肿瘤进一步生长了,并在继续扩散。这时乔布斯决定进行手术,切除胰腺的一部分。

6 个月后精力有所恢复,开始化疗。在治疗过程中,发现转移到了肝脏。

2008 年,癌细胞扩散加速。2009 年 3 月,乔布斯接受了肝移植。2010 年年初,体力恢复。但 2011 年 7 月,他的癌细胞已经扩散到骨头和其他身体部位。医生们很难找到可以针对癌症的靶向药物。10 月 5 日下午 3 点,乔布斯在家中因胰腺肿瘤导致的呼吸骤停逝世,终年 56 岁。

乔布斯的胰腺癌发现较早,而且恶性程度较轻。确诊后他享受到了顶尖的医疗护理、药物选择、指标监测、疼痛控制、营养和康复等。在如此医疗条件下,他也只存活了 7 年,可见胰腺癌的凶险。

了解胰腺癌及其防治

胰腺是人体上腹部深处一个不显眼的小器官,但它的作用非凡,因为它分泌的胰液中的消化酶,在食物消化过程中是"主角",其主要功能是中和胃酸,消化糖、蛋白质和脂肪。只有胰腺健康,胰岛分泌的胰岛素、胰高血糖素才能让身体维持正常的血糖水平。如果胰腺"出事",就会带来可怕的后果。

胰腺癌是恶性程度最高的恶性肿瘤之一,隐蔽性强,发现难、进展快、致死率高。中晚期胰腺癌确诊后,五年生存率不足 7%。

早期发现胰腺癌并及时进行手术、辅助放化疗,有可能提高总体生存率。但由于其早期症状不明显,加之诊断标志物尚不明确,早诊率很低,不足 20%。胰腺癌的主要症状包括:消化不良、恶心、黄疸、脂肪泻、疼痛和抑郁,以及不明原因的体重急速下降等。如有以上症状出现,应及时到医院检查确诊,争取早发现、早确诊、早治疗。

虽然胰腺癌的主要致病原因尚不清楚,但其成因大多与生活方式有关。一旦人体在短时间内摄入过多高脂油腻食物,消化不掉的脂肪就可能堵塞胰管;饮酒过多可直接损伤胰腺,还能间接刺激胰液分泌,造成胰腺的"自我消化",引发急性胰腺炎。胰腺炎本身较难治愈,同时也是胰腺癌诱发因素之一。

随着人们生活水平的提高,胰腺疾病发病率也在逐年上升。急性胰腺炎已经成为患者住院的第二大常见原因,也是院内死亡的第五大原因。此外,胰腺癌全球发病率近年来一直处于升高趋势,现已位居所有肿瘤第 8 位。

那么,如何预防胰腺癌?因为它与生活方式密切相关,所以要从生活方式上把好关,养成良好的健康卫生好习惯,使胰腺癌无孔可入。

第一,饮食要合理均衡。要少吃高动物蛋白、高脂肪饮食。研究显示,这类食物摄入过多,患胰腺癌的概率明显升高。人们应保证饮食中肉、蛋、蔬菜、水果、粮食的合理搭配,不偏食、挑食,少吃煎、炸、烤、熏制食品,适当增加粗粮和蔬菜、水果的摄入。

第二,不吸烟。烟草中含多种致癌物质,会增加患胰腺癌风险。研究显示,吸烟者患胰腺癌危险是不吸烟者的 2.0 ~ 2.5 倍,发病年龄也会提前 10 ~ 15 年。所以要坚决戒烟,防止吸二手烟。

第三,坚持锻炼身体,经常进行适合自己的体育运动。要保持良好的精神状态。

第四,忌暴饮暴食。暴饮暴食是导致慢性胰腺炎的主要原因,而胰腺在慢性炎症的长期刺激下,也会增加致癌危险。特别要避免酗酒,尽量不喝或少喝酒,防止酒精中毒损害胰腺。

第五,少接触萘胺和苯胺等有害化学物质。研究显示,长期接触这些化学物质者,患胰腺癌风险较常人高约 5 倍。因工作需要长期接触这些化学物质者,应做好防护。

12. 袁世凯：皇帝梦碎，尿毒症丧生

袁世凯野心勃勃，当了大总统还异想天开复辟当皇帝，开历史倒车，最后遭万众唾骂，57岁就结束了生命。

死因之争

学术界对袁世凯的死因有两种说法：一种是气死说。《袁世凯全传》中说："袁世凯以称帝不成，中外环迫，羞愧、愤怒、怨恨、忧虑之心理循生迭起，不能自持，久之成疾"。袁世凯的女儿袁静雪在《我的父亲袁世凯》一文中说，袁世凯是"内外交攻，气恼成病而死"。还有一种说法是病死说。当时袁世凯死后官方的讣告中说是病死的。《袁世凯全传》也提到"相传为尿毒症，因中西药杂进，以致不起。"

后来也有人说："袁世凯患尿毒症，摄护腺肿胀。"对于采用什么方法治疗，家人意见不一。袁世凯长子袁克定主张用西医，通过动手术治病；次子袁克文则主张用中医，双方相持不下，以致贻误了最佳治疗时机。

尿毒症的病因和治疗

尿毒症是指人体不能通过肾脏产生尿液，将体内代谢产生的废物和过多的水分排出体外而引起的毒害。

现代医学认为,尿毒症是肾功能丧失后,机体内部生化过程紊乱而产生的一系列复杂的综合征,称为肾衰竭。其症状有恶心、呕吐、腹泻、失眠、烦躁、四肢麻木、灼痛等,晚期可现嗜睡甚至抽搐、昏迷,还会出现心力衰竭等,如不及时治疗常会危及生命。

尿毒症虽是致命的疾病,但并不是无药可医。尿毒症早期可通过药物治疗、饮食控制等缓解病情;晚期可选择血液透析治疗;除以上两种方法外,目前还可选择肾移植治疗。

在袁世凯患病的 1916 年,对尿毒症只能采取一些药物治疗。我国的血液透析最早开始于 1957 年,肾移植最早开始于 1960 年,20 世纪 70 年代后,这两种技术才在各大医院普遍应用。袁世凯虽身居高位,当时也不可能得到这种挽救生命的机会。

现在分析,即使仅用药物治疗,袁世凯也不至于死得那样迅速。这就要看他的身体素质和心理因素了。

袁世凯小时身体强壮,后来又在军队锻练,因此其身体素质还是较好的。但他在掌权后,就贪图享乐,养尊处优,反而损害了健康。据说他喜欢吃美食,更加喜欢强补,25 岁后,他天天吃补品,还经常一把一把地将人参、鹿茸放在嘴里吃。他还雇用着两个奶妈,每天给他挤奶喝。每天进食热性食物,日积月累,对他的身体必然有很大不利影响。他还爱吃肉类,而几乎不吃水果,这也导致了他严重的营养失衡。高蛋白、高脂肪饮食,引起大腹便便,高血糖、高血压、高脂血症必然伴随而来,他患尿毒症,与这些因素密切相关。除了饮食不当损害袁世凯的身体健康以外,他放纵情欲也造成了身体日衰。

当然不可否认,气死说也有道理。袁世凯为称帝绞尽脑汁,费尽心机,而称帝后遭到很多人反对,他感到陷于孤立状态,只得退出帝位,但又羞又恼,怒气攻心伤肾,也是引起和加重尿毒症的重要原因之一。气和病这两种情况,在袁世凯身上互为因果,互相叠加,使病情已到危重程度,再加对治疗方法争论不休,举棋不定,贻误治疗最佳时机。气死说和病死说如同硬币的两面,是袁世凯致死的两方面原因,不能顾此失彼,只强调一面是不符合实际情况的。

13. 华盛顿为何紧闭嘴唇

乔治·华盛顿是美国首任总统,通常被称为美国国父。

四次放血难奏效

1799 年 12 月 14 日,凌晨 2—3 时,华盛顿从睡梦中醒来,自觉呼吸困难和吞咽疼痛。黎明时分,华盛顿让夫人唤来了他的秘书,请为他放血约 250 毫升。上午 10 时又请两位医师前来,检查后初诊为扁桃体周围脓肿,又一次放血,但病情毫无改善。两位医师邀请另一位医师前来会诊。在等候期间,第三次为华盛顿放血。下午3 时,第三位医师来到,会诊后,他提出为华盛顿施行气管造口术,但未达成共识。三位医师又决定第四次为病人放血。在 21 小时内,华盛顿共放血四次,总血达 2500 毫升之多。放血后,华盛顿的身体已极为衰弱,但他执意采取坐位,而不愿意躺在床上。晚 8 时,他已不能服药,每次吞咽几乎窒息。晚 10 时左右,出现回光返照,11 点30 分逝世。

病因难明,治法有疑

华盛顿究竟所患何病?曾有多种推测,如白喉、急性喉炎、扁桃体周围脓肿、咽峡炎、急性会厌炎等。

从现代医学的观点看,华盛顿当时具有发病急骤、吞咽困难、咽痛、发音含混不清、呼吸道阻塞、烦躁、死前短暂症状缓解等,这些症状和体征符合耳鼻喉科急症之一——急性会厌炎。

有人认为,连续放血过多与华盛顿速死有关。放血在当时的西方风靡一时。古代西方医生误认为,血经常处于"过剩"状态,放血对一切疾病都有效。而一次要放掉 12～13 盎司(340～370 克)的血,有的则一直放血放到病人感觉头晕为止。美国医生瑞师积极推广放血疗法。

有位英国记者发现,被瑞师(B. Rush,被称为"美国医学之父",给华盛顿放血的医生)医生放血的病人,死亡率明显高于其他病人,于是发表文章质疑放血疗法。瑞师医生竟然起诉这位记者,法庭宣判瑞师获胜,罚记者赔款。

华盛顿之死使人们更加怀疑放血疗法。1809 年,苏格兰和法国两位医生研究发现,放血疗法明显增加了病人的死亡率。以后数十年,大量事实都证明放血疗法对病人的伤害,这个流行了 2000 多年的疗法,在西方终于被淘汰。这说明,医学的进步有时是伴随着激烈争辩、打官司、甚至以人的生命为代价的。

华盛顿死于 1799 年,当时喉镜尚未问世,如果应用间接喉镜检查,也许可以做出正确诊断,但是,这种检查有一定危险性。当时如果及时施行气管造口术,也许可以挽救华盛顿的生命,但是如果操作略有失误,造成死亡,那将又成为一桩奇案。

不苟言笑的隐情

人们从华盛顿现有的相片和印在美元上的华盛顿肖像画看到,他紧闭嘴唇,十分呆板严肃,也有人说他是"不苟言笑",其实这里面隐藏着一个"秘密"。

根据有关资料分析,华盛顿紧闭嘴唇的原因,是由于他满口假牙。他 20 多岁就拔掉了第一颗牙齿,原因据称是患有进展性牙周病,他自称吃胡桃上隐,用牙齿咬破坚硬的外壳,使牙周病加重,64 岁时失去了全口牙齿,以致颌骨吸收萎缩,形状也发生了严重变化。纽约医学院至今还保存着他最后拔掉的一颗坏牙的记录。

华盛顿拥有多副假牙备用。他有一副存在美国牙科博物馆内的假牙,可以看出:当时的假牙必须以弹簧扣在硬腭才能稳固,同时又十分笨重——整副假牙净重达 3 盎司(近 100 克),而且会产生一股难闻气味。因此,华盛顿每次戴上它的时候,都要喝一口酒,于是,就形成了华盛顿不苟言笑,而且说话夹缠不清的形象。

华盛顿的假牙是由他的私人牙医兼好友格连霍医生所制的,收费 15 美元,在当时是通常价格,但连霍医生却提出一个条件,要求华盛顿发表讲话:"我以总统名义,对你的专业服务极满意。"这个牙医是利用名人来做广告。

后来,科学家们用激光技术对收藏在美国牙科博物馆的华盛顿的假牙进行了检测。结果显示,华盛顿的假牙里,有 9 颗是人牙,而且据说都是从活生生的黑奴嘴里拔出来的。当时假牙用的材料就有人牙和兽牙。由此可以看到当时对黑人的迫害,也看到当时牙科技术的低下。

从华盛顿逝世至今 200 多年来,牙科技术有了很大发展。假牙使用的材料,除有纯金、合金和塑料外,还有复合树脂、陶瓷等多种多样。可以根据患者的情况选择强度高、韧性好、重量轻的假牙,一般不再有难闻的气味,而且力求美观、舒适、耐用。过去用的弹簧、挂钩等已逐渐被替换。牙齿缺失修复,目前除有活动假牙外,还有固定假牙,而且有了更先进的人工种植牙,从而使修复的牙外观和功能更加理想。华盛顿如果生活在现在,就不必忍受那种被假牙折磨的痛苦了。

14. 负伤 6 次寿逾百岁的上将

张震是中国人民解放军的卓越领导人，无产阶级革命家。他身经百战，在枪林弹雨中先后 6 次负伤，治愈后继续参战，在以后的国防建设中贡献卓越，最终能寿越百岁，实属奇迹。

2015 年 9 月 3 日 17 时，张震在北京逝世，享年 101 岁。

体内子弹，当作遗产

张震作战多次负伤，有一颗子弹在体内待了 10 个年头。1945 年，担任豫皖苏边区军事主管的张震亲临前沿阵地，用望远镜观察敌情。不料，一颗子弹突然飞来，正打入他的右肩胛下。在简单包扎之后他继续指挥战斗。事后有人劝他住院取出子弹，他说战斗任务繁忙，哪里顾得上住院。直到 1955 年，他调到北京后，才到医院动手术将子弹取了出来。他将取出的子弹交给夫人马龄松保存，作为留给孩子们最好的"遗产"。

养生四条，简单有效

张震退休后，仍然关心党和国家大事，建言献策，同时生活也很有规律。他提出每天要做到"一二三四"，即每日做一道高等数学题；每日早上吃两个鸡蛋；每日中午喝三杯酒；每晚晚饭后走 2 千米的路。

这四条看似简单,其实包括了经常用脑(做数学题,专心致志)、合理饮食(保证营养又避免过度肥腻)、心情愉快(三杯茅台助雅兴,心中无烦恼)、经常运动(走2千米路)等,符合健康基石的要求,这也就是他的长寿之道啊! 除了少量饮酒需结合个人情况确定外,老将军的不畏艰险、英勇奋斗精神和养生原则,都是值得我们学习借鉴的。

15. 朱自清早逝探因

人们对朱自清并不陌生,他所著的《春》《背影》《荷塘月色》等都是脍炙人口的名篇。但遗憾的是,他在中华人民共和国成立前夕就告别了人世。他英年早逝的原因何在呢?

朱自清是现代杰出的散文家、诗人、学者、民主战士。原籍浙江绍兴,1898 年 11 月 22 日出生于江苏省东海县(今连云港市东海县平明镇)。他原名自华,号秋实,自清之名是他报考北京大学时改用的,其意是自己要保持清白;字佩弦也是他自己起的,意为弓弦常紧张,性缓者佩弦以自警。

身患重病,无钱治疗

朱自清的死因与他患重病但不能及时治疗有关。

据有关资料记载,1948 年 5 月,朱自清"胃病发展得更加厉害,一吃东西就要吐""到医院检查,诊断为肠梗阻,必须手术治疗,可是费用太贵了,只好配点药了事"。到了 6 月份,更加虚弱,体重不到 39 千克。

当时货币贬值,物价飞涨,1 包香烟都要卖到数万元,作为一名大学教授、文学系主任,朱自清每月的薪水也只能买 3 袋面粉,他有 9 个儿女需要养育,全家人一天只能吃两顿粗粮,日子过得很艰难。

朱自清年轻时身体就不健壮,写诗著文要夜以继日,而且他的诗文,注入了真情实感,有不少是含着泪写成的,有说不尽的愁苦烦

恼、悲时光匆匆而去，哀亲人劳苦早亡，对军阀和反动派镇压学生的罪行愤慨万分，但又感到无可奈何，因此思想压力沉重，这是诱发胃病的因素之一。

抗日战争期间，朱自清所在的清华大学曾几经搬迁，从长沙到云南，教授们随着颠沛流离。在西南联大时期，教授们虽比一般群众好一些，营养水平也难免下降。朱自清忙于教学和写作，生活不规律、愁肠百结、睡眠不足、营养不良等因素，使他患上了胃溃疡。朱自清的日记中曾记载"饮藕粉少许，立即呕吐""饮牛乳，但甚痛苦"等。

胃溃疡的病因与预防

名人医话

溃疡是皮肤或黏膜表面组织的限局性缺损、溃烂。胃溃疡是指位于贲门至幽门的慢性溃疡，是消化系统的常见病，主要是指胃黏膜被胃消化液自身消化而造成的超过黏膜肌层的组织损伤。其典型表现为饥饿不适、饱胀嗳气、反酸或餐后定时的慢性中上腹疼痛，严重时可有黑便与呕血。

胃溃疡的病因是多方面的。首先，研究证明，幽门螺杆菌感染是消化性溃疡的主要原因。其次，也有药物及饮食因素。如长期服用阿司匹林、皮质类固醇等药物易导致此病发生；长期吸烟、饮酒和饮用浓茶、咖啡亦有一定关系。再次，是应激精神因素。长期精神紧张、焦虑或情绪波动的人易患消化性溃疡。最后还有遗传、胃运动异常、单纯疱疹病毒局部感染等因素。

胃溃疡是多发病、慢性病，易反复发作，因而要治愈胃溃疡，需要一个较为艰难持久的历程。必须坚持长期服药，切不可症状稍有好转，便骤然停药；要避免精神紧张，心理因素对胃溃疡影响很大。保持轻松愉快的心境，是治愈胃溃疡的关键；同时要讲究生活规律，不可过分疲劳；要避免服用对胃黏膜有损害的药物等。

朱自清的胃溃疡没有得到有效治疗，随后又发生了肠梗阻。肠梗阻是指由多种原因引起的肠道通过障碍，即肠内容物不能正常运行及顺利通过肠道，是常见的也是最严重的消化道急症之一。朱自清因交不起医疗费而没有及时手术,病情继续发展,2个月后又发生了胃穿孔。

胃穿孔是胃溃疡患者最严重的并发症之一,因为穿孔之后大量胃肠液流入腹腔,引起化学性或细菌性腹膜炎及中毒性休克等。其症状为:突发性剧烈腹痛,多在上腹部和右上腹部,渐波及全腹,变动体位疼痛加剧;患者有恶心、呕吐、烦躁不安、脉搏加快、血压下降等休克症状。

朱自清胃穿孔后紧急进行了手术,但为时已晚,又出现了胃部少量出血、肺炎等并发症,再加上身体极度虚弱,手术后第5天,即1948年8月12日他就溘然而逝了。

朱自清的生命是短暂的,但他的高风亮节和他所著的优美文章,却永远留在人们的记忆中。

16. 宋美龄为何能活到 106 岁

宋美龄,原籍海南省文昌市,1897 年 3 月 5 出生于上海。她在兄弟姊妹 6 人中排行第四,与两个姐姐宋霭龄、宋庆龄合称宋氏三姐妹。2003 年 10 月 23 日,宋美龄逝世,享年 106 岁。

长寿原因探析

宋美龄为何能长寿?有人认为,她从小生活优越,身体素质好是主要原因。说她生活条件比一般人好是确切无疑的,但说她身体素质好却并非如此。

宋美龄不但在少年时期就经常生病,而且与蒋介石结婚后也是病伤不断。她曾经患过腰部损伤、荨麻疹和鼻窦炎,老年还染上了胆结石和卵巢肿瘤等。特别是宋美龄正当壮年时,40 岁患上了乳腺癌,先后到美国进行过两次手术。虽然乳腺癌手术后生存率比较高,但像宋美龄一样长寿的确实少之又少。她进入老年时虽多病,但是在生命的最后几年,还头脑清晰,体态轻盈,容颜不衰,耳不聋,眼不花,被称为健康的百岁老人。这其中有什么奥妙呢?

宋美龄的长寿不是健壮少病,而是得益于她的日常养生之道。

一是未病预防,有病早医。身体稍有不适,她就立即去看医生。当然她有良好的医疗条件,但她不像有的政治要人,强调任务繁忙,有病满不在乎,不及时就医。她发现乳房有不适,立即就医检查,能够早期发现、早期治疗。第一次乳腺癌手术后,发现有复发苗头,立

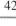

即尊重医生意见,进行了第二次手术。由于发现早,治疗及时,术后改进生活方式,所以病情得到有效控制。

二是合理饮食,清淡为主。宋美龄很讲究饮食质量,做到营养均衡,荤素搭配,少食多餐。她的饮食以清淡为主,早餐是一杯牛奶、两片吐司、一点黄油,外加一碟盐水泡过的芹菜之类的蔬菜。午餐为一盘生菜沙拉、半碗米饭,也有少量的汤。晚餐仍为半碗米饭,只食少许鸡爪和鸡翅等。她每次进餐只吃五分饱。她特别喜欢吃菠菜和西芹,每餐离不开青菜沙拉,每天食用燕麦粥。她经常吃水果,特别喜欢苹果、猕猴桃和西瓜等。

三是控制体重,适当运动。宋美龄45岁以后,特别关注自己的体形变化,每天都要叫身边的护士为她测量体重,只要发觉体重稍微重了一点,就会立刻改变饮食结构,如减少或不吃高脂肪类食物,以青菜沙拉和水果为主。由于她严格控制食量,工作人员给她起了一个雅号"猫肚丽人"。步入50岁的时候,她格外注意自己的养生,还把乾隆的养生秘诀"十常四勿"等抄成毛笔大字挂在自己卧室里,经常参考做些轻度健身运动,如齿常叩、津常咽、耳常掸、面常搓、足常摩等,动静结合,养生健体。

四是灌肠排毒,持之以恒。宋美龄并不便秘,但她每天都坚持睡前灌肠。人的肠道长达8米,千褶百皱,即使每天排便,总会有一些食物残渣滞留在肠内。这些"宿便"在细菌的作用下会形成有毒物质,损害机体。灌肠是一种有效排毒方法。宋美龄年过百岁,仍能保持惊人的轻盈体态,与其长年坚持灌肠有密切关系。

五是消除忧烦,超然物外。宋美龄生前的侍卫曾谈到她的长寿秘诀,就是"不留气"。遇到不顺心的事便发泄出来;遇到不愉快的事,找三两熟人谈天,借机将胸中郁积之气吐光。在美国定居后,她生活恬淡,每日读书看报,绘画或练书法,每周在固定时间去教堂做礼拜。她说:"上帝让我活,我就不死;上帝让我死,我不苟活。"这说明她对生死已持超然态度,能想得开,放得下,这也是她生命得以延长的重要因素啊!

17. 章太炎与医学

章太炎是著名的反清革命家,曾冒死与清朝廷和袁世凯抗争。他教过的学生有鲁迅、钱玄同、黄侃等人。他研究的范围十分广泛,如政治、历史、哲学等,鲁迅曾称赞他"先哲的精神,后生的楷范"。同时,他对医学也有研究成果。

自称"医学第一"

章太炎确实在多方面有精深造诣,还同样精通医学。曾有人问他,你的学问是经学第一,还是史学第一? 他笑答:"都不是,我是医学第一。"

章太炎自称:"吾家三世皆知医。"他的伯父章钱,是当地名医。1890 年,章太炎又跟爱好医学的汉学大师俞樾学习。从 1920 年起,章太炎开始进行医学活动。他著有《霍乱论》《猝病新论》等。同时,他也接受西医,还热心中医教育。1927 年,中国医学院在上海创立,公推章太炎为首任院长。这是上海最早筹办的一所中医高等院校。

1936 年 6 月 14 日,章太炎因鼻窦癌逝世于苏州锦帆路寓所,终年 67 岁。

鼻窦癌的病因与防治

鼻窦癌是发生在鼻窦的恶性肿瘤。鼻窦癌中,发生最多的是眼眶(眼的深部)下方的空腔,即发生在上颌窦的癌(上颌窦癌)。上颌窦因为被骨头包围着,即使发生癌症,从表面上也不容易看出来。病变的早期,大都没有症状。但不久后,肿瘤逐渐增大,骨质被破坏,可因伸展方向不同,而引起鼻塞、流血脓鼻涕、流泪或出现面颊水肿、牙痛、牙龈水肿等。

引起该病的原因,据观察,与患有慢性鼻窦炎有关。章太炎好吸烟,写作、讲学时烟不离嘴。他被袁世凯囚禁期间,心情烦躁,更是借烟发火出气。长期大量吸烟,再加遭受监禁折磨,是他患癌的重要因素。

诊断鼻窦癌,需要观察和触摸鼻和口的内部,然后做 X 射线摄影。目前,有了 CT 和磁共振成像,诊断的准确率明显上升。但最终确诊,还需要取组织活检。

治疗鼻窦癌,过去要通过手术将患侧上颌骨全部切除。而目前可通过放疗、化疗和手术等联合方法,尽量保存上颌。有的还可配合免疫疗法和中西医结合等综合治疗。以往鼻窦癌曾是预后最差的疾病之一。随着治疗技术的进展,目前约有半数以上的患者,通过早期发现和治疗,可以获得满意效果。

18. 与中风搏斗的张恨水

20世纪三四十年代的人,对张恨水这个名字是很熟悉的,因为当时许多报刊同时刊登他的小说连载,而且赢得读者喜爱。当代人可能对他不太了解,但是有不少人看过《啼笑因缘》《金粉世家》等电视连续剧,其原作者就是著名章回小说家张恨水。

张恨水,1895年5月18日生于江西广信,祖籍安徽潜山县岭头乡黄岭村。原名张心远,恨水是笔名,取南唐李煜词《相见欢》"自是人生长恨水长东"之意。

遭打击突然中风

1949年元月,张恨水遭受到重大打击。他存在大中银行的十两黄金和写作获得的大量存款,被该行经理卷走了。这是他全家的保命钱。同时他担任的《新民报》代经理被解职,该报时任总编辑还发表文章,说到他如何与国民党新闻官员来往等,也使他受到很大打击。在双重打击下他的头发很快就白了。

不久,老家传来消息,其发妻被划为地主成分,他留在家里的两箱书和一些手稿也被毁了。之后他又听到母亲去世的消息。如此种种,张恨水再也挺不住了。1949年的5月下旬,晚饭后,他给两个儿子补习英语,突然口齿不清,越说越困难。接着他晃晃悠悠地站起来,摇摇晃晃地走。儿子急忙把他搀扶到睡榻前躺下,谁知一躺下,他就昏迷不醒,失去了知觉。

其实,张恨水中风不只是由于这些近因。据他的女儿回忆,一年365天,他天天都在写,除生病或是出差,经常写作到深夜。在重庆,他常在菜油灯下写作,茅屋还漏雨,滴湿桌子,因此给茅屋起名"待漏斋"。他在50多年的写作生涯中,共完成作品不下3000万言,中长篇小说达110部以上。这样辛勤的夜以继日的创作,对他的健康也是有影响的。

据他的儿子张伍回忆,张恨水患病后,立即被送到最近的中央医院,确诊是脑出血,生命危在旦夕。经过医院及时抢救,张恨水昏迷数天之后终于醒了过来。但是他的记忆力受到很大破坏,除了认识妻子,家里其他人都不认识了,说话也相当困难,吃喝要一口一口地喂,大小便也都要在床上。他的妻子不厌其烦地为他擦洗身子。经过1个多月治疗,他终于度过危险期,回到家里。

战病魔重新执笔

由于家人的细心护理和他自己的坚强意志,张恨水的病情逐渐好转。病后2个月,他便能"牙牙学语";3个月时,竟能扶着手杖出门看望老友了。当他到医院复查时,医生高兴地连连说:"张先生能恢复得这么快、这么好,真是奇迹!"

脑出血留下了严重的后遗症,说话不清楚,流口水,左半身偏瘫,行动极不方便。但是张恨水没有被吓倒,他以常人难以想象的毅力,不屈不挠地向自己的身体挑战,和病魔斗争,看书还不行,便先练写字。他用小学生练习毛笔字用的大字本,每天在大字本上练习楷书,认真地读帖,认真地写。只见他那不听使唤的颤抖的手,紧紧地握住毛笔,一笔一笔地写,特别认真和专注。经过一段时间练习,他终于能灵便地书写了,而且字越写越好,几乎恢复到了病前的水平。

在养病期间,他也尝试着写一些小文、小诗,1950年12月13日在上海《新民报》发表了病后所写的第一篇稿子《梦中得句》。他常常一人策杖独行,喜欢到城外踏青,逛遍了"里九外七"的16个城门。1953年初夏,他终于恢复了写作,先后写了十几部小说。他写

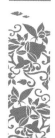

的《梁山伯与祝英台》受到读者欢迎，还被拍成了电影。他在患脑出血之后，还能取得这样的成就，可见他与疾病的搏斗是多么顽强，写作的毅力和韧劲是多么惊人！

脑出血危及生命

1967年2月15日，农历正月初七早晨，张恨水正准备下床时，突然仰身倒下，脑出血使他结束了自己的人生，享年73岁。

脑出血是指脑血管破裂引起的出血，其发生的原因与高脂血症、糖尿病、高血压、血管老化、吸烟等密切相关。脑出血的患者往往于情绪激动、费劲用力时突然发病，早期死亡率很高，幸存者中多数留有不同程度的运动障碍、认知障碍、言语吞咽障碍等后遗症。

张恨水患脑出血后抢救及时，保住了生命，又坚持锻炼恢复了写作能力，值得称赞。患过这种病后，危险因素并未消失，外因或内因引起情绪激动和血压升高时还有生命危险。张恨水最终还是死于脑出血，大家应引以为诫。

19.《林海雪原》作者曲波的医缘

《林海雪原》这部小说在 20 世纪 60 年代就已脍炙人口,至今仍受到人们的喜爱。由这部小说改编的电影、电视连续剧、戏剧、曲艺等也连绵不断,可见其影响之深远。

提起这部小说的作者曲波,他与医疗界还有深厚的缘份。

曲波是山东黄县(今龙口市凤仪区枣林庄)人,1923 年出生于一个贫农家庭。他小时只念过五年半私塾。13 岁失学在家务农。1938 年,15 岁参加了八路军。抗日战争时期,他在山东地区作战,曾任连、营指挥员。

第一次负伤获救治

1945 年,曲波随部队开赴东北,曾担任过大队和团的指挥员。他率领一支英勇善战的小分队,深入东北牡丹江一带深山密林与敌人周旋,进行了艰难的剿匪战斗。《林海雪原》写的就是这一阶段的战斗故事。

1947 年,他在作战中第一次负伤,子弹打进了手臂。当时齐齐哈尔只有一个战地医院,难以救治。他的妻子刘波,急忙把他转到哈尔滨的医院,由日本专家为他实施手术,才使他的手保了下来。

二次负伤险丧命

第二次受伤是在辽沈战役中,他被敌人的炮弹片打伤,伤情严重。

这时,他的妻子刘波已妊娠5个月,在军队医院担任营级教导员。只听说他在前方受伤,但团里师里都不知他的下落。

刘波焦急地到各家战地医院查看入院名单和死亡登记簿。她走到辽西的义县,才打听到曲波可能在清河域子医院。

赶到医院时,看到曲波躺在门板上,头发很长,高热,脸色苍白,原来是股动脉受伤,大腿骨折,情况危急。这时又出现第二回出血,急需输血。刘波就对大夫说:"我以前给他输过血,先抽我200cc吧"。大夫说:"你还怀着孕呢。她说:"我身体好,没问题。"后来刘波笑着对曲波说:"是我和孩子两人的血液救了你。"

曲波很长时间都不能起床。右腿短了4厘米,走路摇晃厉害。他坚持锻炼,下半年能够拄着拐走,就要出院回部队。被分配到安东海校任二大队政委。他讲政治课,拄着双拐上课。苏联顾问提出,拄着拐不能上舰,建议调出。曲波说,在舰上坐着也能指挥,不同意离开。后经总政来人找他谈话,东北铁路总局他的老领导也劝他转业。

1977年曲波重新出版了长篇小说《林海雪原》。他又创作了反映抗日战争题材的《山呼海啸》等。2002年6月27日,他在京辞世。

曲波两次负伤获救,是与医院精心救治分不开的;他的作为医务人员的妻子,在救治他时起到了关键作用,在他遭受挫折时鼓励、安慰、支持、帮助他,使他的作品得以问世。曲波与医务界的关系,可谓十分深厚密切啊!

20. 宋子文命丧气管异物

宋子文,原籍海南文昌,1894 年 12 月 4 日生于上海。早年毕业上海圣约翰大学。后去美国哈佛大学攻读经济学,获硕士学位,继入哥伦比亚大学,获博士学位。他的死亡十分突然,十分离奇。

宴会祝酒,突然死亡

关于宋子文的逝世情况,有较为具体的报道。

到美国后,宋子文每天都会很早起床,然后便去研究他的金融事业,"疯狂地从事石油股票、商品期货和新技术的交易。"闲暇时间,他都会待在家里。

他有 3 个女儿,从 1950 年开始,3 个女儿陆续出嫁,家里又多了 9 个外孙和外孙女,"他喜欢和孩子在一起,跟他们一起做游戏。他的娱乐方式并不多,喜欢看历史书,喜欢散步。"

宋子文最高兴的事就是与朋友聚会。1971 年 4 月 25 日晚,宋子文偕夫人张乐怡到旧金山老朋友爱德华·尤家中赴宴。宴席上高朋满座,宾主温文尔雅,频频举杯,互相祝酒,宋子文胃口特别好,他仍然保留了年轻时在美国留学养成的快餐习惯,很快吃完了许多道菜。就在爱德华再次为他倒酒的时候,宋子文突然停了下来,爱德华大声问:"你怎么啦!"宋子文说不出话,他面孔红紫,肌肉在剧烈地抽搐,口张得老大,喘不过气来。

众人忙将他送往医院抢救。医生检查,他的呼吸和心跳停止,已经去世。就这样宋子文竟然在一次欢宴中猝死，其死因是什么？尸体解剖表明，原来是一块鸡骨堵在他的气管里，造成窒息和心力衰竭而死。

气管异物的急救

这种情况，医学上叫作"气管异物"。为何吃东西会进入气管呢？

原来，人的呼吸道和食管是紧挨在一起的，平时两者都是敞着的，一个管呼吸，一个管进食，各司其职。只有在吃饭喝水时，喉部的会厌软骨才会临时盖住气管口，避免食物误咽入气管。

但是老年人喉部感觉不灵敏，吞咽时的协调动作差，容易发生软骨未能遮盖气管口，发生食物误入气管的情况。如果东西较小，比如瓜子、饭粒，可能会引起剧烈咳嗽，进而被强烈的气流冲出气管；但如果东西较大，例如鸡肉、鱼肉、枣核、假牙等，不容易被气流冲出，可能紧紧卡住气管，这时就会发生宋子文当时的情况，在几分钟内因窒息而死亡。

除了老人之外，儿童也是容易发生气管异物的人群之一。当小孩在大哭、大笑或躺着吃东西时，会厌软骨不能完全遮盖气管入口，很容易使异物进入气管。有的小孩喜欢在口内含着物品玩耍，稍不留意，就会使异物进入气管。也有的成年人在醉酒、昏迷及全身麻醉时，发生呕吐，将呕吐物吸入气管。

异物进入气管，有的当时有剧烈咳嗽，但之后常有或长或短的无症状期，因此易于误诊。在进食中，如出现下列表现，就要引起重视：如在进食中突然发生呛咳、剧烈的阵咳，出现气喘、面色苍白和呼吸困难等，就有可能是气管异物。若异物较小，可在病人咳嗽时，听到异物向上撞击喉部的拍击音，手放在气管前可有振动感。若异物停留于喉上口，则有声音嘶哑或吞咽困难，异物若较大，阻塞气管，可使气管通气受到严重障碍，发生严重呼吸困难，需要在场人员紧急处理。

现场急救应注意以下几点。

● 抢救者站在病人后面,两臂抱住病人,一手握拳,拇指朝内,放在病人的上腹中部与剑突之间,另一只手压在拳头上,有节奏地使劲向上推压。这样使横膈肌肉抬高,压迫肺底,连续两次,使肺内产生一股强大气流,将异物从气管推入口腔,解除窒息。

● 如果患者意识已经丧失,应让其平卧,抢救者两手交叉放在心窝处,用力向上挤压,用力要适度。一次无效的话,应反复多重复几次。如异物被排入口中,应立即取出。

● 若是儿童患者,可让患儿头向下,一手抱其腹部,另一手拍打其背部正中。也可用双手抱住患儿的心窝处,从后面将患儿抱起来,然后用力上拉挤压。

● 误吸异物后只有一个人在场时,可自救,用椅子背、桌子角或竹椅突出部分抵压腹上部,可使异物吐出。

● 切忌使用手掏或钳子夹取,以防异物进入更深处。

● 如果异物已取出来,患者呼吸正常,也应安静地观察一段时间,看有无变化。如病情严重,出现极度呼吸困难,则应立即送医院抢救。

如何预防气管异物

当然,最好是掌握这方面知识,预防这种情况发生。在吃饭时要聚精会神,细嚼慢咽,不在吃饭时聊天说笑打闹,不给老人吃过硬难嚼的食物,鸡肉、鱼肉尽量切小一些;儿童吃果冻、坚果时,要注意切成小块,幼童最好不要吃这些不宜嚼碎的食品。孩子在吃东西时,避免逗他们大笑大哭。气管异物一般是从口腔误食进入的,所以不要将钮扣、玻璃珠等物品含在嘴里。这样既不卫生,又容易发生危险。如果做到这些,气管异物的情况一般是可以避免的。

名 人 医 话

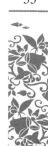

21. 季羡林的长寿之道

季羡林是北京大学教授,中国语言学家、翻译家、学者。2006 年,曾被评为"感动中国人物"。他幽默、豁达、平和,使文章精彩动情,也是他的长寿之道。

2009 年 7 月 11 日 11 时 10 分,季羡林在中国人民解放军总医院(北京 301 医院)因突发心脏病逝世,终年 98 岁。

住医院慷慨赠书

在季羡林住院期间,有一天,一位护士说起某报正在连载季先生的著作《留德十年》,大家很爱看。他听到立即叫秘书派人到书店去买,说:"书是给人看的,哪怕有几句话对年轻人有用了,也值得。"这一来轰动了医院,大家都来要书,还要季老签名。他高兴地说:"都给,钱是有价之宝,人家有收益是无价之宝。"最后,共卖了600 本,并都在 600 本书上签了名。这是他赠送医护人员的珍贵礼物。

养生无术是有术

有不少人询问季羡林的长寿之道,他回答:"养生无术是有术",并且著文详解,提出了三"不"主义,即不锻炼,不挑食,不嘀咕。

所谓不锻炼,并不是绝对反对适当的体育锻炼,而是不要过头。

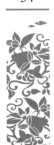

一个人如果天天望长寿如大旱之望云霓，而又绝对相信体育锻炼，则此人心态恐怕有点失常，反不如顺其自然为佳。

至于不挑食，其心态与上面相似。常见有人年才逾不惑，就开始挑食，蛋黄不吃，动物内脏不吃，每到吃饭，战战兢兢，如履薄冰，窘态可掬，看了令人失笑。以这种心态而欲求长寿，岂非南辕而北辙！

季羡林认为，第三点最重要。对什么事情都不嘀嘀咕咕，心胸开朗，乐观愉快，吃也吃得下，睡也睡得着，有问题则设法解决之，有困难则努力克服之，决不视芝麻绿豆大的窘境如苏迷庐山般大，也决不毫无原则随遇而安，决不玩世不恭。"应尽便须尽，无复独多虑"。有这样的心境，焉能不健康长寿？

三"不"主义，实质上就是遵循规律，顺其自然，不刻意强求。季老还有一个观点，就是"用脑长寿"。他认为，人的衰老主要是脑细胞的死亡。中老年人的脑细胞虽然天天死亡，但人一生中所启用的脑细胞只占细胞总量的四分之一，而且在活动的情况下，每天还有新的脑细胞产生。只要脑筋的活动不停止，新生细胞比死亡细胞数目还要多。勤于动脑筋，则能经常保持脑中血液的流通状态，而且能通过脑筋协调控制全身的功能。因此他常说"不要让脑筋闲着""只要有一口气，就要干活"。这种心态、这种精神，正是他长寿的最核心的要诀啊！

22. 沈从文病弱获长寿

沈从文是我国著名作家、历史文物研究者。原名沈岳焕，字崇文，笔名有休芸芸、甲辰、上官碧等。

体弱多病强维持

沈从文年轻时身体就非常衰弱。1929年10月19日，他在给朋友的信中写道："我流鼻血太多，身体不成样子，对于生活，总觉得勉强在支持。我时时总想就是那样死了也好。"那时他才20多岁，就有了死的想法。一直到抗战胜利复员回到北平，他流鼻血才得到缓解。

1949年8月，沈从文到历史博物馆，常常"晚上头极痛""头昏沉之极"。1951年10月到四川宜宾参加土地改革，头昏、心跳加剧、失眠，有时半夜胃痛。"走动会会即觉得累""头脑一用久就昏昏"。在火车上摔了一跤，脖颈和膝盖受伤；路途中还丢失了几件衣服。

在以后20多年里，他"在重重挫折中"努力工作并进行新的探索，但高血压、心脏病有时迫使他停止工作。1960年的大部分时间他的收缩压都在200 mmHg上下，在晕头晕脑中度过；牙齿拔得只剩4颗；1961年还住院35天。

1965年，他已经63岁了，写信给馆长说："我身体已不大抵事""手足无力，走路时举步易失确定性。白天读小字书眼目易模糊，头部沉重。""晚上睡醒，头部常发木"。如能治疗得法，或可"不至于突起恶化,或中风瘫痪,或发生更糟事故"。最后请求能够疗养"十天半月试试","死马当成活马医"。他一向最怕私事麻烦领导,可见身体状况已经不容再拖下去了。

后来,他在给家人的信中说:"我心脏近半月来有些恶化,终日梗痛,眼也发痛,是高血压的必然发展。不遇突然事故,或者大致还能维持一阵,也怕还是过不了明年。若恶化,今年即不易支持。"还说:"长日心痛,心脏硬化、胀大、劳损,行动有时已感困难,稍不小心,报废将是一二十分钟事。"他的高血压"一度破纪录到240 mmHg","心脏肥大,供血情况不良"。后来下乡,经过几番折腾,收缩压升至230~250 mmHg,舒张升压130 mmHg,有几次轻微发昏,他给妻子的信中已经安排后事了。

1972 年 2 月上旬,经过多次请求,甚至致信周恩来,70 岁的沈老终于获准单独返京治病。12 月初,沈从文由流感转成肺炎,延缠1 个多月。

研究、祛病双奇迹

1973 年初,一位老友给沈从文介绍了一个偏方,每天中、晚各吃20 枚蚕蛹,以软化血管,降低血压。到 5 月,他的血压逐渐降到180/80 mmHg 以下,这是十多年未见的指标;长期的头重、心脏隐痛消失了,糖尿病也好转。

沈从文这时在信中写道:"这二月来有时做事到夜十二点,早上一亮即起又坐在桌边,从不感到疲劳""甚至可说神清气爽"。他将20 多年积累的丰富"常识",付诸文字,抓紧修改《中国古代服饰资料》;还不断接待来自各界、各地的访问者,自称身体"还十分健康"。1974 年 7 月 1 日,沈从文一家与好友共 15 人到黄山,其中沈从文年龄最大,却第一个登上黄山,而且"一点不累"。

1975 年,沈从文的文物研究得到了意想不到的进展,他在体力和精神上又出现了奇迹:"返老还童","一天经常只睡二三小时,日夜作事,不知什么叫疲倦,也不吃什么药,头从不再感沉重。心也不痛了。走路如飞。心情简直和 40 年前差不多。"

1980 年 10 月，他偕夫人访美近 3 个月，在频繁的旅行和讲演学术活动中，仍显得精神奕奕。

1983 年 3 月初，他的情况出现逆转，出现两次轻微中风；4 月 20 日出现脑出血症状，左侧偏瘫。1988 年 5 月 10 日，因心脏病猝发去世，终年 86 岁。

多病长寿一面镜

沈从文以如此多病之身，竟能获得长寿，出乎许多人的意料。他认为吃蚕蛹有明显作用，可是吃蚕蛹患者有许多并不见效。他曾说："从一般人事得失上学习忘我""居然在意想之外把似乎早已失去多年的某种潜伏能力慢慢恢复过来"。这些话，倒是揭示了他得以长寿的原因。

他回到北京后，重新焕发了积蓄已久的工作热情，达到忘我的境界；他因为多病，时刻注意观察病情变化，及时进行治疗，控制了病情发展；他对于美好、自然、诗意的冲动，也使他心境开阔，神采飞扬，生命活力四射，击溃了病魔的猖獗。

身体衰弱和多病并不可怕，怕的是丧失对生活的信心和勇气；怕的是有病不积极治疗，延误黄金救治时机；怕的是缺乏对工作、事业的热爱、追求和献身精神。沈从文获长寿是一面镜子，值得我们对照，从中可以获得不少教益。

23. 张学良百岁探因

张学良是我国近代著名爱国将领，字汉卿，号毅庵，乳名双喜。原籍辽宁省盘锦市大洼县东风镇，1901 年 6 月 3 日出生于辽宁省鞍山市台安县桓洞镇张家窝堡屯。2001 年 10 月 14 日 14 时 50 分病逝于檀香山，享年 101 岁。

痛改恶习获长寿

张学良为何能长寿？有不少人感到惊奇。当时他被称为"民国四大美男"，感情生活混乱。据他晚年回忆，自己曾经有 11 个女朋友，而且由于自己长得帅，都是女孩子主动来追他的。他还喜欢抽烟喝酒，很小时就染上了烟瘾，后来渐渐的身体便吃不消了，才戒烟的。这些习惯，对健康和延寿都是很不利的。但他却越过了百岁，原因何在呢？

一是精神状态转平和。晚年张孝良说：发动西安事变是出于"爱国"，受到囚禁是他早已预料到的。所以他想开了，适应了，置生死于度外，心态由暴躁、愤怒转为冷静、深思。这个转变很重要，如果一直愤愤不平，据理力争，不但于事无补，还会精神失常，疾病缠身，是难以长寿的。

二是生活中未遭虐待。如果是一般囚犯，生活条件是很差的。但张学良除了行动受管制外，生活还是过得去的。张学良在囚禁处患阑尾炎，宋子文多次给戴笠写信，让他一定搞好医疗。第一次手术后受感染,半年多未愈,宋子文闻讯又嘱咐戴笠,务必小心医治。于是又进行了第二次手术,才痊愈。

三是有亲人照料不孤独。张学良被囚禁后,先后有妻子于凤至和赵四小姐陪同,这对他是很大的心里安慰,生活不孤独,有人关心照料,养鸡种菜,既改善生活,又增添乐趣。这时,张学良又被宋美龄和赵四小姐相劝,信奉了基督教,在苦闷无聊中有了精神寄托。每日读经做礼拜,对世俗之事看得淡了,也不为其他大小事烦恼忧虑了。

四是保持良好的睡眠。1989 年张学良在台湾接见作家郭冠英时说:"我为什么长寿? 就是睡觉睡得好。无论什么时候,我要睡觉,就躺在那儿睡觉。没关系,就是有人在那里干什么,我都照样睡觉。我长寿的最大原因,只是不知道愁""我这一生,就真的可以说不怕死,不爱钱。连死都不怕,当然能睡好觉"。1991 年 3 月张学良曾经对记者说:"我是干军人的,生死看得很开,尤其我是基督徒,脑子里根本就没有生死,不过是脑袋搬搬家,换一地方而已。明天就是要枪毙我,我今天晚上也一定会睡得香。"

据了解,1930 年,张学良曾神经衰弱导致睡眠不足,身染伤寒,在北平协和医院医治,睡眠不良状态仍很严重。这时他的睡眠怎能变好了呢? 他原来性情烦躁、倨傲。被囚禁后,他学会了面对错综复杂恶劣环境善于给自己心理减压的良好方法,承认世上没有至善至美的事,对任何事情都不斤斤计较,面对困难,能泰然处之。这是治疗失眠的最好方法。另外,他还有保证睡眠的具体方法,如睡觉时不开窗子,防止过敏物质和噪声;睡觉穿衬衫和袜子,这是战争年代形成的习惯;睡觉时身边一定要放一盆兰花,以释放香气,吸收房间的不良空气。这些方法对别人不一定适用,但他认为是自己睡眠不可少的。

五是改变不良习惯,清心寡欲,读书看报排遣寂寞。张学良过去有很多嗜好,甚至吸毒,但以后都下决心改掉了。他对古代医家孙思邈的四句箴言有深刻理解,认识到人的养生要克服"五难",即去名利、除喜怒、去声色、绝滋味、散神虑。也就是要远离尘世的烦恼忧愁。1991 年 3 月张学良首次赴美,曾选择性地接受一些中外记者的采访。他1993年第二次到美国定居夏威夷后,就开始回避和谢绝来访的记者和客人。他多数时间读书看报,尤喜了解祖国,特别是东北故乡发生的变化。由家庭护士读报得来的知识,给老人心中带来极大的愉悦,这也是张学良晚年减除心理压力的有效方法。

名 人 医 话

24. 爱因斯坦死于主动脉瘤

阿尔伯特·爱因斯坦是世界著名物理学家,1879 年 3 月 14 日出生于德国符腾堡王国乌尔姆市,父母均为犹太人。

1888 年爱因斯坦 9 岁入路易波尔德高级中学学习。12 岁自学欧几里德几何,同时开始自学高等数学。13 岁开始读康德的著作。16 岁自学完微积分。1900 年 8 月毕业于苏黎世联邦工业大学,1901 年 3 月取得瑞士国籍。

1955 年 4 月 13 日,爱因斯坦在草拟一篇电视讲话稿时发生严重腹痛,15 日进普林斯顿医院,18 日被诊断出患有主动脉瘤,已有柚子大小。当天午夜在睡梦中感到呼吸困难,主动脉瘤破裂导致大脑出血而逝世。遵照爱因斯坦的遗嘱,他死后并没有举行任何丧礼,也不筑坟墓,不立纪念碑,遗体被火化,骨灰撒在永远保密的地方,目的是不会令埋葬他的地方成为圣地。

爱因斯坦的死因是主动脉瘤。这是一种什么疾病呢?

主动脉瘤的危险因素

主动脉是体循环的动脉主干,当受到心血管疾病或毒素影响时,正常血管会发生扩张,当直径超过 50% 时,即称为主动脉瘤。

主动脉瘤分为真性主动脉瘤和假性主动脉瘤。真性动脉瘤是血管变宽涉及血管壁的 3 层结构。假性动脉瘤是动脉局部破裂,由血块或邻近组织封住而形成。

发生动脉瘤的原因有三：一是支撑动脉的中间肌肉层，有先天性的缺陷，血压会造成一种气球似的肿大，叫作囊形动脉瘤，又称为"浆果"动脉瘤。二是发炎导致，如结节性多动脉炎、细菌性心内膜炎等会使动脉壁变薄，造成动脉瘤。三是动脉粥样硬化、高血压缓慢恶化造成的动脉瘤，叫作梭形动脉瘤。血压增高，会使动脉壁以许多不同的方式扩张，甚至会胀破动脉壁的组织层，叫作夹层动脉瘤。

其实，主动脉瘤并非真的肿瘤，它是由于动脉壁异常扩张，血管形成瘤状。但其威胁并不次于恶性肿瘤，由于其并无明显不适的感觉，所以难以及时发现，一旦血管破裂，就会危及生命，因此被称为"不定时炸弹"。

对于主动脉瘤，重在早发现、早诊断、早治疗。年龄在 60 岁以上，有高血压、高脂血症病史，长期吸烟等，是引发主动脉瘤的高危因素。有这类情况者，最少 6 个月要进行一次体检，通过做 CT 来判断主动脉的变化情况，针对病情进行治疗。如发现 6 厘米以上的主动脉瘤，应择期手术治疗。对 4～6 厘米的主动脉瘤可以密切观察，有增大或濒临破裂征象者应立即手术。目前有了微创介入和改进的手术方法，可以减轻损伤，提高疗效，可根据病情选择应用。

爱因斯坦由于没有及时发现和紧急抢救，被主动脉瘤夺去了宝贵生命，令人深为惋惜。

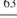

25. 聪明的大脑是天生的吗

科学泰斗爱因斯坦去世前,在医院里亲手写下了一份遗嘱,表示自己死后要重归"神秘之土",遗体必须火化,然后把骨灰撒在人们不知道的地方。他还在遗嘱的最后庄重声明:"不允许像其他一些名人那样,把自己的住所改建成纪念馆。"

家人遵照他的遗嘱,没有举行追悼会,也没有为他建立任何墓碑,但是这位伟大的科学家依然受到世人景仰和怀念。不少国家的城市里,都有爱因斯坦的雕像或塑像,意在学习发扬他的科学精神。

但是爱因斯坦预想不到的是,他死后,他的大脑竟然被保留了下来。

爱氏大脑被盗取

原来,在普林斯顿医院为他治病的医师中,有一位名叫托马斯·哈维。当时42岁,他对爱因斯坦仰慕已久,一直在思考爱因斯坦的才智为何如此超群这个问题。事有凑巧,爱因斯坦逝世后,那天负责验尸的正是哈维医生,所以他趁机打开了爱因斯坦的头骨,把大脑完整地取了出来,悄悄带回家中,往脑动脉注入防腐剂,把大脑浸泡在消毒防腐药水里,这颗被称为历史上最聪明的大脑就这样被私自保存了起来。

哈维医师将爱因斯坦的大脑保存了四十多年。此间,哈维曾将这个大脑带到费城医院。在那里,他请经过严格训练的技术员,遵照权威的大脑解剖图谱,把这团珍贵的中枢神经组织小心翼翼地切成了240块,制作出12套这样的脑片标本。剩下的组织被包裹在透明的火棉胶里,悬浮在充满甲醛固定液的大玻璃瓶中,静默在哈维家的地下室或办公室的纸板盒里。

在此之后,很长的一段时间里,爱因斯坦的大脑跟随这位被解职的"盗脑"医师一起颠沛流离。

上百名专家悉心研究

哈维医师如此费尽心机地将爱因斯坦的大脑保存下来,并不完全为了名气,更不是为了赚取钱财,而是为了探讨这个聪明过人的大脑有什么与众不同之处。他曾经多次拒绝高价购买这些大脑样品的要求,并承诺,只将爱因斯坦的大脑用于科学研究,并得到了爱因斯坦家人的许可。

1997年,哈维医师已经84岁高龄,他决定把所有的大脑切片送还爱因斯坦生前工作的地方——普林斯顿大学。这个大脑经历了43年的辗转,最终回到了爱因斯坦逝世的地方。大脑被送回后,院方很快便收到几份希望进行研究的申请。

科学界对爱因斯坦的大脑进行了全面的研究,据不完全统计,研究过爱因斯坦大脑的科学家不下百名。有人猜测,这其中肯定有惊人的发现,但很多科学家是在政府的授意下进行研究的,成果属于国家秘密,不便发表。

山口教授于1998年11月公开了初步的研究结果,他发现爱因斯坦的大脑有明显的老年期痴呆症状。爱因斯坦去世的时候已经76岁了,患腹部大动脉瘤。山口教授仍努力从大脑揭示爱因斯坦的天才秘密。

有差异但难下结论

威尔特森教授领导的研究小组发现,爱因斯坦的大脑左右半球的顶下叶区域比常人大15%,非常发达。大脑后上部的顶下叶区发达,对一个人的数学思维、想象能力以及视觉空间认识都发挥着重要的作用,这也解释了爱因斯坦为何具有独特的思维,才智过人。他认为,爱因斯坦的天才是天生的,并非后天用功求学得来。虽然科学研究证实,后天的努力也能成才,但与生俱来的天才的的确确是存在的。

爱因斯坦大脑的另一个特点,是表层的很多部分没有凹沟(回间沟),这些凹沟就像脑中的路障,使神经元受阻,难以互相联系,如果脑中没有这些障碍,神经元就可以畅通无阻地进行联系,使得大脑的思维活跃无比。威尔特森的研究小组把爱因斯坦的大脑与99名已死老年男女的脑部比较,得出了这一结论。

威尔特森的发现轰动了世界。有些西方科学家呼吁,这一发现固然可喜,但应谨慎对待。因为仅凭爱因斯坦的一个大脑就得出这样的结论,理由并不充分,因为那可能只是一般聪明的犹太人普遍具有的脑部特征。爱因斯坦尽管生来是天才,但如果没有后天的培养和个人的努力,天才也难以发挥超人的智慧。哈佛大学比尼斯教授指出,爱因斯坦脑部的最新发现,无疑有重要的意义,但仍需要做更深入的研究和比较,才可对这个天才之脑下最后的结论。

佛罗里达州立大学人类学系的教授迪安·法尔克在《进化神经科学前沿》上发表了他的研究结果:在爱因斯坦大脑的右侧运动皮质里发现了一个特殊球状的结构,这在其他音乐家的大脑中也有发现,很可能与爱因斯坦从小接受的小提琴训练有关。

还有一位名叫戴蒙德的教授发现,爱因斯坦大脑中神经胶质细胞的比例确实比其他人要高1倍。她据此推论"这一现象显示了爱因斯坦在展示他非同寻常的理性思考能力时,这一脑区的活动得到增强"。毕竟作为史上最伟大的理论物理学家之一,爱因斯坦超凡的抽象能力无可置疑。而爱因斯坦曾经说过,自己几乎不以语言文字的方式思考,而是像放电影一样用图画般的想象力来思考问题。

天才并非天生

科学家一直没有放弃对爱因斯坦大脑的研究,他们想象,要如同爱因斯坦以他著名的公式捕捉到能量和物质的精髓那样,捕捉到天才的精髓。

对爱因斯坦大脑的研究仍在在默默进行,隔一段时间就会有研究信息浮出水面。

近年来,加拿大神经学家报道,他们破解了爱因斯坦大脑结构的秘密,他的大脑负责数学运算的部分比常人大15%。这一发现一经宣布,立即在世界科技界引起强烈反响。

还有诸多关于爱因斯坦大脑的研究成果和推论,也是说法各异,能够有这些研究成果已经是实属不易了。

但是有的科学家认为,目前的实验显示,爱因斯坦的大脑确实有与常人不同之处。但是这些发现都属于合理的个体差异。平凡的人中,也有与此相同的大脑。这些都回答不了爱因斯坦为何那样聪明。

名人医话

26. 为事业奋不顾身的邓稼先

1979 年,在我国西北进行的一次核弹爆炸试验时,原子弹并未爆炸。在场的领导和科技人员都十分纳闷,事前准备得很充分,为何蘑菇云却没有升起呢? 为了找到原因,必须到投射现场去找回重要部件。这时,有一位科学家深知到现场十分危险,却果断地说:"我进去看看!"有人劝阻,有人也要进去。他说:"我做的,我了解,你们进去了也找不到。"边说边迅速奔向现场,找到了核弹头,用手抱了出来。最后证实事故是由于降落伞没有打开。

这位冒着生命危险,取回核弹头的科学家是谁呢? 原来就是以后被誉为"两弹元勋"的邓稼先。

学成毅然回国

邓稼先是中国科学院院士,著名物理学家,我国核武器理论研究的开拓者和奠基。1924 年 6 月 25 日,他出生于安徽怀宁县铁砚山房邓家祖屋。父亲邓以蛰当时是北京医科大学等校的哲学系教授,邓稼先出生 8 个月以后,随母亲来到北京,1936 年考入北平崇德中学,与高他两班的杨振宁成为好友。

1941 年,邓稼先进入了国立西南联合大学物理系学习,4 年后以优异成绩毕业。翌年回到北平,担任了北京大学物理系助教。

1948 年秋,他考入美国普渡大学研究生院,不足 2 年便读满学分,获得了博士学位。

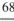

美国政府打算把他留在美国,他的老师和同校好友也挽留他,但邓稼先婉言谢绝了。1950 年 10 月,他回到国内。一到北京,就投入中国近代物理研究所的建设。1956 年,加入了中国共产党。

献身核武研究

1958 年秋,二机部领导征询他是否愿意参加一项必须严格保密的工作。邓稼先得知是参加原子弹的设计工作时,义无反顾地同意,回家对妻子只说自己"要调动工作",妻子表示支持。从此,邓稼先的名字便在刊物和对外联络中消失,他的身影只出现在严格警卫的深院和大漠戈壁。

1958 年 8 月,邓稼先调任新筹建的核武器研究所理论部主任,随后任设计院院长、国防科工委科技委副主任等职。他带着一批刚跨出校门的大学生,日夜挑砖拾瓦搞试验场地建设,硬是在乱坟里碾出一条柏油路来,在松树林旁盖起原子弹教学模型厅;在没有资料、缺乏试验条件的情况下,邓稼先挑起了探索原子弹理论的重任。他带领大家刻苦学习理论,靠自己的力量搞尖端科学研究。

那时条件艰苦,大家便使用算盘进行极为复杂的原子理论计算,为了演算一个数据,一日三班倒。算一次,要 1 个多月,算 9 次,要花费 1 年多时间,常常是工作到天亮。作为理论部负责人,邓稼先跟班指导年轻人运算。每当过度疲劳,思维中断时,他都着急地说:"唉,一个太阳不够用呀!"

邓稼先不仅在秘密科研院所里费尽心血,还经常到飞沙走石的戈壁试验场。他冒着酷暑严寒,在试验场度过了整整 8 年的单身汉生活,有 15 次在现场领导核试验。

当时中国处在严重的困难时期,大西北连生存都是很艰难的。但邓稼先和同事们,硬是把荒凉的古战场建设成了中国第一个核武器基地。

为中国自行研制而自豪

　　1964年10月，中国成功爆炸了第一颗原子弹。邓稼先率领研究人员在试验后迅速进入爆炸现场采样。接着他又同于敏等人投入对氢弹的研究，最后终于制成了氢弹，并于原子弹爆炸后的两年零八个月试验成功。而美国、苏联却用了6~8年时间才完成。中国掌握了原子弹、氢弹制造技术，使超级大国的核垄断、核讹诈破产，加强了我国的国防实力，有利于维护世界和平。

　　中国能在那样短的时间研制成"两弹一星"，西方人感到不可思议。杨振宁来信询问邓稼先："在美国听人说，中国的原子弹是一个美国人帮助研制的。这是真的吗？"邓稼先请示了周恩来后，写信告诉他："中国的原子弹、氢弹全部都是由中国人自己研制成的，没有一个外国人参加。"杨振宁看后激动得流出了泪水。

27. 宋庆龄对医疗卫生的杰出贡献

宋庆龄是伟大的爱国主义、民主主义、国际主义、共产主义战士。在近70年的革命生涯中,她为中国人民的解放事业建立了不朽的功勋。

宋庆龄,祖籍海南省文昌县。7岁时入上海中西女塾读书,1907年赴美国留学。对我国医疗卫生事业发展,她有杰出的贡献。

1981年5月29日,宋庆龄因病在北京寓所逝世。遵照她的遗言,骨灰安葬在上海万国公墓她父母陵墓的东侧。

宋庆龄一直致力于发展祖国医疗卫生事业。抗日战争期间,她向爱国华侨和国际友人募集了大量资金、药品、医疗器械和其他物资,支援抗战。解放战争期间,她通过各种方法和渠道,继续募集医疗器械、药品,然后精心安排,运往解放区。

宋庆龄通过自己崇高的威望和影响,组织国际友人和国际医疗队到共产党领导的抗日根据地去考察和工作。记者斯诺、史沫特莱和医生白求恩、柯棣华、马海德等,都是经她安排进入解放区的。特别是著名外科医生白求恩,不负宋庆龄的重托,积极奔赴抗日战争前线抢救伤病员,还精心为八路军培训医护人才,甚至献出了宝贵生命,他的高尚医德和精湛医术,已成为医务人员学习的光辉榜样。

1952年,宋庆龄获得了"加强国际和平"斯大林国际奖。她将所得奖金10万卢布全部拿出,创办了中国福利会国际和平妇幼保健院。宋庆龄还把自己历年稿费的大部分收入,捐献给妇女和儿童慈善事业,同时将姐姐宋霭龄送给自己的庐山别墅无偿献给国家。她

曾说:"我愿将私宅、私车捐为公有,做一个彻底的无产者。"

1982 年 5 月 29 日,为继承和发扬宋庆龄的未竟事业,在邓小平同志倡导下,宋庆龄基金会在北京成立。30 多年来,基金会得到海外侨胞的大力资助,开展了援建医院、扶贫义诊、捐赠医疗设备等多项工作。如给云南等偏僻地区捐赠了救护车,为道路险峻的乡村及时抢救危重患者提供了条件。

宋庆龄虽然离开了我们,但她关心人民健康,特别是关心妇女、儿童健康的爱心,将继续发出灿烂的光芒,给人间送来温暖。

28. 捐财产又献遗体的医学家

协和医学院的优等生

朱宪彝,字良初,1903 年 1 月 3 日出生在天津一个知识分子家庭,是我国著名的内分泌学家和医学教育家,天津医科大学的创建人、首任校长。

内分泌学的奠基人

朱宪彝毕业后,留在北京协和医院任内科住院医师。1934 年开始系统研究钙磷代谢,第一次阐明了软骨病与佝偻发病机制中钙、磷、维生素 D 的变化规律,提出了最佳治疗方法。1936 年秋,去美国波士顿哈佛大学医学院生化系进修,完成了肌肉细胞内液电解质及血清钙离子测定等课题的研究。1937 年秋回国后,继续从事钙磷代谢研究,先后十余年中发表学术论文三十余篇。这些数据迄今仍为一些世界权威学者所引用,有"当代钙磷代谢知识之父"之称。他在软骨病和其他代谢性骨病的钙磷研究方面所做出的卓越贡献,使他成为国际代谢性骨病钙磷代谢研究的先驱者。

1950 年后,他倡导并主持地方性甲状腺肿和克汀病的研究,使中国在这一领域跻身于国际先进行列。他主编了一部三百多万字的《内科学》,这本书被誉为"内科辞海",其中有些数据迄今仍为一

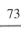

些世界权威学者所引用;此外,他还主编了《内分泌学》《代谢性骨病学》等,发表论文56篇,曾被选为中华医学会内分泌学会主任委员。

致力于发展医学教育

1951年春,朱宪彝向天津市政府建议并获得批准,创建了全国解放后第一所高等医学院校——天津医学院,并担任院长33年。他首倡与综合大学合办八年制医学教育试点班、恢复高等护理教育专业,经过30多年努力,天津医学院已建设成为天津市的医疗教学科研中心,培养了大批合格的高级医学人才,并更名为天津医科大学。

朱宪彝教授一直重视教学质量的提高。他担任校长30多年来,一直坚持每周查访,建立示教制,他经常深入教室听课,提出改进意见。他通过召开教师和学生座谈会,征求改进教学质量的意见。他勤恳工作,经常工作到深夜,从没有节假日,即使春节期间,还要到学校和附属医院检查,看望坚持医疗和科研工作的人员。

朱宪彝曾担任多年内科医生,年轻时也曾自己开业行医,看过的病人不计其数,从达官豪绅到普通百姓,他都一视同仁,从不以地位高低、衣着华朴、关系亲疏决定医疗态度。对地位高者从不格外照顾,对贫苦病人却给予更多关心,有时免收挂号费,总是尽量减轻病人的负担,能诊治一次解决问题的,绝不让病人跑两次。对病情轻微的他便直率地告诉病人,买什么药服就可以了,不必再多花费用来诊治。他担任校长后,总是向师生反复进行医德教育,医者仁心,要同情、关心、爱护病人,特别是贫苦病人,让他们少花钱,治好病。

朱宪彝有时患病,一般不去医院,他总说:"我是院长,怎么能和病人争床位。"往往自己服药调理。1984年11月,他患了感冒,过了几天,病情加重,出现心房颤动。院领导、医护人员多次劝他早些住院治疗,他说:"医院病房的会议室、过道都住满了患者,我是医学院的院长,愧对患者,怎么能和他们争床位呀?"他坚持不住院,每天去医院打针,在家仍然坚持工作。

倾其所有的捐献

1984年12月25日上午,朱宪彝教授正在家伏案工作时,感到心脏不适,立即找来吴秘书交代需要办理的五件事项。同时让他记下了自己的遗嘱:一是遗体献给医学院供病理解剖教学之用;二是将一生珍藏的图书资料,包括读书资料卡片10万多张,献给医学院图书馆,供师生参阅;三是把自己的私人住宅楼(位于和平区成都道100号,建筑面积254平方米,占地114平方米,全楼有房屋16间,有暖气卫生设备,有前后小院)贡献给医学院;四是把自己2万元存款(30年前对工薪阶层来说这可不是一个小数)全部捐给天津医学院作为奖学金,激励后人。

吴秘书离开后20分钟,朱宪彝心脏病猝发,经紧急抢救无效,这位著名的医生、医学教育家就与世长辞了。

朱宪彝真正做到了"捧着一颗心来,不带半根草去"。他什么也没有带走,什么遗产也没有给子孙们留下,而是把毕生所得都无私地奉献给医学院,奉献给了医学教育事业。

他留下的不但有遗体、存款、图书资料、住宅楼,还有重大科研成果,有影响世界医学界的专著,而且留下的最宝贵的是无私奉献精神,这是一笔巨大的精神财富,对弘扬医德医风将有深远的影响。

朱宪彝一生认认真真做事,清清白白做人,对于子女亲属严格要求,他从不在子女升学、就业上拉关系、走后门,从不利用职位、名声、权力寻求特殊方便。他经常教育孩子们:第一,要自立自强,自己的未来要靠自己努力。第二,要勤奋学习,努力工作。第三,生活上要朴素,不要在穿衣打扮、娱乐上花过多精力。他对子女虽然要求严格,但又很民主,很开放,在子女专业、婚姻的选择上从不干涉,相信他们自己能做好。这几条看似很简单、很平常,却体现了一个医学家的高风亮节和教育有方,使他的子女学业上进,事业有成。

为纪念朱宪彝教授,天津医科大学代谢病医院同时又命名朱宪彝纪念医院。基础医学专业设立"朱宪彝班",实施"4+5"本硕博连续培养模式。凡符合推免生条件者,可全部进入硕士研究生培养,硕士第二学年可进入硕博连读研究生培养,重点培养"基础扎实、创新精神强、实践能力强、综合素质高"的创新型复合人才。朱宪彝发展医学的遗愿必将转化为医学英才辈出、医学成果丰硕的壮丽现实。

29. 自愿捐献骨架的医学教授

1908 年 7 月 4 日,沈福彭出生于江苏省苏州市一个医学世家。他少年时患了脊椎骨结核,卧床 4 年,痛苦万分,于是就立下心愿,如果自己能活下去,就要学医,以解除患者难以言状的痛苦。

饱受委屈,痴心医教不变

1956 年山东大学医学院独立建院,称青岛医学院,沈福彭继续担任解剖学教研室主任、骨科主任及附属医院院长,还当选为首届青岛市解剖学会理事长。

在困难的条件下,沈福彭坚持进行教学科研工作,编译完成了 200 万字的《格氏解剖学》,与青年教师合作完成了"股骨研究"课题,并从事了"移行上皮异位化骨"研究,开始了《心血管解剖学》的编著。

甘当人才垫脚石,捐献遗体育后人

沈福彭常说:我做了一辈子培养人才的"垫脚石",这个垫脚石看似平凡,但没有基础便没有尖端。我甘心情愿充当一个踩得稳、站得住的垫脚石。

改革开放后，年逾古稀的沈福彭作为学院顾问，嘱托他把美国知名大学的有关教材和教学大纲寄来，对国外亲友寄来的国外的亲戚的最新资料和论著，他总是抓紧时间翻译成中文，编成专题资料，提供给本教研室和兄弟院校的同行们。

为了追回丢失的时间，他带着紧迫感努力工作。当时他的心、肺、肾均患有严重疾病，视力极差，左眼几乎失明，备课看书要借助放大镜，一点一点地向前移动。但是，他还是全身心地投入教学、科研和师资培养工作，仍不断翻译介绍最新专业资料，为同行审校论著，编译了《骨关节解剖学》和《心血管解剖学》。工作负荷远远超过了身体的承受能力。

1980年10月，当他意识到自己身体衰弱多病，在世的时间不会太长时，便做出了死后捐献遗体的决定。他亲手写下了《我的解剖重点》，上面清楚地记载了他一生的病史和各器官的病变，还具体交待了解剖和制作标本的方法。写到患有眼疾处，还特别注明"角膜可用"。他在遗嘱中深情地写道："我希望在我有生之年能做到鞠躬尽瘁，死后亦能死而不已。我已与家人商定，将遗体奉献给我亲手一点一滴创建起来的教研室。希望同志们能认真总结这具难得的、资料俱全的标本，从我这个多病的躯体上再获得一点资料，以供研究。如能做成标本，串成骨架，我便能在我所倾心的岗位上继续站岗了。"

1982年2月9日，上午他侧卧在床，还和一位副教授谈教学改革，和一位青年教师讲如何教学。下午，他与80级研究生交谈，因气力不足，中间休息了几次。晚上，疲惫已极，睡前交待儿子，将磁带装进录音机，放到床前，等明早有气力时，把对教研室工作的意见录下来，作为会议上的发言。可是，还没有等到明晨，还没来得及录音，这位医学家就带着一颗爱国之心和对事业的牵挂之情，匆匆地离开了人间。

遵照沈福彭的遗愿，他的脏器保存了下来"以供研讨"，他的骨骼经过精心处理制成了骨架标本，摆设在几十年前他亲手创建的解剖标本室内。沈福彭是我国自愿捐献遗体并嘱托制成骨架标本的第一人。

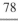

《人民日报》、《光明日报》、中央广播电台、电视台等,相继报道了沈福彭的事迹,著名的散文家秦牧更是以无限崇敬和激动的心情献词:

他生前叮嘱献出遗骸,

指定骨架标本在这儿陈摆。

玻璃橱里是他特殊的坟,

玻璃罩外是他浩瀚的爱!

一纸遗嘱直如震世春雷,

一宗心愿想见哲人气概。

让我们脚步轻轻走进大厅,

伫立丰碑之前默默礼拜。

名人医话

30. 朱德元帅的健身之道

朱德,字玉阶,原名朱代珍,曾用名朱建德,1886 年 12 月 1 日生于四川省仪陇县,中华人民共和国十大元帅之首。

朱德经历过十分艰苦的长期革命斗争,但身体还是十分硬朗的,被公认为"身体棒"的老帅。他的健身之道有以下几个方面。

1. 勤于锻炼,酷爱运动

朱德从小参加劳动,青年时代喜爱运动,曾当过体育教师,后来长期过着军旅生活,一直没有停止体育锻炼。他经常参加劳动,在井冈山与战士一起挑军粮上山,"朱德的扁担"传为佳话。50 多岁他还能打篮球。他坚持早晚散步,说古人讲"安步当车",散步走得太慢就和坐车差不多了,活动量不够,散步太快了也不好——不快不慢,可以一边走一边思考问题。他还喜欢登山,每次到外地视察工作时,总是有山必爬,1975 年他 89 岁时还能上山。他喜欢游泳,特别喜欢在大海畅游。

2. 谦和大度,冷静沉着

在革命战争中,朱德曾经历多次失败,但他"猝然临之而不惊,无故加之而不怒",坚持原则,又能冷静观变,慎重从事。

3. 生活简朴,坦荡无私

在 3 年自然灾害时期,朱德没有向国家伸手要补助,而是和夫人康克清及身边的工作人员利用休息时间采摘野菜,并在自家院子里开出一块地来种植蔬菜。尽管他年事已高,仍坚持抽暇亲自锄草、浇水、施肥。收获的蔬菜,先送一部分给食堂,然后才留给家人吃。

朱德平时吃饭很简单，主食和肉吃得较少，主要吃蔬菜，喜欢吃苦瓜、空心菜。他晚年得了糖尿病后，一直遵照医嘱，食物要先称重和计算，任凭挨饿也不多吃，其尊重医学的态度和毅力令人敬佩。

他对孩子们的要求很严格，不能搞特殊化。孩子们外出都是坐公共汽车，就连康克清上街买东西也都坐公交车。临终前，他把多年的积蓄托康克清交给组织，作为自己最后一次党费，而没有给儿女留下分文。

4. 热爱艺术，修身养性

他认为写字就是一种辅助性的体力活动，练书法一是艺术爱好，二是休息脑子，三是活动筋骨、手腕。即使到外地视察工作，也要携带文房四宝，随时可以写字。他曾经一度右臂酸痛麻木，可是仍旧坚持练字。经过认真悬肘运腕的习书活动，不久便治愈了右臂的酸麻症。他爱好写诗，经常触景生情，即兴赋诗。一生中，创作过700多首诗词作品，其中许多是脍炙人口的名篇。

1976年，朱德因心力衰竭、糖尿病加重，陷入了昏迷。7月6日15时1分抢救无效逝世，终年90岁。按照习俗应当给他换上新衣服，结果人们翻遍衣柜也找不出一件，不禁泪流满面，对他的节俭朴素无比崇敬。

受冻感冒对于青壮年来说不是大病，但对八九十岁的老年人来说，就是一道难关。因为老年人免疫力下降，还常伴有高血压、心脏病、糖尿病等慢性病，一旦感冒，就会引起这些疾病加重，甚至危及生命，所以切不可麻痹大意。

31. 勇猛刚烈的开国上将许世友

1905年2月28日,许世友出生于河南省信阳市新县田铺乡河铺村许家洼一个贫苦农家,少年受尽饥寒之苦,后到少林寺当了8年杂役(并未当和尚,但因曾入寺,也有人称他为"许和尚"),也练了武术绝招。

1985年10月22日16时57分,许世友因病病逝,享年80岁。

不幸患肝癌逝世

1985年春节前夕,许世友感到腹部时时胀痛。3月的一天,在例行体检时查出肝癌。人们劝他到北京治疗,他坚决不去。同时,他也不愿做进一步检查、治疗。直到9月病重时,才进行系统性监护治疗。

巨大的疼痛折磨着许世友,但他从来不叫疼。疼痛难忍时,就用头使劲地往墙壁上撞。开始他还坚持运动。后来,他的腿水肿得连行走都很困难。但他还是躺不住,提出要乘车出去活动。

医生考虑,活动可能会引起肝破裂或呼吸衰竭;再加严重腹腔积液(腹水)和全身性水肿,抬动也有困难。最后,设法把他搬到沙发上,让人推动沙发"兜兜风"。这是他最后的一次"活动"了。

最大嗜好是饮酒

许世友平时吃饭少不了饮酒。他多次向人讲:"我8岁就开始

喝酒了!"在少林寺,他既学会了武功,还学会了喝酒。有次他与乡亲碰杯,一连喝了8大碗,一切照常。

参加红军后,他曾违令喝酒,陈昌浩政委在团以上干部大会上宣布:"禁酒令还是要执行的,不过许世友可以喝一点。"有人提出异议,陈昌浩反驳说:"你有许世友那个酒量吗?没有就不能喝!"

周恩来曾多次劝他少喝点酒,说:"你血压高,肝不好,喝多了对身体有害啊!"他答应每次限定6杯之内,但他经常超额。他的保健医生一再劝他少喝酒,限制每次"只能喝两小杯!"但他哪里听得进去,经常还是大杯喝酒,老年后承受力差了,有时醉酒。

研究已充分证明,酗酒是造成肝癌的重要原因之一。身强力壮、武艺超群的许世友,因肝癌离世,令人扼腕叹息。

名人医话

32.吕正操上将的传奇人生

吕正操的一生富有传奇色彩。他健身有道,终年106岁,开创了开国上将中最长寿的记录。

吕正操,原名吕正超,字必之。1905年1月生于奉天(今辽宁)省海城县唐王山后村一个贫苦农民家庭。2009年10月13日14时45分,吕正操在北京逝世,享年106岁。

当上了"少帅"秘书

吕正操从小爱读书,坚持自学,在部队招考文书时,他被选中调到旅部副官处当文书。他的字写得好,又很勤奋,不久受到了张学良的赏识,被推荐去报考东北陆军讲武堂,考取了第五期。1925年毕业后,当上了张学良的少校副官。此后,他历任张学良的秘书、参谋处长、团长等。

1937年5月,吕正操秘密加入了中国共产党。

中华人民共和国成立后,1955年,吕正操被授予上将军衔。1956年,在中共八大上,他当选为中央委员。他曾长期担任铁道部副部长职务;1958年起任代理部长兼解放军总参谋部军事交通部部长。此后,还曾兼任"西南铁路建设总指挥部"副总指挥、铁道兵第一政治委员等职。1965年1月被正式任命为铁道部部长,并继续兼任铁道兵第一政治委员、中共中央西南局"三线建设"委员会委员。

关心国事，长寿有道

1983 年离休以后，吕正操始终关注国家大事，除在军队、铁道建设这两个自己最为关心的领域多有建言外，还对教育、经济、科技、新闻等多个领域都做过深入的调研，提出过重要建议。他在 20 世纪 80 年代就热心支持大自然保护事业，他是中国麋鹿基金会和中国生物多样性保护基金会的主要创始人之一。

要说吕正操的长寿之道，可以概括为以下几点。

一是志存高远，淡泊名利。他不忘国耻和从小遭受的苦难，青年时代就立志报国，加入共产党后心愿得以实现，他服从组织安排，不讲条件，一心扑在工作上。他当选为全国政协副主席后，经常到全国各地考察。直到晚年，仍保持旺盛精力，著有《吕正操回忆录》《冀中回忆录》等，还写了一本 30 万字的《论平原游击战争》一书。在一首诗中，他写道："最喜夕阳无限好，人生难得老来忙。"他还说："人，不在于活多久，而在于多做事。"

二是爱好运动和读书写作。他喜爱网球，常年坚持，每周要打四五次，中华人民共和国成立后，他曾找到万里，共同修建了北京最早的先农坛和体委训练局网球馆。他曾被选为中国网球协会主席。同时喜欢打桥牌，在一次老年桥牌比赛中，他获得了第二名。他还爱好京剧艺术。吕正操的夫人刘沙，曾经这样概括："读书、打桥牌、打网球，是吕正操晚年保持体力、脑力的三个有力招数。"

三是饮食有节，生活规律。他的饮食不求精细肥腻，而是以清淡为主，他常说，粗茶淡饭最养人，定时定量最适宜。他作息很有规律，注意劳逸结合，即使在最严酷紧张的时候，他也合理安排，既要完成任务，又避免过度劳累。

四是心胸开阔，乐观豁达。他性情豪爽，率性直言，待人真诚。

吕正操说："我一辈子，就是打日本、管铁路、打网球三件事。"回顾自己的传奇人生，他说得如此轻松简练，从这里我们也可看出，他是何等谦逊脱俗和淡泊名利啊！

名人医话

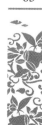

33. 红军中的医学家傅连暲

傅连暲既是位医学家,又是名老红军。他为红军治病疗伤,也为根据地的老百姓诊治疾病,挽救了不少人的生命。他不但医术精湛,而且医德高尚,敢于实事求是,仗义执言。

傅连暲原名傅日新,1894年9月生于福建长汀县河田镇伯公岭村。他从小随父母加入了基督教会并入读教会学校。1911年中学毕业后进入汀州福音医院附设的"亚盛顿医馆"学医。1915年冬毕业,被聘为汀州八县旅行医生、汀州红十字会主任医师等。

将自己的医院全部捐献给红军

1927年9月南昌起义军途经汀州时,傅连暲发动汀州所有医务人员成立了"合组医院",无偿医治红军伤病员300多名。其中有年老体弱的徐特立,还有重伤员陈赓等人,他们经救治恢复了健康。红军转移后,傅连暲以其医生的职业作掩护,继续支持红军。

1929年3月,红四军又一次进入了汀州城。傅连暲领导自己创办的福音医院,无偿收治红军伤病员。1931年,傅连暲在此基础上,先后创办了中国工农红军中央看护学校、中央红色医务学校,并任校长,培训了60多名红军医务人员。

1933年初,国民党军加紧了对福建苏区的"围剿"。毛泽东要转移,询问傅连暲去留的意向。傅连暲毫不犹豫地说:"跟红军转移!"

他说到做到,自己正式参加了中国工农红军,雇了150个挑夫,行程半个月,把整个医院从长汀一直挑到瑞金叶坪杨岗,把药品、器

械、药架、书架,连手术室、诊疗室和药房的玻璃门窗、百叶窗都卸下来,一并搬到瑞金来了。在这里正式创立了中央红色医院,也就是中国共产党历史上第一个正规的医院。傅连暲任中央红色医院院长,以后又兼任中华苏维埃共和国国家医院院长。

1933 年 4 月 26 日,中华苏维埃共和国中央政府机关报《红华中华》发表专题文章《红匾送给捐助巨产的傅院长》,称赞傅连暲是"苏区第一个模范"。

医术精湛的"军中华佗"

1934 年 10 月,傅连暲带病参加长征。艰苦征途中,他克服重重困难,带领医护人员为红军伤病员服务,为女红军接生,还负责毛泽东、周恩来、朱德、刘伯承等中央领导的治病保健。在军中有"红色华佗"的美誉。过草地时,他还举办了一个医疗培训班。

1937 年 1 月,傅连暲到达陕北后,奉命在延安组建中央苏维埃医院,任院长。后任中央总卫生处处长兼陕宁甘边区医院院长,并负责中央领导人的保健工作。

1938 年 9 月,他加入了中国共产党。他医术高明,为人厚道,深得中央领导同志的器重。

1940 年,傅连暲荣获朱总司令亲笔题写的"模范妇孺工作者"的称号。他 50 岁的时候,中央还在延安为他召开了祝寿会,1945 年 5 月,他出席了中共第七次全国代表大会。

中华人民共和国成立后,傅连暲历任中央卫生部副部长、中央军委总后勤卫生部第一副部长、中华医学会会长等职。他是全国政协第二、三届常务委员、中共第八届全国代表大会代表。

傅连暲长期担任中央领导的医疗保健工作和医疗卫生教育工作,为我军培养了大批医务人员,为解放区的医疗卫生事业做出了积极的贡献。1955 年被授予中将军衔,荣获一级八一勋章、一级独立自由勋章、一级解放勋章。

1968 年 3 月 29 日早晨,这位救过很多红军战士生命的医学家去世了,终年 74 岁。

34. 音乐家时乐濛谈养心养德

时乐濛是著名的作曲家、指挥家,是中国音乐"金钟奖·终身成就奖"获得者。他终年93岁,生前对养生养德有深切体会。

1915年12月,时乐濛生于河南省伊川县酒后村。自幼受民间音乐的熏陶,喜爱弹琴唱歌。1928年入开封师范学校艺术科学习音乐,1934年毕业。翌年到郑州任小学和中学音乐教师。

奔赴延安,献身音乐

上学期间,时乐濛就参加了抗日救亡活动。1938年11月,到延安陕北公学学习。1939年2月入延安鲁迅艺术学院音乐系,师从冼星海学习指挥和作曲。1940年5月毕业后留校任指挥。

1944年10月,调部队从事政治工作。解放后曾任重庆市军管会文艺处长、川东军区文化部长、中国人民解放军总政治部文工团艺术指导、中国人民解放军总政治部歌舞团团长、中国人民解放军艺术学院副院长等职。

在延安期间,他创作了《保卫莫斯科》等歌曲,并参加了秧歌剧《血泪仇》《周子山》的创作。

1949年以后,他写有歌曲500多首,创作及谱曲的有大合唱《祖国万岁》《长征大合唱》,歌剧《两个女红军》,舞剧《湘江北上》及电影《探亲记》《五彩路》《泪痕》的配乐等。他先后参加并主持了音乐舞蹈史诗《东方红》及《中国革命之歌》的音乐创作。

时乐濛善于将民间传统音调加以选择、变化、丰富、发展，使其为表现新的生活内容而焕发异彩，获得新的生命力。在丰富多彩的民间传统音乐的基础上，他写出了许多旋律优美、个性迥异、具有浓郁的民族风格的歌曲，如《歌唱二郎山》《小河淌水》《花溪水》等为国内外人民所喜爱。大型音乐舞蹈史诗《东方红》，共选用了他创作的7首歌曲。

他为国家培养了一批优秀音乐人才。歌唱家寇家伦、苏盛兰、徐有光、李双江的成长都和他分不开。作词家阎肃说："时老算是我的前辈，他一生都很乐观、朴实，一颗心都给了中国音乐。"

战争年代，时乐濛多次立功；和平年代，他又多次受奖。他是中国人民解放军音乐事业的开拓者，多首作品被评为全国创作一等奖，曾被誉为"音乐大师"。

80岁以后，时老的身体逐渐衰弱，其中有一次患病甚至呼吸暂停。但是对音乐的执着和热爱，使他又睁开了眼睛。1979—2002年，他依然兼任音协两个部门的主管领导。无论是专业音乐，还是群众音乐活动，他都热情支持。他说："音协就是音乐家的家，为他们服务是应该的。"

乐观豁达，趣事流传

时乐濛谦和、幽默。在延安鲁迅艺术学院时，他虽然只有24岁，在同学中已算老大哥，所以，人们常提到他的婚姻问题。他调侃说，有三个条件：第一是人；第二是女人；第三是活女人。看似不讲条件，实际上，他有严格选择。有人给他介绍一位明星式女子，时乐濛连连摆手："不行，不行，人不能只看外貌。"又有人介绍一位，是紧跟康生整人的积极分子。时乐濛又连连摇头："这种人哪里有女人的心肠？"第三次，被同学"绑架"着去同一位搞组工的女士见面。那位女士一开口，便问起他的出身历史。时乐濛扭头就跑，还对追他的小兄弟们嚷："罪过，罪过！碰到女判官啦！"

1949年2月，时乐濛随解放军大军来到豫西。有一位17岁的姑娘王利军，原在豫西报社工作，这时她要求参军，被分配到豫西军区文工团,而文工团的团长就是时乐濛。不久,在部队首长的撮合下,时乐濛和王利军结婚了。两人还没来得及共度蜜月,就随刘邓大军南下了。提起这段历史,时乐濛说:"我们没谈恋爱就结婚了,但我们从未吵过架,还捡了个金婚!"

时乐濛还有个擦皮鞋的故事。20世纪50年代末,中国音乐家代表团访问苏联。苏联音乐家称赞时乐濛"具有贝多芬的热情",时乐濛很惬意。有一天晚上有活动。下午,时乐濛吹着口哨,擦起了床下的皮鞋,像拉小提琴,皮鞋被擦得锃亮。到出发时,同住一室的战友拿起了这双皮鞋就穿,还自言自语:"苏联老大哥真不错,这服务员擦鞋擦得真棒!"时乐濛说:"伙计,你穿错了!"战友说:"伙计,你擦错了!"时乐濛这才发现,他擦的是战友的皮鞋。本来自己想露一下艺术家的派头,可是却打扮了战友,自己只好去穿那双没有擦的鞋了!

还有一个端着痰盂送客人的故事。有一次,总政文工团领导班子在时乐濛家开完会,大家告别。时乐濛吐了口痰,提着痰盂盖,下楼送客。但他却跟着上了车,还说:"这次演出,我们应当去。"车子徐徐开动了,有人才感到不对,说:"老时,你怎么送人送到车上来了?""哦哦!忘了!我下车。"他走着走着,举起了痰盂盖,脚下走出了进行曲的节奏。路人惊奇:大晴天的,这人怎么拿痰盂盖当雨伞?他们哪里知道,这位作曲家,正在酝酿着一首进行曲呢!

清除烦恼,心存美好

时乐濛认为,养心养德是高龄老人的最佳养生之道。他指着脚下的草坪说:"人心也是块绿草坪,必须经常清理、剔除杂草,才会变得美丽。这里所说的杂草,是指容易淤积不化的某些烦恼和不快。清剔杂草的诀窍就是忘记。忘记,是驱散乌云的清风,是清扫心房的能手,有了它,生活才会阳光灿烂,人生才能有爽朗、坦然的心境。学会忘记,是一种超脱、一种风度、一种坚强、一种信心和活力的显示。当然,在清除那些该忘掉的事情的同时,还要善于记住那些真实的、美好的、能激励自己前进的人和事,使心灵之园永远充满生机。这样，做到不忘恩、不忘本、不忘义，就能过得轻松，过得潇洒，过得自在……"有人称赞，这是一首人生感悟的心灵之歌，其实这也就是他的养生之道。

时乐濛晚年坐上了轮椅，他的老伴王利军写了一首歌词："轮椅轻推慢转徐徐行，微风阵阵拂面草青青，推着坐着都是福，相依相伴暖融融……"时老很快为它谱了曲。二老时常在一起吟唱这首歌。两位老人完全熟悉彼此的生活规律、饮食习惯、情绪变化，甚至发病前兆也十分了解，因此互相体贴照顾，提醒按时服药，按时体检。时乐濛能度过 90 岁大关，与老伴细心照料是分不开的。

时乐濛在病床上，还经常开玩笑。他说："治病治病一治就病"。来看望他的人称赞他是一个好人，他开玩笑说："我现在躺着是个好人，站起来就是病人了。"

2008 年 6 月 16 日，时乐濛逝世，终年 93 岁。在告别仪式上，响起的不是哀乐，而是赶制的时乐濛参与创作的歌曲：《英雄们战胜了大渡河》《歌唱二郎山》，以及大合唱《祖国万岁》等。这些歌将永远留在人们的心中。

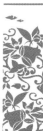

35. 秘密战线的开国上将李克农

李克农是我国无产阶级革命家。他凭着对革命事业的赤胆忠心,在看不见的战线上与敌人斗智斗勇,做出了卓越的贡献。

贡献巨大,被授予上将军衔

1899 年 9 月 15 日,李克农出生在芜湖市。从小上学,1918 年 9 月,经蒋光慈等介绍,加入了由芜湖省立五中学生发起组织的安社,反对强权、反对礼教、反对专制。

1919 年 6 月,李克农到安庆,担任《国民日报》副刊编辑,因著文反对皖省军阀的新税法,被捕入狱。7 天后经省学联等团体请愿和抗议而获释。

1925 年 5 月,李克农与钱杏邨等创办民生中学,任事务主任。1926 年年底,经钱杏邨介绍加入中国共产党。

1931 年 8 月,李克农奉命撤离上海,奔赴江西苏区,任江西省保卫分局任执行部长。后返回瑞金,被任为国家政治保卫局执行部长。不久,又被调至前方,先后担任中国工农红军第一方面军政治保卫局局长和工作部部长等职。在他的领导下,红一方面军各军团的政治保卫分局迅速建立起来。

1934 年 10 月,李克农参加了二万五千里长征,在长征中率领侦察部队沿途进行地面侦察工作,并担任中央纵队驻地的卫戍司令,对保卫党中央起了重要作用。

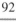

中华人民共和国成立后,李克农任中央军委情报部部长、解放军副总参谋长、外交部副部长等。1949年12月,毛泽东应邀赴苏。李克农和罗瑞卿等担任护送任务,及时侦破、精密部署,保障了安全。

1955年9月,李克农被授予上将军衔。

因病早逝,令人惋惜

李克农逝世的原因,公布的是脑出血。他担负特殊使命,其紧张和风险度如同在炮火连天的战场与敌人拼杀,难免会积劳成疾。他患有高度近视、高血压等,但一直坚持工作。据他的儿子李伦将军回忆:李克农患有哮喘。1957年2月,他前往办公室时,咳嗽不止,他试图扶住一根柱子,但突然摔倒,头部跌在石头台阶上,颅骨破裂。经医院检查,发现有脑出血,救治后好转。

1962年2月7日,李克农带病参加7千人大会,2月9日上午病情加重,立即住院治疗,诊断为"脑软化",于当晚逝世,终年63岁。董必武曾赋悼诗,慨叹天不遗老,英魂早逝。

引以为训的是:

一要防止老人摔倒。老人反应力、平衡力下降,再加有一些慢性病,容易摔倒。常见的原因有:中风引起脑内血管突然破裂出血,发生昏迷、偏瘫;因心、脑血管疾病及颈椎病引起眩晕;大脑临时性严重缺氧缺血,导致短暂性意识丧失、心绞痛急性发作等。老人骨质疏松,器官衰老,摔倒会造成严重后果,如骨折、脑震荡、脑出血、心肌梗死或其他脏器损伤等,严重损害健康甚至危及生命。因此要采取有效措施,避免老人摔倒。

二要防止脑软化。引起脑软化的原因有栓塞、动脉血栓形成、动脉痉挛、循环功能不全等。预防脑软化,除了要早发现、早治疗这些疾病外,平时要合理膳食,营养均衡,多吃蔬菜、水果,少吃高脂肪、高胆固醇食物;戒烟限酒;生活要规律,避免过度劳累,保证良好的睡眠;坚持进行适当运动;保持精神愉快,排除忧虑烦恼等。

名人医话

36. 为"天眼"而拼搏的南仁东

500 米口径球面射电望远镜被称为中国的"天眼",它是利用贵州喀斯特地区的洼坑作为望远镜台址,建造的世界第一大单口径射电望远镜,拥有 30 个标准足球场大的接收面积,将在未来 20～30 年保持世界一流地位。

这个望远镜,可以把我国空间测控能力由地球同步轨道延伸至太阳系外缘,将深空通讯数据下行速率提高 100 倍,可以为自主导航这一前瞻性研究制作脉冲星钟;诊断识别微弱的空间讯号,为国家安全服务;提供高分辨率和高效率的地面观测;跟踪探测日冕物质抛射事件,服务于太空天气预报。世界天文学家对它寄予很大希望,有的认为,通过这个最大的"天眼"或许能找到外星人,并解开宇宙起源之谜。

这项巨大的工程,由中科院国家天文台主持,全国 20 多所大学和研究所的百余位科技骨干参加此项工作。而这项工程的首席科学家兼总工程师是中国科学院国家天文台研究员南仁东。

理科状元,理学博士

1945 年,南仁东于出生于吉林省辽源市龙山区,6 岁上学,在辽源小学和中学学习,因成绩优异,屡获学校表彰。

1963 年,南仁东以高考平均 98.6 分的成绩被称为"吉林省理科状元",考入清华大学无线电系。1968 年 7 月获学士学位。

1978 年 9 月—1987 年 7 月，就读于中国科学院研究生院，先后获理学硕士和博士学位。

1984 年开始，南仁东使用国际甚长基线网对活动星系核进行系统观测研究，主持完成了欧洲及全球网十余次观测。他首次在国际上应用 VLBI"快照"模式，取得丰富的天体物理成果，使 20 世纪 80 年代中国进行 VLBI 数据分析成为可能。

1985 年以来，南仁东先后在荷兰、日本、加拿大、美国、英国及意大利等的多家天文机构进行客座研究。两次与欧洲甚长基线联合研究所签订长期交换协议，参加推进中国观测站进入欧洲网。三次签订中英、中澳 FAST 合作研究协议，提升 FAST 的研究与管理。

生活中的南仁东非常喜欢画画，他的画作具有专业水准。南仁东在日本时，业余创作过油画《富士山》，至今仍挂在日本国立天文台内。

据同事描述，南仁东首次到荷兰射电天文研究中心访问。过境苏联、东欧国家时，边防海关人员向他索要贿赂。南仁东本来带的钱就不多。给了这些钱，就买不起去荷兰的车票。不给钱，海关人员不放行。

无奈，南仁东用剩下的一点钱，到当地商店买了纸、笔，在路边摆摊给人家画素描人像，居然挣了一笔钱，然后买票去了荷兰。

为射电望远镜选址和指导立项

1993 年，在国际无线电科学联盟大会上，科学家们期望在全球电波环境继续恶化之前，建造新一代射电望远镜，接收更多来自外太空的讯息。南仁东跟同事们说："咱们也建一个吧。"

1994 年，南仁东带着 300 多幅卫星遥感图，跋涉在中国西南的大山里，先后对比了 1000 多个洼地，时间长达 12 年。他提出利用喀斯特洼地作为望远镜台址，建设巨型球面望远镜作为国际 SKA 的单元，开始启动贵州选址工作。

2006 年，南仁东任国际天文学会射电专业委员会委员主席，这是中国天文学家第一次在此层面任职。

2007 年 7 月，500 米口径球面射电望远镜（FAST）工程作为"十一五"重大科学装置正式被国家批准立项。

2012 年，FAST 973 项目正式启动。南仁东指导立项及组织实施；确立了 FAST 实现世界首个漂移扫描多科学目标同时巡天的原创科学策略。

2014 年，"天眼"反射面单元即将吊装，年近七旬的南仁东坚持自己第一个上梯，亲自进行了"小飞人"载人试验。

突破技术难题，实现多项创新

2016 年 9 月 25 日，500 米口径球面射电望远镜（FAST）工程在贵州省平塘县的喀斯特洼坑中落成启用，并开始接收来自宇宙深处的电磁波。

FAST 是具有中国自主知识产权、世界最大单口径、最灵敏的射电望远镜。南仁东等科学家提出了三项自主创新：利用贵州天然的喀斯特洼坑作为台址；洼坑内铺设数千块单元组成 500 米口径球冠状主动反射面；采用轻型索拖动机构和并联机器人，实现望远镜接收机的高精度定位。在建设过程中，克服诸多施工建设困难、突破一系列技术难题，按工期高质量完成了建设任务。

带病坚持工作，见证工程落成

在 FAST 工程建设基地上，留着胡子、戴着工程帽的南仁东，看起来就像是个农村大爷，皮肤黝黑，夏天习惯穿着大裤衩骑自行车，只是鼻梁上的眼镜为他增加了些学究气息。

2016 年，在"中国天眼"落成启用前，南仁东已罹患肺癌，并在手术中伤及声带。但他患病后依然带病坚持工作，尽管身体不适合旅途劳顿，仍从北京飞赴贵州，亲眼见证了自己耗费 22 年心血的工程落成。

2017 年 9 月 15 日，南仁东因肺癌突然恶化，抢救无效逝世。同年 11 月 17 日，中宣部追授南仁东"时代楷模"荣誉称号。

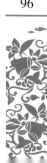

患肺癌与嗜烟密切相关

按现代人的平均寿命来讲,南仁东终年 72 岁也属于较早离世。原因除了他不辞劳苦、夜以继日、过多消耗体力精力之外,嗜好吸烟与他患肺癌密切相关。

他的学生说,南仁东老师工作非常拼命。为了给自己减压,他特别喜欢吸烟,如果碰到一件事情特别难,南老师会沉默,吸烟很厉害。

研究证明,肺癌的发生与吸烟有着重要的联系。香烟点燃后产生的烟雾中含有几十种有害物质,包括一氧化碳、尼古丁等。有人做过试验:把 1 滴纯尼古丁滴在狗舌上,几分钟后狗就会死亡;1 滴尼古丁还可以杀死 1 匹体重 200 千克的马。这种有害物质被吸入人体后,对呼吸道、心血管、胃肠、神经系统和肝、肾等器官都有不同程度的损害。

烟草中的致癌物有 3,4 – 苯并芘、烟焦油等,同时其中的放射线也有很强的致癌性。据对美国、英国、加拿大 3 个国家 100 万以上的人群进行大规模对比观察,结果表明,肺癌的发病率,吸烟者为不吸烟者的 10.8 倍;肺癌的年死亡率,不吸烟者为 12.8/10 万;每日吸烟 10 支以下者为 95.2/10 万;每日吸烟 20 支以上者为 235.4/10 万,比不吸烟者高 18.4 倍。另有西方一项调查证明,患肺癌的主要危险因素并不是大气污染,而是吸烟。要预防肺癌,就从戒烟开始吧。

名 人 医 话

37. 听诊器的发明者雷奈克

名人医话

听诊器发明虽然已经历了 200 年,但是听诊器的基本结构没有改变,而且也并不过时。全今,它仍然是医生十分重要的诊断仪器。医生为患者检查身体时,都离不开视、触、叩、听、嗅五种基本的方法,其中的"听"就是要用听诊器。这是每一个医生必须掌握的基本功。

听诊器并不过时

别看听诊器结构简单,它的作用可不能小觑。首先,它能听到的气管、支气管、肺泡等部位的呼吸音,可以分辨支气管、肺、胸膜疾病;同时它可以发现心脏早搏、心房颤动的苗头;对腹部也可以听到肠道蠕动的声音,及时发现炎症引起的摩擦音等,提示需要做哪些进一步检查,对及时发现、确诊疾病功不可没。

现在虽然有了心电图、超声、X 射线、CT、磁共振成像等,但它们仍然不能取代听诊器。因为这些技术都因其成本高、操作麻烦,不适合用作初步诊断,也不适合随时对患者的病情进行监测。特别是有丰富临床经验的医师,他们听诊所获取的某些信息,是其他检查不可能获取的。另外,听诊器也是医生和患者交流的一种方式,有利于拉近医患之间的距离,取得患者的信任,也有利于了解患者心理、习惯等方面的情况。

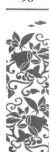

从孩子游戏中得到启发

听诊器是如何发明的呢？让我们从一个故事讲起。

1816年9月的一天下午，一名年轻的医生漫步在巴黎卢浮宫公园。他眉头紧锁，正在思考一个问题。原来，前几天，他给一位胖夫人看病，经认真检查未发现什么异常，但这位夫人却死了。征得病人家属同意后，他解剖了病人的腹腔，发现病人的腹腔内有大量腹腔积液（腹水）。病人的腹部脂肪太厚，单凭敲打是听不出来有腹水的。究竟用什么办法才能诊断出来呢？他苦苦思索，找不到答案。

这时，几个孩子正在木料堆上做游戏，一个孩子在一根木料的一端，用一个大铁钉敲击木料，另外几个孩子把耳朵贴在木料的另一端听敲击的声音。这个游戏引起了年轻医生的兴趣。他走上前问道："小朋友，让我听一听好吗？"孩子们愉快地答应了。医生将耳朵贴在木料的一端，听着另一端敲打木料的声音，高兴地说："听到了，听到了！"

第二天，有位贵族小姐因胸闷、呼吸急促来请该医生诊治。他从孩子的游戏中得到了启发，找来一张硬纸，卷成一个圆筒，一头按在病人的胸部，另一头贴在自己耳朵上，果然，病人心跳和呼吸的声音听得一清二楚，轻微的心脏杂音也听到了，他据此确诊了小姐的疾病，并对症进行了治疗。

这位医生名叫雷奈克，他从孩子的游戏和用圆筒听诊中受到启发，立即找人制作了一根空心木管，长30厘米，直径0.5厘米。为了便于携带，将木管从中截为两段，刻上螺纹可以旋转连接。这种中空的直管与现在产科用来听胎儿心音的单耳式木制听诊器有些相似，但要细长得多。因为这种听诊器有些像笛子，有人称其为"医生的笛子"，也有人叫作"听筒"。别看它十分简陋，却是世界上第一个听诊器。

雷奈克出生于1781年2月17日，6岁时母亲因肺结核去世，父亲是个小职员，生活困难，就把他送到他的伯父居洛木那里寄养。居洛木医术精湛，是南特大学医学院的院长。雷奈克本来想学机械

学,受伯父影响,1795年进入南特大学就读,决心成为一名医生。伯父对他说:"当我们决心要成为医生的那一刻,我们的身上已经挂上一条看不见的锁链,让我们背负一生。但这是值得的投注,是正确的抉择。"

高度的学习和科研热忱

1801年,雷奈克申请进入巴黎慈惠医院,向著名的科维萨特医生学习。科维萨特是19世纪法国医学黄金时代的代表人物,于1804年成为拿破仑的御医。科维萨特说:"找医学答案最好的地方,就是停尸间。一个优秀的医生应该做比看多、看比读多。雷奈克一直保持高度的学习热忱,他不但学习成绩优异,而且在研究上也取得了突出成绩。比如他在研究慢性酒精中毒患者的肝脏时发现结痂的肝上呈暗褐色,由此总结了这种疾病的特征,该病也被命名为"雷奈克肝硬化"。

1811年有些染上肺结核的小孩被送到医院来,这种可怕的疾病正在巴黎西南边、沿海的低洼地横行。这些患儿的父母都是收入微薄的渔民或种花生的农夫,雷奈克不仅代付医药费,还亲自照顾这些孩子。

1816年,35岁的雷奈克发明了医学史上第一件临床诊断工具——听诊器。以后的三年间,雷奈克全力研究听诊器的诊断技术在病理学上的应用,他能区分肺炎、支气管扩张、气胸、肺气肿、肺脓疡的病人,因此在医学史上被称为"胸腔医学之父"。1822年他任法兰西学院讲师,1823年成为医学教授。他最后担任的职位是内科主任和法兰西学院教授。世界各地的医生闻名而来向他请教,巴黎大学成为当时胸腔与心脏医学的中心。雷奈克回巴黎后,请寡居的阿可斯女士来帮他处理日益繁重的事务。1824年12月16日,两人结为夫妇,当时雷奈克43岁。

雷奈克提倡客观的科学观察,潜心进行研究,对疾病有很多新的发现。后来,有很多疾病用他的名字命名。如雷奈克血栓,是一种妊娠期间在心脏形成的血栓;雷奈克珠,指哮喘患者产生的痰液;

雷奈克–哈曼症状也叫作哈曼杂音，是在心前区听到的一种与心跳同步的嘎吱嘎吱音，为纵隔气肿的征象。

听诊器的不断改进

1826 年 6 月，雷奈克病重，他写道，"我只有一个祷告：能再活六个星期，好对我的病人、学生说再见。"消息传出，各地的农民、士兵、渔夫等携老扶幼来看他。1826 年 8 月 13 日，雷奈克告别人世。他在遗嘱中说："将我的医学书籍和论文都赠给我的外甥梅希笛克，还有手表和戒指。这些都是不重要的，值得永存的是，我把我制造的第一个听诊器留给了他，这才是我赠予他的最珍贵的遗产。"

无疑，雷奈克留给他外甥的遗产，最珍贵的当然是听诊器，而且可以说，听诊器也是雷奈克留给整个医学界的最珍贵的遗产，很快听诊器便在世界广大医院推广应用。随着科学技术进步，听诊器的外形和传音方式不断改进，近来还出现了数字听诊器、可视听诊器、蓝牙听诊器等，能显示心音、肺音、心肺混合音、心率等信号图形；也可以借助无线电远程传递。但听诊的原理并没有改变，雷奈克这项发明是具有开创性意义的。

38. 肝移植的先驱斯塔兹

近年来，肝移植技术日趋成熟，推广应用的国家和地区不断扩大，术后成活率大大提高，挽救了众多患者的生命。

提到肝移植，必然会想到肝移植发展的艰难历程，不能不提到被医学界称为"肝移植之父"的托马斯·厄尔·斯塔兹博士。

一次听讲，他提出了肝移植的供血问题

1926 年 3 月 11 日，斯塔兹出生在美国艾奥瓦州的勒马斯。从威斯敏斯特学院毕业后，他求学于美国西北大学，并获得医学学士学位和神经生理学博士学位。

1957 年，担任助理教授的斯塔兹，听了在世界上首次提出肝移植概念的斯图尔特·威尔奇教授的报告。报告提到一台在狗身上进行的肝移植手术。这次手术没有成功，移植到狗体内的肝脏体积逐渐缩小。

斯塔兹反复思考移植肝脏变小的原因，他认为，不像是单纯的排异反应，而可能是供血不足导致的。事后，他与威尔奇教授进行了交流，更加认识到：如何恢复肝脏正常的供血，是制约肝脏移植的关键之一。

1958 年，斯塔兹得到了美国国立卫生研究院和一项青年学者计划的双重资助，开始对肝移植进行探索。先是用导管输血的方式，防止切断血流对接受移植一方肝脏血管系统的损伤，然后又将需要

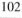

移植的器官储存在保存液中,避免缺血-再灌注损伤,这个发明后来被医学界推广应用。

过去,肝移植还停留在动物实验阶段。在 1960 年的美国外科学会年会上,斯塔兹被邀请参会。学会主要介绍的是肾移植的研究进展。当时整个美国研究肝移植的包括斯塔兹在内仅仅有两位医师。斯塔兹对于肝移植仅限于在狗身上进行,感到难堪,难道肝移植比"登月"还难吗?

斯塔兹决心在动物实验成功的基础上进行临床研究。1963 年 3 月 1 日,他在美国科罗拉多大学进行了全球首例人体肝移植手术。

难度比斯塔兹设想的更多。第一次肝移植手术后,病人大出血,没能活着下手术台。此后他主刀的 4 名肝移植患者都出现术后感染,手术使用的凝血剂引发并发症,在肺中造成致命的血块,最长的也没活过 1 个月。

首例肝移植的失败使斯塔兹十分痛心,但他并没有灰心和放弃。他和同事们认真寻找失败的原因,继续探索相关的问题,找到了人类白细胞抗原与器官移植的密切关系,并撰写了指导器官移植的小册子。

1967 年,斯塔兹团队再次进行了尝试。他们起初考虑在原先受损的肝脏下方植入第二个肝脏,以避免器官移除时的大出血。尽管这个想法在小狗身上得到较好的实验数据,但考虑这不一定适用于人类,于是放弃了这个方案。

斯塔兹采取了器官配型等措施,为一名 19 个月大的肝癌女孩进行了肝移植。术后,这名女孩生长良好,但 1 年后女孩由于其他原因死亡。接着又为 6 名儿童进行肝移植,终于取得了初步成功。这次 7 名接受肝移植的重病患儿中,有 3 名的存活期都超过了 1 年,其他 4 名患儿虽然没能活过 1 年,但手术后的肝功能也明显好转。

这一成果引起了世界医学界的关注,英国、德国、法国和荷兰的外科医生们相继加入了肝移植研究行列。自 1973 年起,全球各地的医生们都把斯塔兹当时所在的匹兹堡大学移植中心当成了圣地,不断前来访问取经。

我国大陆于 1958 年开展了肝移植的动物实验,1977 年开始进

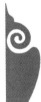

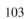

行临床肝移植,至 1983 年,上海、武汉、广州等 18 家医院,共进行 57 例肝移植,但生存率很低,最长仅为 8 个月。1997 年 6 月 30 日,第四军医大学西京医院完成一例父女之间的亲体肝移植,存活了 9 年多。至 2008 年 6 月,我国累计施行肝移植 1 万 2 千例。目前经卫生部批准可开展肝移植的医院已有 61 家。我国肝移植患者术后 5 年的生存率达到 71%,与国际标准相当。

河南省的肝移植起始于 1994 年。在郑州大学第一附属医院张水军教授带领下,成立了河南省第一家肝移植实验室,并成功进行了大量犬肝移植的动物实验研究。在此实验基础上,于 1997 年成功进行了河南省首例临床肝移植。2005 年以来,采用先进的改良背驮式肝移植技术,连续实施了 500 余例原位肝移植,均获成功。

存活率低的原因找到了

早期肝移植,接受手术者大多只能存活数月,以后有所改进,但存活也不超过 5 年。斯塔兹等在研究中,越来越认识到,问题出在患者对外来器官的免疫排斥上。

英国的罗伊·卡尔尼医生首次把环孢素 A 用于器官移植。斯塔兹高度评价,并进行了实验和临床研究。

1981 年,斯塔兹团队公布了环孢素 A 的喜人效果:肝移植患者的 1 年生存率,从 50% 上升到了 83%。

1983 年,美军军医署召开专家会议,基于斯塔兹提交的 200 余例肝移植患者资料,正式批准肝移植作为"临床实践",而不再限于医学试验性质。

斯塔兹还将环孢霉素与类固醇结合使用,成功阻断了肾脏的毒性反应。1983 年,环孢霉素获得了美国食品药品监督管理局的批准。

斯塔兹继续对免疫抑制进行研究,他与日本学者合作,主导了新一代免疫抑制剂他克莫司的临床研究,1994 年,他克莫司由美国食品药品监管局批准,在之后的移植手术中得以广泛应用。

斯塔兹关于器官配型的研究,对肝移植和其他脏器移植的成功,也具有重要意义,直接促成了美国器官共享联合网络的成立,器

官移植终于走入了"合适的配型"时代。

目前全球最长存活的肝移植患者已超过42年,是由斯塔兹亲手完成的。2016年他在在接受采访时谈到,目前存活超过35年的患者还有不少。美国受体存活率5年以上者达75%左右。

2004年,斯塔兹被授予美国国家科学奖,这是美国在科学领域的最高荣誉。

一例手术留下的伤感

斯塔兹是进行人体肝移植的首创者,他挽救了众多严重肝病和肝癌患者的生命,也推动了世界肝移植的进展。但是有一例手术刺痛了他的心。

1984年,有一名受遗传性疾病折磨、年仅8岁的患儿前来就医。他的心脏和肝脏都有严重疾病。斯塔兹为他进行了罕见的心脏-肝脏联合手术。术后第六年,患儿感染了肝炎。1990年,斯塔兹为其进行了第二次肝脏移植。但不幸的是,第二次肝脏移植手术之后不到9个月,患儿还是病逝了。

作为一位名医,他应用了他的多项研究成果,并怀着很大期望,但是未能保住这名患儿的生命。斯塔兹十分伤感。为此,他厌倦了手术刀,最后选择永远放下了手术刀,仅做相关咨询。1992年,他在的自传里写道:我其实很讨厌做手术,并为每次手术前的准备感到害怕不已。"战战兢兢,如履薄冰",这体现了一位外科医生高度的责任心和对患者的爱心。年龄大了,手术难免不如年轻时得心应手,斯特兹指导并放手让年轻医师去做,也体现了对新一代的培育和期望。

斯塔兹年老后,遭受疾病折磨,曾接受心脏搭桥手术,由于一次激光事故,他的视力也受到了损害,但他并没有停止工作。

2017年3月4日,斯塔兹在离自己91岁生日还有8天时,在美国匹兹堡家中"平静地逝世"。他把一生献给了肝移植研究,敢于第一个吃螃蟹,屡遭失败,不气馁,不放弃,坚持奋力攀登,终于取得重大成果。这种精神值得学习发扬。

39. 青霉素的发现者弗莱明

青霉素的发现,使人类找到了一种具有强大杀菌作用的药物,结束了传染病几乎无法治疗的时代,从此出现了寻找抗菌新药的高潮,人类进入了合成新药的新时代。

青霉素的发现者是谁? 是在在什么情况下发现的?

这位发现者名叫亚历山大·弗莱明,是英国细菌学家、生物化学家和微生物学家。

放弃开诊所,投入医学科研

弗莱明1881年8月6日出生于苏格兰基马尔诺克附近的洛克菲尔德。7岁时,父亲去世。由大哥和母亲将他养大。他小时在山野成长,锻炼了观察能力。

弗莱明13岁左右,到伦敦投奔他同父异母的哥哥眼科学家汤姆。汤姆送他到一所类似技校的学校学习,他16岁毕业后到一家船务公司上班。

1901年,弗莱明20岁时,他的舅舅去世,留下了一笔较为可观的遗产,弗莱明分到了250英镑。汤姆敦促他用好这笔财富,建议他学习医学。

弗莱明通过考试,进入圣玛丽医院附属医学院学习。1906年7月,他通过了一系列测试,获得了独立开诊所的资格。

他并没有去开诊所,而是经人推荐到免疫学家赖特领导下的接种部担任低年资助理。开始,弗莱明并不十分情愿做这项工作,他曾参加过高等级的测试,获得了一枚金牌,想获得外科医生资格认证,又找了一份外科住院医生的工作。不久,他通过测试,获得了外科医生资格。但由于他这时已经对接种部的研究产生了浓厚兴趣,因此就不再到外科工作了。

1909 年,弗莱明开始尝试对痤疮进行免疫接种的研究,并成功改良了梅毒的繁琐检测程序。另外他也是那个时代少数掌握了静脉注射这一先进技术的医生,在伦敦,几乎只有他能为梅毒患者注射最新治疗药物六零六。这些使他在学术上有了初步声誉。

1921 年 11 月,弗莱明患上了重感冒。在培养一种新的黄色球菌时,他索性取了一点鼻腔黏液,滴在固体培养基上。2 周后,当弗莱明在清洗前最后一次检查培养皿时,发现了一个有趣现象。培养基上遍布球菌的克隆群落,但黏液所在之处没有,而稍远的一些地方,似乎出现了一种新的克隆群落。但很快发现,这所谓的新克隆根本不是一种什么新的细菌,而是由细菌溶化所致。

11 月 21 日,弗莱明的实验记录本上,写下了抗菌素这个标题,并素描了 3 个培养基的情况。第一个即为加入了他鼻腔黏液的培养基,第二个则是培养的一种白色球菌,第三个的标签上则写着"空气"。第一个培养基重复了上面的结果,而后 2 个培养基中都长满了细菌克隆。很明显,到这个时候,弗莱明已经开始做对比研究,并得出明确结论,鼻腔黏液中含有"抗菌素"。随后他更发现,几乎所有体液和分泌物中都含有"抗菌素",甚至指甲中,但通常汗水和尿液中没有。他们也发现,热和蛋白沉淀剂都可破坏其抗菌功能,于是他推断这种新发现的抗菌素一定是种酶。当他将结果向赖特汇报时,赖特建议将它称为溶菌酶,而最初的那种细菌如今被称为滕黄微球菌。

为了进一步研究溶菌酶,弗莱明曾到处讨要眼泪。1922 年 1 月,他们发现鸡蛋的蛋清中有活性很强的溶菌酶,这才解决了溶菌酶的来源问题。1922 年,弗莱明发表了第一篇研究溶菌酶的论文。弗莱明和他的助手对新发现的溶菌酶又做了持续 7 年的研究,但结果让人失望,这种酶的杀菌能力不强,且对多种病原菌都没有作用。

偶然发现了青霉素

1928年7月下旬，弗莱明将众多培养基未经清洗就摞在一起，放在试验台阳光照不到的位置，就去休假了。9月3日，弗莱明度假归来，刚进实验室，其前任助手普利斯来串门，问弗莱明这段时间在做什么，弗莱明顺手拿起顶层第一个培养基，准备给他解释时，发现培养基边缘有一块因溶菌而显示的惨白色，这个出乎意料发现的物质，就是青霉素。

弗莱明发现青霉菌所致的溶菌现象，有许多偶然因素：一是来源不明的青霉菌孢子落入葡萄球菌培养基中；二是弗莱明未将培养基放在37℃的温箱中，也未清洗，温度低，使青霉素有了生长条件；三是在伦敦当时有几天十分难得的凉爽天气，适合青霉菌生长成熟。科学发现，往往发生在偶然现象被关注之时。

1929年，弗莱明发表了《关于霉菌培养的杀菌作用》等2篇论文，并指出，青霉素将会有重要的用途。但当时并未引起人们的注意。

在此后10年中，弗莱明一直没有停止青霉素的研究。他做过青霉素粗提物的家兔以及小白鼠静脉注射研究。但在用天竺鼠做口服实验时，出现了极高的致死率，现在才知道这是肠道正常菌群被杀死所致。另外，弗莱明还第一个发现，葡萄球菌接触了青霉素后，可快速产生抗性，但这些他都没有发表。

联合攻关结硕果

发现青霉素当然很重要，但只是迈开了第一步。只有解决了如何提取、如何应用，才有实际意义。但下一步也要付出大量心血，成功之路也是艰难曲折的。

弗莱明发现青霉素后，只是在他所在医院中有一群追随者，他们尝试利用青霉素粗提物，治疗眼部感染和疖子这样的皮肤病。1932年，另一所医院的一位医生，用青霉素的粗提物治疗眼疾，取得了很好的效果。这位医生向牛津小组的领导人、澳大利亚科学家弗洛里汇报时，弗洛里却毫无兴趣。

直到 1939 年，出生于德国的生化学家钱恩，查阅文献后，向弗洛里提出，青霉素的研究大有可为，弗洛里这才接受。牛津小组最初的菌种来源，就是弗莱明交给弗洛里的前任德维尔的菌种。

弗洛里和钱恩证实了弗莱明的研究结果，然后提纯了青霉素，1941 年给病人使用成功。在英美政府的支持下，很快找到大规模生产青霉素的方法，1944 年在医疗中使用。1945 年以后，青霉素在世界广泛应用，挽救了众多伤病者的生命。1945 年，弗莱明、弗洛里和钱恩共获诺贝尔生理学或医学奖。

1943 年弗莱明成为英国皇家学会院士，1944 年被赐于爵士。他是一个脚踏实地的人，只知默默无言地工作。他在伦敦圣玛丽医院实验室工作时，那里许多人当面叫他小弗莱，背后给他起了一个外号叫"苏格兰老古董"。有一天，实验室主任赖特爵士主持业务讨论会。一些实验工作人员口若悬河，惟独小弗莱一直沉默不语。赖特爵士转过头来问道："小弗莱，你有什么看法？""做。"到了下午五点钟，赖特爵士又问他："小弗莱，你现在有什么意见要发表吗？""茶。"原来是喝茶的时间到了。这一天，小弗莱在实验室里就只说了这两个字。

1955 年 3 月 11 日，弗莱明与世长逝，安葬在圣保罗大教堂。匈牙利 1981 年发行了弗莱明诞生 100 周年的纪念邮票。

名人医话

40. 发现 X 射线的伦琴

X 射线的发现，为人类利用 X 射线诊断与治疗疾病开拓了新途径，开创了医疗影像技术的先河。是谁发现了 X 射线呢？他就是德国物理学家威廉·康拉德·伦琴。现在有的国家还称 X 射线为伦琴射线。

1845 年 3 月 27 日，伦琴出生于德国莱茵州莱耐普城。父亲是一个毛纺厂小企业主，母亲是荷兰人。

3 岁时全家迁居荷兰并入荷兰籍。他在荷兰读完了小学、中学课程，17 岁就读于荷兰乌屈克市技术学校。

名师指教

1865 年伦琴迁居瑞士苏黎世，20 岁进入瑞士苏黎世联邦工业大学机械工程系，1868 年毕业，取得了机械工程师称号，1869 年以论文《气体的特性》获苏黎世大学哲学博士学位。

随后他担任了著名物理学家孔脱教授的助手，在威茨堡市麦米伦大学物理研究所工作。1870 年随同孔脱返回德国，孔脱悉心培养他，指导他进行实验，他取得不少成果。1872 年伦琴随孔脱到斯决司堡大学工作，升任讲师和副教授。1879 年在济森大学取得了教授职衔。1888 年又回到了威茨堡麦米伦大学，任物理研究所所长，1894 年被选任威茨堡麦米伦大学校长。

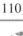
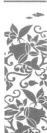

发现 X 射线

1895 年 11 月 8 日,伦琴在实验室进行阴极射线的研究。在出现阴极射线时,旁边涂有氰化铂钡的荧光屏上,似乎也发出点蓝白色的光。阴极射线是不能通过玻璃管壁的,尤其是伦琴自己精心制造的装置,阴极射线漏出来也是不可能的。伦琴把玻璃管用黑纸紧紧地蒙上,通电后阴极射线发出的光被遮住了,氰化铂钡却依然发亮,断电时就不见了。

伦琴用 10 张黑纸包着玻璃管或以铝板把玻璃管和荧光屏隔开,荧光屏仍亮着;把厚铅板夹在里面试试,亮光突然消失,铅板一拿开,又重新发亮。伦琴把手插进去一看,在荧光屏上模模糊糊有手骨的形象,手的轮廓也隐约可见,由于这是一种性质不明的新射线,就姑且称为"X 射线"。

为了仔细研究 X 射线,伦琴把床也搬进了实验室,整整 7 个星期,伦琴埋头在"X 射线"中。圣诞节前夕,夫人别鲁塔来到实验室,伦琴把她的手放到照相底板上用"X 射线"照了一张照片,这是人类的第一张 X 射线照片,伦琴亲自在照相底板上用钢笔写上"1895.12.22"。别鲁塔看到照片惊叹不已,问:"这个圆环是什么?""是我们的结婚戒指!"这时他们完全沉醉在幸福之中了。

1895 年 12 月 28 日伦琴把题为《关于一种新的射线》的论文送交威茨堡物理学会和医学协会会长手里,他以严密的文笔,将 7 个星期的研究结果,写成 16 个专题。这年正是伦琴 50 年华诞。这是他为人类奉献的一份最珍贵的礼物。

在荣誉面前

1896 年 1 月 5 日,论文副本刊登在《维也纳日报》星期版的头版头条。这一发现立即传遍了全世界。1 月 13 日下午 5 时,伦琴应邀在德皇威廉二世和皇后御前做报告和表演,德皇与他共进晚餐并授予二级宝冠勋章和勋位,批准在波茨坦桥旁为他建立塑像。

1月23日,伦琴再次做公开演讲,结束时,他用X射线拍摄了维尔茨堡大学著名解剖学教授克利克尔一只手的照片。克利克尔带头向伦琴欢呼3次,并建议将这种射线命名为伦琴射线。大学生也于当晚举行了火炬游行以示庆祝。但伦琴说:"假如没有前人的卓越研究,我发现X射线是很难实现的"。他不同意用自己的名字命名X射线。

1896年X射线便应用于临床医学,第一次在伦敦一妇女手中的软组织中取出了一根缝针。身体的任何部位、组织、器官都可以用X射线显示并发现异常。

1900年,伦琴担任了慕尼黑大学物理学教授和物理研究所主任。

1901年他成为第一位诺贝尔物理学奖获得者,拿到奖金他立即将此奖金转赠威茨堡大学物理研究所,为添置设备之用。此后根据不完全统计,他生前和逝世后所获得的各种荣誉不下于150项。

谢绝贵族称号

伦琴的工作是在简陋的环境中完成的。一个不大的工作室,窗下是张大桌子,左旁是个木架子放着日常用品,前面是个火炉,右旁放着高压放电仪器,这就是人类第一次进行X射线试验的地方。伦琴一生谦虚谨慎,以一个普通成员的身份进行教学和科研工作。他谢绝了贵族的称号,不申请专利,不谋求赞助,使X射线的应用得到迅速发展和普及。

伦琴一生在物理学许多领域中进行过实验研究工作,如对电介质在充电的电容器中运动时的磁效应、气体的比热容、晶体的导热性、热释电和压电现象、光与电的关系等方面的研究,都做出了一定的贡献。

伦琴于1919年辞掉了行政职务,专做科学和教学工作,直到去世前3天还在研究室工作。

伦琴的晚年是很寂寞坎坷的。第一次世界大战使他受到精神折磨和生活困境,他患上了胃肠病,体重减轻了50磅。1923年2月

10 日,他在急性脑病后 3 天,走完了 78 年的人生旅程。

X 射线发现的影响

伦琴的发现不仅对医学诊断有重大影响,同时也促进了 20 世纪许多重大科学成就的出现。X 射线的发现给现代物理学提供了一种新的研究手段,除了对人体疾病进行透视与治疗外,在光电效应研究、晶体结构分析、金相组织检验、材料无损探伤方面都具有广泛的用途。X 射线目前还应用在微观世界的观察和对太空的研究上。

目前,医学影像学发展迅速。20 世纪 70 年代中期,结合电子计算机技术,第一台医疗影像设备——CT 扫描仪诞生,可利用电子计算机 X 射线断层成像(CT),更好地分辨人体内部结构图像,大幅提高了疾病诊断的准确性,成为为 20 世纪医学诊断领域所取得的最重大的突破之一。此后,磁共振成像(MRI)、计算机放射成像(CR)、数字 X 射线摄影(DR)、发射式计算机断层成像(ECT)等各种数字化医疗影像新技术不断涌现,组成了功能强大的放射成像信息系统(RIS),成为医疗诊断必不可少的重要基石。电子计算机技术的发展、普及及其他在医学中的应用日益广泛,最终形成了一门多学科交叉的新兴学科——医药信息学。

伦琴发现 X 射线,给我们一个有益的启示,就是不能忽视研究中的异常现象,不能忽视转瞬即逝的一些细节,要认真观察、深入研究。

其实,伦琴发现 X 射线并非偶然。当时多个国家不少人都在进行这方面的研究,而且发现时间也很接近。2 年前宾夕发尼亚大学就已经制造出 X 射线和和它的影像记录。然而,那里的研究人员没有意识到这一发现的重要性,只是把他们归档了事。而伦琴却把异常现象抓住不放,反复试验,这种"打破砂锅问到底"的精神是成功的要诀。

伦琴因这项发现获得很大荣誉和很多奖励。但他淡泊名利,拒绝成为贵族,不同意以自己的名字命名 X 射线,把自己获得的诺贝尔奖金全部捐赠用于科研,同时不申请专利,以利迅速推广应用,造福人类。这种奉献精神也值得称赞和发扬。

41.病原细菌学的奠基人科赫

传染病是人类健康和生命的的凶恶的杀手。它们来势猛,传播迅速,病情凶险,如鼠疫、伤寒、霍乱、肺结核等,自古至今不知夺去了多少人的生命。要制服这些传染病,首先要查明致病的原因。而世界上最先发现传染之源即病原菌的人是谁呢? 他就是德国医学家罗伯特·科赫。

科赫1843年12月11日出生于德国克劳斯特尔城,是一名矿工的儿子。他5岁时就能借助报纸自己读书。有一天,父母发现5岁的儿子科赫不见了。焦急万分的母亲到处寻找,终于在一个小池塘边找到了他。这时,小科赫正蹲在池塘边聚精会神地看着一只漂浮的小纸船。当母亲问他在干什么时,小科赫回答道:"妈妈,我要当一名水手,到大海去远航。"

立志献身医学

在科赫7岁那年,克劳斯特尔城的一位牧师因病去世,小科赫向前往哀悼的母亲提出了一连串的问题:"牧师得了什么病? 难道绝症就治不好吗?"母亲无法回答。这件事在年幼的科赫心中留下了深刻的印象,并使他立志将来献身征服病魔的医学事业。

1862年科赫考入哥廷根大学学医。1866年毕业,获医学博士学位,后赴柏林进行6个月的化学研究,1867年到汉堡做了一段时间的住院医师,1869年自己开业,并通过了地区医官考试。

1870 年,科赫婚后到东普鲁士一个小乡村沃尔施泰因当外科医生,在那里建立了一个简陋的实验室,并多年在此从事病原微生物研究。

科赫在没有科研设备,也无法与图书馆联系,更无法与其他科研人员接触的情况下开始研究炭疽。他的科研设备除了他妻子送给他的显微镜外,其余都是他自己设法解决的。他关在实验室里几个星期都不出来,像着了魔似的废寝忘食。有些人说他得了精神病,就连他的第一个妻子对丈夫的事业也不理解,最终分手了。

科赫在汉勒、达万等医学科学研究的基础上,发明了用固体培养基的细菌纯培养法,第一次培养和分离出炭疽杆菌。1876 年他到布雷斯劳用 3 天时间以公开表演实验的方式证明炭疽杆菌是炭疽的病因,并报告了炭疽杆菌的生活史。他认为每种病都有一定的病原菌,纠正了当时认为所有细菌都是一个种的观点,从而兴起了关于疾病生源的研究。

发现了结核分枝杆菌

1880 年科赫应邀赴柏林工作,在德国卫生署任职。在这里他拥有了良好的实验室和助手。1881 年他创立了固体培养基划线分离纯种法,应用这种方法,主要的传染病病原菌被相继发现。此后,他转向结核病病原菌研究。他改进染色方法,发现了当时未能得到的纯种结核分枝杆菌。为了大量培养出纯种的结核分枝杆菌,他又改用在凝固的血清上接种培养,并将培养出的纯种结核分枝杆菌制成悬液,通过注射豚鼠的腹腔实验,4 ~ 6 周后豚鼠即死于结核病。他用实验证明结核分枝杆菌不论来自猴、牛或人,均有相同症状,并进而阐明了结核病的传染途径。1882 年 3 月 24 日,在柏林生理协会的会议上,他宣读了自己发现结核分枝杆菌的论文,宣布结核分枝杆菌是结核病的病原菌,并研究出纯培养其菌的方法。这一天成了人类医学史上的一个重要里程碑。这一年,他出版了有关结核分枝杆菌的经典著作。

1883 年科赫被任命为德国霍乱委员会主席并被派往埃及调查

那里的霍乱暴发流行情况。

哪里有疾病流行，哪里就有科赫的身影。1883年，他率领医药专家深入埃及和印度灾区，调查那里的霍乱暴发流行情况。他和他的同事一起，冒着被传染的风险，解剖尸体，进行研究，发现了霍乱病原菌是形如逗号的霍乱弧菌，并发现该菌可以经过水、食物、衣服等途径传播。根据他对霍乱弧菌的生物学知识以及其传播方式的了解，找到了霍乱交叉感染的途径和治疗控制的方法。科赫提出了控制霍乱流行的法则，这些法则于1893年被各大国批准并形成至今仍沿用的控制霍乱方法的基础。科赫因对霍乱研究做出的贡献而获10万德国马克奖金，他的这项研究工作也对保护饮水规划有重大影响。同时他还发现了阿米巴痢疾和两种结膜炎的病原体。1890年他提出用结核菌素治疗结核病。1891—1899年，他还在埃及、印度等地研究了鼠疫、疟疾、回归热、锥虫病和非洲海岸病等。1905年发表了控制结核病的论文，并获得诺贝尔生理学或医学奖。

1897—1906年，他通过一系列工作指出淋巴腺鼠疫的传染媒介是寄生在鼠身上的一种虱子，昏睡病则是由采采蝇传染。这项发现综合其他学者关于疟疾的研究成果，提出了控制疟疾的新方法，即消灭携带致病物的传播者——昆虫媒介。

近20年的岁月中，他到过埃及、印度、东非、南非等许多地方，都是因那里传染病暴发，他是到那里抢救，在治疗的同时进行调查研究，找出发病的原因。为制服严重危害人类的疾苦，他们不怕长途跋涉，不畏感染疾病，他的足迹印在哪里，就在哪里创造奇迹。很多被他抢救出来的患者，称他为"战胜瘟疫的勇士"。

制定科赫法则

科赫为了研究病原微生物制定了严格的准则，被称为科赫法则：①一种病原微生物必然存在于患病动物体内，但不应出现在健康动物体内；②此病原微生物可从患病动物分离得到纯培养物；③将分离出的纯培养物人工接种敏感动物时，必定出现该疾病所特有的症状。④从人工接种的动物可以再次分离出性状与原有病原微生物相同的纯培养物。

科赫法则的提出不仅为研究病原微生物制定了一套方法,并激发了人们对纯培养物的研究,促进提出防治各种传染病的有效方法。

科赫不仅发现了许多病原体,而且许多细菌学研究的基本原则和技术都是他奠定的。有人统计过,科赫在医学宝库中,曾增添了近50种诊治人和动物疾病的方法。在当时人们的心目中,科赫成了传染病的克星。

科赫为保护人类的健康付出了毕生的心血。晚年时他因心脏病住进巴登温泉疗养院,在疗养期间,他还念念不忘细菌学研究,身边仍然带着他那台心爱的显微镜。1910年5月27日,科赫在德国巴登逝世,终年67岁。有一首纪念诗写道,"从这微观世界中,涌现出这颗巨星。您征服了许多病魔,挽救了无数生命。您揭开了病原菌之谜,探明了科研途径。人们向您致谢:献上花环不凋零,世世代代留美名"。

世界卫生组织于1982年宣布,将每年的3月24日(科赫宣布发现结核分枝杆菌的日子)定为世界防治结核病日。各个国家纷纷发行以抗结核病内容为主的纪念邮票、附捐邮票、防痨邮票等。我国为纪念科赫发现结核分枝杆菌100周年,也发行了纪念邮票。

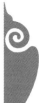

42. 我国核科学的开拓者王淦昌

王淦昌是我国物理学家,中国科学院院士,"两弹一星功勋奖章"获得者。

王淦昌,1907 年 5 月 28 日出生于江苏常熟。幼年先读私塾,以后转入太仓县沙溪小学,13 岁到上海,就读浦东中学。1924 年高中毕业,进入外语专修班。随后进入一所技术学校,学习汽车驾驶和维修技术。

在物理学领域不断创新

1925 年 8 月,王淦昌考入清华大学物理系。1929 年 6 月毕业,留校任助教,在吴有训教授指导下完成论文《清华园周围氡气的强度及每天的变化》,这是中国第一篇有关大气放射性的实验研究论文。

1930 年王淦昌考取江苏省官费留学,到德国柏林大学威廉皇家化学研究所读研究生。1931 年,王淦昌在德国就读研究生期间,提出可能发现中子的试验设想。1932 年英国科学家查德威克按此思路进行试验发现了中子并获得诺贝尔奖。

1932 年 12 月,王淦昌完成了关于内转换电子研究的博士论文,获得博士学位。接着曾去英国、法国、荷兰、意大利等国做学术访问,会见了卢瑟福、查德威克、埃利斯等物理大师。

1934 年 4 月,王淦昌回国。先后在山东大学、浙江大学物理系

任教授。在这一时期,他培养出一批优秀的青年物理学家,其中包括诺贝尔物理学奖获得者李政道。1941 年,王淦昌在《关于探测中微子的一个建议》的论文中提出,通过氢原子核俘获 K 壳层电子释放中微子时产生的反冲中微子的创造性实验方法。1942 年 1 月,美国《物理评论》发表了这篇短文,此项成果荣获第二届范旭东先生纪念奖。1947 年 9 月,王淦昌作为访问学者前往美国加利福尼大学伯克利分校从事研究工作。

1950 年,王淦昌调入中国科学院近代物理研究所。1952 年,他与吴恒兴、林传骝赴朝鲜战场,完成了探测美军是否使用原子武器、投掷放射性物质的任务。同年,任中国科学院近代物理研究所副所长。1955 年被选聘为中国科学院学部委员(院士)。

参加核武器研制和组织领导

1956 年 9 月,王淦昌作为中国的代表,到苏联杜布纳联合原子核研究所任研究员,从事基本粒子研究,并被选为副所长。在联合原子核研究所工作期间,他领导的物理小组首次发现了反西格马负超子,首次观察到在基本粒子相互作用中产生的带奇异夸克的反粒子,引起国际学术界轰动。

1960 年 12 月王淦昌从苏联回国,1961 年 4 月,受命参与原子弹的研制工作,负责物理实验方面的工作。指导设计实验元件和指挥安装,于 1962 年,基本上掌握原子弹内爆的手段和实验技术。1964 年 12 月,王淦昌独立提出激光驱动核聚变的建议,是世界激光惯性约束核聚变理论和研究的创始人之一。

1978 年,王淦昌任核工业部副部长,兼原子能研究所所长。在其直接领导下,先后开展强流电子束惯性约束核聚变和氟化氪激光惯性约束核聚变的基础性研究工作,为后来的惯性约束聚变获取核能做出了开创性工作。1982 年,王淦昌因发现反西格马负超子和研制、试验核武器方面的工作,荣获两项国家自然科学奖一等奖。

"金博士"的贡献与倡议

1984 年,王淦昌在联邦德国驻华使馆接受柏林自由大学授予的荣誉证书,以纪念他在柏林大学获得博士学位 50 周年。这是专为获博士学位 50 年后仍在科研第一线工作的科学家设立的。人们称这样的科学家为"金博士"。

1992 年,在王淦昌、于敏等人的推动下,激光惯性约束聚变作为一个独立主题列入国家"863"计划,获得了国家长期稳定的支持。

王淦昌作为中国核武器研制的主要科学技术领导人之一、核武器研究试验工作的开拓者,在从事核武器研制期间,指导并参加了中国原子弹、氢弹研制工作。他是原子弹冷试验技术委员会主任委员,指导了中国第一次地下核试验,领导并具体组织了中国第二、第三次地下核试验。主持指导的爆轰物理试验、炸药工艺、近区核爆炸探测、抗电磁干扰、抗核加固技术和激光模拟核爆炸试验等方面都取得重要成果。1982 年获国家自然科学奖一等奖,1985 年获两项国家科学技术进步奖特等奖。

1986 年 3 月,王淦昌与王大珩等,联合向中央提出《关于跟踪研究外国战略性高技术发展的建议》,力求缩小中国与先进国家间科技水平的差距。他的拳拳爱国之心和加快我国科技发展的强烈愿望,由此可见一斑。

撞伤损害了他的健康

王淦昌曾长期工作在核科学研究第一线,多次到核爆炸现场,劳累和受辐射可想而知,但他还是坚强地挺过来了。1997 年,一天傍晚,他在林荫道上散步,一位骑自行车的青年把他撞倒了,经医院检查为右腿股骨颈粉碎性骨折。这位青年逃之夭夭,而王老却住进了医院。王老的夫人吴月琴三天两头到医院看望。几个月后,在医护人员的治疗和照料下,王老又能起床散步了。但这时,94 岁的吴月琴却在一个夜晚摔倒,右腿胫骨骨折,1998 年 7 月逝世。王老十

分悲痛，不久又查出患了胃癌，1998 年 12 月 10 日离世，我国痛失一位卓越的核科学家。

被撞伤和摔倒是老年人伤害死亡的重要原因之一。随着年龄的增加，摔倒的发生率也随之递增。老年人，由于中枢神经系统功能退变，骨骼和肌肉结构异常或功能退化，再加各种慢性病的影响，体力和反应能力都在下降，遇到横冲直闯的车辆，往往躲闪不及。有时走路遇到障碍物也不能及时发现，再加上平衡力差，很容易摔倒。所以 90 多岁的老人外出活动时，最好有人陪同照料；对行走不便者，我们要进行搀扶。

如何防止老年人摔倒？一要让他们经常进行适合自己的运动，延缓神经、肌肉和骨骼的衰退，尽量保持较好的反应能力和平衡能力，保持精神愉悦。二要注意改善家中的生活环境。老年人大多数时间都在室内活动，摔倒也常发生在室内。因此应加强室内照明，卧室和走道留夜灯，室内光线均匀、柔和；尽量减少台阶、门槛；在经常活动的地方，不堆放杂物；卫生间加防滑垫，保持居室地面干燥；室内的家具尤其是床、桌、椅的高度和摆放位置要合理，电线应收好固定，不要经常更换家具位置；浴室和坐便器旁加装扶手等。三要注意养成敬重和关心老年人的社会风气。当骑车、驾车走近老人时，要放慢速度，保证老年人安全。遇到摔倒的老年人，要及时采取营救措施。这是应当遵守和弘扬的社会公德。

43. 体温计的发明者伽利略

现在，很多家庭都备有一支小巧玲珑的体温计。家中有谁感到不适，想要知道他是不是发热了，只需将体温计放在腋下5～10分钟，就可以一目了然。但这个看似普通、貌不惊人的体温计，其发明过程却并不简单。

历时300年演变才有了现代体温计

体温计的发明离不开温度计。1592年，意大利著名科学家伽利略创制了第一支温度计。那是一根有刻度的直形细长玻璃管，封闭的一端呈球形，未封闭的一端插在水里，当周围的气温发生变化时，管内水柱的高低也随之发生变化，由此得知气温的高低。但是，由于水是露在大气里的，水柱的升降不但受气温的影响，还受到大气压的影响，仅凭水柱高低测量气温往往欠准确。

1632年，法国人雷诺制成了第一支液体温度计。1654年，伽利略的学生伏迪南改用乙醇代替水，制成了一种不受大气压影响的温度计，并首次被意大利医学教授圣托里奥用于测量人的体温。

十多年后，意大利人阿克得米亚改用水银代替乙醇制成了另一种温度计，其稳定性和准确性得到很大提高。从此，这种温度计开始应用于临床诊断。但人们在应用中又发现了它的许多不尽如人意之处，如体积大、所需时间长等。1714年，华伦海特研制了在水的冰点和人的体温范围内设定刻度的水银体温计，但这种体温计仍比较笨拙,未能推广开来。

与此同时,法国人列缪尔也设计制造了一种温度计。他认为水银的膨胀系数太小,就专门做了一种用乙醇来测温的温度计,并把冰点和沸点之间分为80份,这就是列氏温度计。1742年,瑞典人摄尔修斯重新设计了温度计的刻度,把水的沸点定为0摄氏度,把水的冰点定为100摄氏度。后来,他的同事施勒默又把两个温度的数值倒了过来,设制冰点为0摄氏度,沸点为100摄氏度,于是就成了现在的百分温度,即摄氏温度。

1867年,英国伦敦的一位名叫奥尔巴特的医生研制出一种专门用于测量人或动物体温的温度计,很接近现代的体温计。至此,临床上广泛应用的体温计才正式诞生。与此同时,医学界对人体温度变化的研究也逐步深入。1868年,德国医学教授文德利希出版了《疾病与体温》一书,记载了25万例病人的体温变化,对诊断疾病有重要价值。

首创者仍归伽利略

虽然是经过多人多年研究改进,才有了现代体温计,但人们还是把体温计的首创者归功于伽利略,因为之后的研究都是受了他的启发和影响。

伽利略1564年生于意大利北部的比萨城。17岁那年,他进了著名的比萨大学,成了医科学生。但他的兴趣集中在数学、物理学等方面。

1583年,伽利略创制出脉搏计用来测量短时间间隔。1586年,他发明了浮力天平,并写出论文《小天平》。

1589年,伽利略发表了关于几种固体重心计算法的论文,其中包括若干静力学新定理。比萨大学便聘请他任教,讲授几何学与天文学。第二年他发现了摆线。

1592年伽利略转到帕多瓦大学任教。一面经常考察工厂、作坊、矿井和各项军用民用工程。在此时期,他发现了惯性原理,研制了温度计。

1609年7月,他用风琴管和凸凹透镜各一片制成一具望远镜,倍率为3,后又提高到9。参议院随后决定聘他为帕多瓦大学的终身教授。1610年初,他又将望远镜放大率提高到33,用来观察日月星辰,新发现甚多,如月球表面高低不平,月球与其他行星所发的光都是太阳的反射光,水星有4颗卫星,银河原是无数发光体的总汇,土星有多变的椭圆外形等,开辟了天文学的新天地。是年3月,他出版了《星空信使》一书。

1611年,他观察到太阳黑子及其运动,对比黑子的运动规律和圆运动的投影原理,论证了太阳黑子是在太阳表面上;他还发现了太阳有自转。1613年他发表了3篇讨论太阳黑子问题的通信稿。

1615年,教士集团等攻击伽利略为哥白尼学说辩护的论点,控告他违反教义。教皇保罗五世下达了著名的"1616年禁令",禁止他以口头的或文字的形式保持、传授或捍卫日心说。

在这辛勤奔波的一年里,他研制成了一台显微镜,"可将苍蝇放大成母鸡一般"。

1632年,他撰写的《关于托勒密和哥白尼两大世界体系对话》一书出版。此书实际上为哥白尼体系辩护,并多处对教皇和主教隐含嘲讽。出版后6个月,罗马教廷便勒令停止出售,这年秋教皇发出了要伽利略到罗马宗教裁判所受审的指令。

年近七旬而又体弱多病的伽利略被迫在寒冬季节抱病前往罗马,在严刑威胁下被审讯了3次。几经折磨,终于在1633年6月22日宣判,主要罪名是违背"1616年禁令"和圣经教义。伽利略被迫跪在冰冷的石板地上,在教廷已写好的《悔过书》上签字。主审官宣布:判处伽利略终身监禁。

宗教裁判所的判决随后又改为在家软禁,规定禁止会客,每天书写材料均需上缴等。伽利略继续研究物理学问题,以对话体裁,将他最成熟的科学思想和研究成果撰写成《关于两门新科学的对话与数学证明对话集》。两门新科学是指材料力学和动力学。这部书稿1636年就已完成,由于教会禁止出版他的任何著作,他只好托一位威尼斯友人秘密携出国境,1638年在荷兰莱顿出版。

伽利略多次要求外出治病,均未获准。1637年双目失明。次年才获准住在其子家中。1641 年 10 月,他和他的学生还共同讨论如何应用摆的等时性设计机械钟、碰撞理论、大气压下矿井水柱高度等问题。直到临终前他仍在从事科学研究。他是首先在科学实验的基础上融合贯通了数学、天文学、物理学三门科学的科学巨人。

伽利略于 1642 年 1 月 8 日病逝,葬仪草率简陋,直到下一世纪,遗骨才迁到家乡的大教堂。

科学的不断发展,迫使罗马教廷不得不在 1757 年宣布解除对哥白尼《天体运行论》的禁令;1882 年罗马教皇又承认了日心学说。1979 年 11 月 10 日,梵蒂冈教皇 J. 保罗二世代表罗马教廷为伽利略公开平反昭雪,认为教廷在三百多年前迫害他是严重的错误。

体温计仍在不断革新

随着现代科技的发展,体温计也在不断改进,体积越来越小,携带越来越方便,使用越来越简捷、准确。特别是近几十年来,体温计还有革新换代之势。1984 年,芬兰的一位医疗器械设计师发明了更方便、准确的电子体温计,现已逐步推广应用。随后不久,美国的一家医疗器械公司又发明研制出一种专用于婴儿的奶嘴式体温计。可以想象,随着科技的飞速发展,物理学家和医学家合作,一定会研制出更先进、更科学、更准确的新型体温计。

名 人 医 话

44. 让残躯绽放异彩的霍金

霍金不仅是著名的物理学家之一,而且创造了生命奇迹。他21岁时被确诊患上肌萎缩侧索硬化,医生根据检查结果判断,他只能再活2年。此后他全身瘫痪,只能靠右眼肌肉移动特制眼镜的按钮操作发声器"讲话"。就是在这样的情况下,他不但在物理学研究方面有特殊贡献,而且又活了56年,打破了"渐冻人"不能久活的断言。他与绝症奋力搏斗的坚强精神,令人赞叹,也留给人们许多有益的启示。

罹患重病,学习钻研劲头不减

1942年1月8日,史蒂芬·霍金出生于英国牛津,父亲是热带病专家,母亲研究哲学、政治和经济。

童年时的霍金学业成绩并不突出,但喜欢设计极为复杂的玩具。据说他曾用一些废弃用品做出一台简单的电脑。

1959年,霍金进入牛津大学攻读自然科学,得到一等荣誉学位,随后转读剑桥大学研究宇宙学。

1963年,霍金不幸被诊断患有肌萎缩侧索硬化。医生对这种病束手无策,而霍金却并不悲观,继续学习。23岁时他取得了博士学位,留在剑桥大学进行研究工作。

真是令人难以想象,霍金是在这样条件下工作的。他被固定在轮椅上,只有三根手指和两只眼睛可以活动。他的身体已经严重变

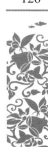

形,头只能朝右边倾斜,肩膀左低右高,双手紧紧并在当中,握着手掌大小的拟声器键盘,两脚则朝内扭曲着,嘴已经几乎歪成 S 形,只要略带微笑,马上就会现出"呲牙咧嘴"的样子。这已经成为他的标志性形象。他不能写字,看书必须依赖一种翻书的机器。读活页文献时,必须让人将每一页平摊在一张大办公桌上,然后驱动轮椅如蚕吃桑叶般地逐页阅读。

一般人处在这种情况下,别说工作了,即使活下去的念头也丧失了。而霍金却忍受着极大痛苦,依然在孜孜不倦地从事他喜爱的科学研究。他写出了名著《时间简史》,被译成 40 余种文字,出版 1000 余万册。他考察黑洞附近的量子效应,发现黑洞会像天体一样发出辐射,其辐射的温度和黑洞质量成反比。以后,他又研究量子引力论,发现了它的一些特征,提高到这项研究的第三个层次。接着,他的兴趣转向了量子宇宙论,提出了能解决宇宙第一推动问题的无边界条件。

霍金一生中有两次婚姻。第一次是 1965 年与他的研究助手简女士结婚,育有两女一子,1990 年离婚。1995 年,霍金与女护士伊莱恩结婚,2006 年 10 月离婚。以后未再娶妻。

霍金曾三次来中国,第一次做有关天体物理的学术报告。第二次做"膜的新奇世界"的科普报告,第三次在人民大会堂向北京的公众讲述《宇宙的起源》。他对中国的科技进步表示关注和赞赏。

坚持与疾病顽强搏斗

霍金的生平非常富有传奇性,他经历了与顽疾拼搏的痛苦而漫长的过程。他的身体缓慢地瘫痪。开始,他的动作越来越笨拙,时常不知缘由地摔跤。有一次,他还从楼梯上摔下来,头先着地,造成暂时的记忆力轻微丧失。

在剑桥大学时,状况更加恶化,他的讲话有些含糊不清。几年后,他的身体状况继续恶化,行动走路都必须使用拐杖,不再能定期教课。由于失去写字能力,他自己摸索出一种替代的视觉性方法,他在脑里形成各种不同的心智图案与心智方程,他可以用这些心智

元素思考物理问题。

霍金不愿对恶疾低头，甚至起初不愿接受任何帮助。经过不断劝说，霍金才同意使用轮椅。霍金的言语功能逐年退步，到了 20 世纪 70 年代后期，只剩下他的家人或密友能够听得懂他的话。为了与其他人通话，他必须依赖翻译。

1985 年，他感染了严重的肺炎，由于病况危急，接受了气管切开术，但从此以后他再也无法发声。

霍金能继续工作，与科学界对他的同情、帮助是分不开的。电脑专家为他设计了一个称为"平等者"的程式，可以让他在屏幕上选择单字、单词或字母，并在他的轮椅上设置了一台小电脑，为他传达信息提供了条件。

他必须用特别方法传达信息，对方一手拿着一张字母卡，另一手一个字母一个字母地用食指指，当指到霍金想要的字母时，霍金会扬起眉毛，这样，可以慢慢地把整个单字拼出来。同事们要帮助他进行实验，做好文字处理、出版专著等烦琐的事情。如果没有科学界无私的互助协作精神，霍金是无法出成果的。

2009 年 4 月 6 日，霍金因病取消外访，同月 20 日因病被送至医院治疗。2012 年 1 月，他因脸部肌肉恶性萎缩，已严重影响其表达能力。2018 年 3 月 14 日，霍金去世，享年 76 岁。

霍金患的是一种什么病

霍金患的疾病学名叫肌萎缩性脊髓侧索硬化症，西方称为"卢伽雷氏症"，俗称"渐冻症"。这是一种运动神经系统的退化性疾病，属于罕见病，每 10 万人中有 4 ~ 6 人有可能罹患这种疾病，其发病原因尚不能完全确定。根据目前医学研究的结果显示，有 5% ~ 10% 的家族遗传因素和基因突变的原因，还有一部分是因为病毒慢性感染或者是微量元素中毒所致，也有一部分原因尚待解密。

肌萎缩侧索硬化症的发病年龄多为中老年，病程一般是 3 ~ 5 年，病情又分为很多种。该病的临床表现为肌肉萎缩、无力、挛缩、肌束颤动，甚至累及吞咽和呼吸肌肉，从而导致吞咽和呼吸困难，最后可能出现呼吸肌麻痹的情况。美国的两个科研小组曾报告：一种名为神经胶质细胞的变异神经元所分泌的毒素，可导致肌萎缩侧索硬化症。

这种疾病目前还没有有效的治疗方法，只有对症采取治疗措施，控制病情发展。如注意锻炼、维护呼吸道及消化道的功能。若口水多，可给予少量抗阻胺药；若痰多，可给予雾化吸入及化痰药；如出现情绪低落，则进行心理疏导，并给予抗抑郁治疗等。此外，还要做好护理，多翻身以防止压疮发生。如进食障碍，给予鼻饲或经皮胃造瘘等。

霍金患这种十分凶险的疾病，竟然度过了半个世纪，而一般这类患者确诊后存活时间为 2～5 年，英国医生的预言是有依据的。而霍金能坚持如此久长时间已是奇迹；而且在全身瘫痪、不能说话、不能动手的情况下，还能在科学研究上获得惊人成就，更是难以想象的奇迹。

霍金创造了人类与"渐冻症"这种顽疾搏斗的新记录，创造了残障人进行科研取得惊人成就的新纪录。由此可见，人的执着事业心，人的坚强毅力、韧劲潜力有多大！

精神不是万能的，但精神也不是无能的和总是被动的。有时它能发挥主动性，产生强大的力量，出乎人的意料，打破了常规，超越了局限，创造了奇迹。霍金就是一个十分生动的事例。

45. 从李敖去世谈脑干肿瘤

李敖是台湾一位时事批评家。因其文笔犀利、批判色彩浓厚，嬉笑怒骂皆成文章，被称为"狂傲文人"。他拥护国家统一，反对"台独"，推动两岸交流，令人赞佩。

患病后的安排

李敖的身体曾经受历多种疾病缠绕。2003 年，曾患摄护腺癌。2015 年年底因感冒导致肺炎，一度危急，均被治愈。2015 年 7 月，李敖出现步态不稳，2016 年左腿行动不便，以为是肌肉萎缩。后到台北荣民总医院求诊，诊断为脑部肿瘤。2017 年 4 月 2 日住院，确诊为脑干肿瘤。

患病后，李敖经纪人曾公开一封李敖亲笔信。在信中，李敖坦言：自己在余生除了把《李敖大全集》加编完成，还想新开《再见李敖》，与家人、朋友及仇人做最后告别，并想透过节目，让观众见证他人生谢幕。他还表示自己计划于北京举办"李敖收藏流（亡）台（湾）文物回归祖国展"，提供 100 件收藏品，其中包括钱穆、胡适写给他的信，都要捐给图书馆或者其他机构。

李敖于 2017 年 2 月接受记者访问时表示，他脑部长瘤，自认"不久人世"。电话采访过程中，李敖声音听起来爽朗，他则说，这是"回光返照"。他还在亲笔信中说，因为脑瘤，"身体里面变得像一个战场"。

李敖的儿子李戡在文章里提到,在李敖生病时,李戡使劲地鼓励他,还说了句"爸爸我很爱你,你知道吧?"没想到李敖双眼睁大瞪他,等到拔掉呼吸管后,护理师让李敖说自己名字,李敖说"我叫王八蛋"。看,他在病痛时,还不改幽默。

李敖生前曾说:"我拥有全世界唯一一个能打败电脑的人脑!"谁知他的"人脑"并不像他说的那样坚强,而是被脑瘤侵犯,以致夺去了他的生命。2018 年 3 月 18 日李敖逝世,终年 83 岁。

脑干肿瘤是一种什么病

脑干位于大脑下方,是大脑和脊髓之间的较小部分,呈不规则的柱状形。脑干自下而上由延髓、脑桥、中脑三部分组成。脑干的功能主要是维持个体生命,包括心跳、呼吸、消化等重要生理功能。李敖所患的是脑干延髓部位的肿瘤。

脑干是人体的生命中枢,而延髓又是脑干的核心。延髓负责人体的呼吸、心跳、血压等。延髓肿瘤患者多有明显的症状,如吞咽困难、声音嘶哑、喝水呛咳、舌肌麻痹及萎缩等。李敖如此形容自己的病情:"就好像运河里面的船,河道没有变宽,船却变大了。"他陆续出现了延髓肿瘤的上述症状,同时站立不稳,走路更是困难,进食、饮水遭受呛咳。他说,每天要吃 6 粒类固醇,身体里像一个战场,整日互相对抗。可见他还是与脑瘤进行了顽强抗争的。

患脑干肿瘤后,李敖免疫功能下降,脑瘤损害了呼吸功能,曾两次患肺炎。以后进行磁共振造影发现,疾病有恶化趋势。考虑到李敖年事已高等身体状况,医院没有为他进行手术,而采取保守支持治疗。2017 年 11 月初起,开始投以标靶药物治疗后,病况渐为好转。但 2018 年 1 月底起,标靶药效渐失,病况急速恶化,虽肺部感染在投药后趋稳,但电脑断层显现:脑瘤病况恶化合并水脑加剧,病况转危。所谓"安然离世"可能是已处于昏迷状态,没有出现痛苦表情。

由于医学不断进步,脑瘤的诊断与治疗也有了新的进展。如 CT 扫描及磁共振影像学检查,可以早期发现脑瘤。CT 扫描可以将肿瘤

分型,磁共振检查能更清晰地显示病变部位及范围,检查结果更可靠,更有利于定性定位。如果出现不明原因的头痛、眩晕、躁动不安和伴有恶心与呕吐、眼球内斜、复视、嘴歪、面部麻木、吞咽呛咳、声音嘶哑、面瘫、吞咽困难、发音障碍步态不稳等症状时,要及时到医院检查,及时确诊,以免延误治疗。

脑干肿瘤的治疗,根据患者症状、体质、年龄等情况,可采取一般治疗、手术治疗、放射治疗等。一般治疗包括药物、控制感染,维持营养和水、电解质平衡等,以改善症状。手术治疗,过去认为脑干肿瘤是手术"禁区"。近年来随着显微神经外科技术的迅速发展,使脑干肿瘤手术效果明显改善。尽管手术仍有较大风险,但对于较局限、呈结节状或囊性变、分化较好的肿瘤,应积极采用手术切除,其预后较好。对于良性型的脑干肿瘤,采取全切除手术方式,有可能获得根治效果。放射治疗,如采用高能 X 射线或^{60}Co γ 射线等,也有一定疗效。要根据具体病情制定个体化治疗方案,以提高疗效,减轻损伤和痛苦,延长生存期。

46. 王丹凤长寿之道

王丹凤是 1962 年我国首次推出的"二十二大影星"之一,在
20 世纪五六十年代可谓家喻户晓。她从影 60 多年,主演近 60 部影
片,给人们留下了优美动人的印象,曾被评为上海市三八红旗手。
她不仅德艺双馨,而且善于养生,寿命超越了九十大关。

导演慧眼识珍珠

王丹凤原名王玉凤,原籍浙江宁波,1924 年 8 月 23 日出生于
上海。

她出身并非艺术世家,但父母亲却爱看地方戏,每次上戏园或
剧场的时候,总是把王玉凤带在身边。久而久之,耳濡目染,舞台演
出在她的心田播下了艺术的种子。她酷爱看电影,在自己闺房的四
周和床边,都贴满了从画报上剪下来的许多明星照和剧照。明星们
主演的每一部电影,王玉凤都要想方设法前往观看。

1941 年,王玉凤中学毕业。她的邻居是一位电影演员,有一天
带她到电影公司参观。导演朱石麟看到她俊秀聪慧,就询问她愿不
愿意当一名电影演员。王玉凤又惊又喜,但她还是告诉朱导演,要
征求家长的意见后再说。当她高兴地将这个情况向父母汇报时,不
料开旅店的父母却坚决反对女儿当演员。

王玉凤当演员的意志很坚定,再三向父母请求,并主动找到了
导演朱石麟,述说心愿。朱导很高兴,当即让王玉凤在正在拍摄的

影片《龙潭虎穴》的布景前,以扮演一个小丫头端茶的戏来试镜头。结果发现,王玉凤十分上镜。于是,朱导当即与王玉凤签订了3年的拍片合约。同时对王玉凤的发展前景寄予厚望,还特别把"王玉凤"的名字改为王丹凤,寓有"丹凤朝阳"之意。

由于扮相甜美、表演纯真,不久后,她又在《新渔光曲》中主演渔家女一角,一举轰动影坛,被影界称为"小周璇",名噪一时。1942年后在"中联""华影"主演《三朵花》《丹凤朝阳》《教师万岁》等影片。

演技精湛,星光灿烂

后来,王丹凤先后主演《青春河边草》《肠断天涯》《无语问苍天》等影片。影片《青青河边草》是一部根据美国影片《魂断蓝桥》改编的。王丹凤将女主角不幸遭遇及内心感情,揭示得含蓄、真切,成为她表演走向成熟的代表作。

1948年王丹凤赴香港,在长城、南国等影片公司主演了《无语问苍天》《琼楼恨》《方帽子》等十几部电影。

1951年王丹凤返回上海,担任上海电影制片厂演员。

1955年赵丹排练舞台剧《雷雨》,王丹凤饰四凤,以及舞台剧《家》中的鸣凤。王丹凤将把两个角色处理得既截然不同,又不失女性的含蓄与柔美,显露了她精湛的表演技巧。

1957年她在《护士日记》中担任主角,细致地刻画了一位护士,为了服从国家建设需要,毅然离开上海,奔赴祖国边陲参加工业建设的故事。导演陶金提出让王丹凤亲自演唱影片插曲《小燕子》。王丹凤唱出了护士热爱生活的真挚情感,受到人们的喜爱,成为几十年经久不衰的经典歌曲。

在《女理发师》一片中,王丹凤为了演好角色,特地到上海南京路理发店体验生活,虚心拜老理发师为师。在剧中,她以夸张、自然、可信的喜剧手法展现了女理发师热爱工作、热心服务的美好心灵。同时,还演唱了影片开头那一首轻松、明快的小插曲。

1980年,王丹凤在《玉色蝴蝶》一片中,饰演从少女到老年的日本蝴蝶专家竹内君代，从少女演到老年，角色跨度之大又成为她演员生涯中一次新尝试。她演得层次分明、鲜明动人。

此后，王丹凤淡出影坛。但她没有休闲在家，作为民主党派人士，她深入基层，参政议政，王丹凤从一个著名影星，成长为在上海政协和全国政协会议上频频亮相的社会活动家，一个促进友好往来的文化使者。

扬名香港饮食界

1989年，王丹凤的丈夫柳和清从上海电影制片厂退休，只身赴香港，创办"功德林上海素食馆"，数年之后，从一间小店发展到具有相当规模的素食馆。不久，王丹凤申请去了香港，协助丈夫开饭馆，夫妇俩潜心研究首创了几百种素食配菜，从而扬名香港饮食界。

王丹凤是中国影协第四、第五届理事，全国政协第六、第七届委员。

2017年，王丹凤获得第20届上海国际电影节华语电影终身成就奖。在开幕式上，93岁高龄的王丹凤在家人的陪同下，坐着轮椅来到现场。她一头银发，面带微笑，感谢上海国际电影节给她的荣誉。这时，王丹凤的声音依旧清脆。主持人感慨："您是永远的小燕子。"

2018年5月2日凌晨，王丹凤在华东医院逝世，享年94岁。

养生延年有特色

王丹凤被称为"银幕女神"，演出了那么多的影片，可谓劳心又劳神，辛苦可想而知。但她的身体一直很好，90岁时依然精神矍铄，风采照人。

有人曾问她的养生之道，她回答："健康是指精神和身体两个方面。精神上要健康，就不能每天忧愁，因为烦恼最使人衰老；而身体要健康，则离不开体育锻炼。"具体来讲有以下几点。

一是经常运动。王丹凤年轻时就喜爱体育运动。1962年，她随周恩来总理访问缅甸。在北京集中时,周总理请她与张瑞芳等人去家中做客。饭后,总理叫大家一起打乒乓球并叮嘱她:"打乒乓球有益健康,搞文艺的千万别忘了运动啊!"自那以后,王丹凤牢记总理的叮嘱,学会了而且经常打乒乓球。她自己还编了一套"腹部运动操",每天清晨做一遍。由于长年累月地坚持锻炼,王丹凤进入老年体态依然轻盈,与年轻时身材相比变化不大。

二是喜爱素食。王丹凤每天必吃一碗青菜。青菜具有通利肠胃、解热除烦、下气消食等功效,有利于抗衰老、纤体瘦身、缓解便秘等。她本身也是一位"素食大师",和丈夫在香港经营"功德林上海素食馆"时,参与首创了几百种素食佳肴。

三是夫妻恩爱。王丹凤和丈夫柳和清度过了整整60年风雨同舟、相濡以沫的浓情岁月。无论是身处"劳动改造"的逆境,还是在成功和辉煌之时,夫妻都始终忠于爱情,相扶相携。研究证明,夫妻恩爱感情和谐能够增强免疫力、改善身体健康状况。良好的夫妻关系会遏制血液中紧张激素的含量,从而加强身体的免疫力。而夫妻不和甚至激烈的吵架,会对身体免疫系统造成很大程度的破坏。

四是乐观开朗。在拍摄电影《女理发师》时,喜剧大师韩非身上的幽默因子感染了她,使她受影响颇深,于是性格本来就开朗的王丹凤,学会了以幽默的眼光缓释痛苦,以不幸中的万幸聊以自慰。终于,她坚强地挺了过来,走过了人生中最艰难的晦暗岁月。

47. 新闻学泰斗甘惜分的百岁歌

甘惜分是位老新闻工作者,也是新闻教育家。笔者曾在20世纪80和90年代,两次到人民大学学习,听过他讲课。他略显瘦削,两眼炯炯有神,语速不紧不慢,语言幽默生动,一语掷地有声:"说新闻无学是荒谬的。"他对新闻理论详加阐述,使人有顿开茅塞之感。后来拜读他的文章,深知他对如何度过晚年和如何养生有一些独特见解,而且获得了百年高寿。

早年奔赴延安

1916年4月17日,甘惜分出生于四川邻水县一个贫寒家庭。3岁时父母去世,由大哥抚养长大。初中毕业后在乡村小学当了两三年教师,后来又在县政府当过一个管度量衡的职员。他爱好学习,阅读大量进步书刊,与一些进步青年成立了秘密读书会。抗战爆发后,读书会改叫抗日移动宣传队,到邻水县城和乡镇演出抗日戏剧,到处贴宣传画。

不久他收到已是共产党员的熊复的一封信,约他同赴延安。1938年2月26日他辗转到了延安,在抗日军政大学和马列学院学习。同年加入中国共产党。后任八路军120师政治教员和政策研究员。

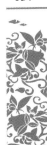

从记者到新闻教育研究的转型

1945 年日本投降后,甘惜分在晋绥地区担任高级干部研究班教员。1946 年 1 月,被调往绥蒙前线担任新华社记者。在大同市内采访时,被阎锡山军队的特务发现,强制押送出境。回到部队后,写了几篇通讯稿,如《大同——日本投降者的乐园》《阎军虐待我战俘作苦役》等。

1947 年,甘惜分参与创刊《绥蒙日报》,后回到新华社担任编辑。刘胡兰壮烈牺牲的事迹,是前方记者来稿,经甘惜分编发发往总社,经毛主席题字后发表。

1949 年随军南下,任重庆新华社西南总分社采编部主任,报道了重庆解放前夕蒋介石下令对集中营进行大屠杀,其中包括杨虎城将军之惨死等重大消息。

中华人民共和国成立后,1954 年,甘惜分调入北京大学中文系新闻专业任教,之后并入中国人民大学新闻系任教。当时没有教材,甘惜分翻阅了马恩著作中关于报刊的作用和性质的片断论述,再以党多年办报思想的指示为导向,结合在新华社的经验,开始了新闻理论研究和教学。

1976 年以后,甘惜分主要研究马克思主义新闻学理论,撰写了《新闻理论基础》《新闻论争三十年》等多部著作。他先后成为我国第一批新闻学硕士生导师、第一批新闻学博士生导师,并于 1980 年创办了《新闻学论集》并任主编。

1993 年,甘惜分主编的《新闻学大辞典》出版,是新中国第一部详细、全面的新闻学辞书。此外,他还撰有大量学术论文。

2016 年 1 月 8 日 22 时 55 分,因突发高热引发心肌梗死,不幸去世,享年 100 岁。

晚年对一生常反思

1998 年甘惜分教授正式退休,但并没有赋闲,继续关心国家建设发展,关心新闻事业的改革进步。他带头成立了中国第一个舆论研究所,连续做了多次针对各界代表人士的调查,以了解民情,在全国引起了广泛注意,对我国相关部门了解民情起了一定作用,曾获"北京市先进单位奖"。

他在回忆文章中说:"人到老年,特别是我这样一生坎坷、一生拼搏的老年,免不了时常反思以往的历史,以勉励下一代。"他反对称他为"新闻界泰斗",说自己只是一个探索者,并在回忆中谈到了自己的不足,他说:第一个我不懂外语,这是我很大的局限性。还有我从初中开始就不重视数理化,而现在科学技术发展迅速,什么都离不开数理化。第二是我性格的一个缺陷——太书生气。社会交往,我都不用心;人情世故,我都不太关心,一天就专心到书本中去了。

对新闻从业人员,他的期望是:"新闻记者不是文字匠,新闻记者是政治观察家和社会活动家。要能通过一些小事来反映大局。同时要注意细节。要认真研读唯物辩证法。"

不相信什么长寿秘诀

甘惜分90多岁时,有学生问他,有何长寿之道,他说,我没有什么长寿之道,也不相信什么长寿秘诀,从来不吃什么保健品。他吃饭很简单,比较清淡,饭量很小。从他的言谈和生活中,发现与他长寿有关的因素如下。

生活中抓大放小。他说,我之所以比较长寿,是由于我只想大事,不想小事,我的事业就是我的大事。我有约100个笔记本,记下看到的、想到的事物和思想,以便随时运用。这使他心境开阔,不为小事所累,不计较个人荣辱得失,省却许多烦恼。

"老有所思,老有所为"。他说:人家说我这个老头子90岁了,但思想上还是年轻人的思想。我每天都在工作,没有星期日。看书、看报、想问题,有时候还写点东西。老年人不能闲着,特别是脑子不能闲,脑子长期闲着,就会老糊涂。要多想事,多想大事,多干事。2005年,有的学生看到他自己注射胰岛素治糖尿病,就问:"为何不找护士打?"他说:"自己能打,为什么找别人。"他提出:"知识不老化,思想不僵化,文风不套化。"

勤练书法,乐观开朗。他从小爱书法绘画,离休后坚持挥毫泼墨。他的书法遒劲有力,潇洒俊逸,奔放自如。练习书法,使他心情放松,心境愉悦,手动带动全身运动,有利健康。

在进入百岁时,他曾写百岁歌:"人之一生,有喜有悲。做人做事,有是有非。求真求实,百折不回。待人接物,不亢不卑。千锤百炼,惜墨如金。不求名利,能进能退。有劳有逸,能吃能睡。一日三省,问心无愧。身体健康,长命百岁。"言简意深,蕴含哲理,长寿秘诀即在其中啊!

48. 陈忠实呕心沥血志竟成

陈忠实是我国当代著名作家。他长期扎根乡土,对关中风土民情深刻了解,也久经锻炼,具备了精湛的写作技巧,终于写出了长篇小说《白鹿原》。这部著作不仅发行量大,而且改编成了秦腔、话剧、舞剧、电影、电视剧等,影响深远。

为创作这部巨著,陈忠实艰苦笔耕,历经数十载积累、磨炼、沉淀,有志者事竟成,终于梦想成真。由于创作时分外辛劳和嗜烟嗜酒等习惯,他患了舌癌,不幸于 2016 年 4 月 29 日逝世,终年 73 岁。

我们为这位著名作家较早离世感到惋惜,也从他执着追求、顽强拼搏、高风亮节和勇于同疾病斗争中,获取了不少启示和教益。

少年时就热爱文学

陈忠实生于 1942 年 6 月,是陕西西安市灞桥区霸陵乡西蒋村人。1962 年 9 月高中毕业,曾在西安市郊区任中学教师。1968 年任西安市郊区毛西公社党委副书记、革委会副主任。1978 年 7 月后,先后任西安市郊区文化馆副馆长、西安市灞桥区文化局副局长。1982 年 11 月成为陕西省作协专业作家。

上初中时,他爱上了文学。16 岁在报纸上发表了一些诗歌。当了民办教师后,发愤自学,以文学寄托理想。

20 世纪 60 年代,他在报纸上发表了多篇散文和诗作。后来,写起了短篇小说,但他的作品生活气息浓郁,表现出那个时代的生活特点。

写《白鹿原》的豪情与艰辛

20世纪70年代,人民文学出版社编辑约他写一部长篇小说,他说:"我被吓住了。后来我说我这一生如果还能完成一部长篇小说,首先就给你。"这个约定一等就是20年。

在开始撰写《白鹿原》时,陈忠实曾借着酒劲儿说:"希望能够为自己写一本垫棺作枕的书。有一天我去世了,棺材里放这么一本书"。

谈到当时的决心,他说:"写《白鹿原》,我的心情非常复杂,生活也遇到非常大的困难——娃上学快交不上学费了。我给老婆说,我回原上老家去,去写,你给我多擀些面带上,吃完了回来你再擀。这事弄不成,咱养鸡去!"

为写《白鹿原》,他构思了2年,写了4年,做了大量调查和资料收集的工作,阅读了附近几个县的县志,在这丰富扎实的材料基础之上,才构建了这部鸿篇巨制。他说:"我在很多方面做了努力,包括语言、结构,是我花力气最大的作品。"

听说小说可以出版,他大叫一声,人一下子跳起来,整个摔在沙发上了,缓了很长时间,才舒了一口气,才跟老婆说:"不用去养鸡了!"

高风亮节,不谋钱财

1997年《白鹿原》获第四届茅盾文学奖。在《白鹿原》出版20周年之际,陈忠实对编辑们付出的努力一直铭记于心,他捐资设立了人民文学出版社"白鹿当代文学编辑奖",旨在奖励对出版有杰出贡献的编辑。

成名后,陈忠实生活依然十分简朴,写作室依然简陋,背的黑背包掉了皮仍舍不得换。曾经有家驾校想请他做广告,愿出一笔不少的报酬,托文友转告他,他说:"我不弄这种事。"

西安举办"最美女孩熊宁事迹报告会",主办单位要给陈忠实发红包,他说:"人家女娃为救助藏区连命都搭上了,我要收红包我还是人吗?"

一家文学杂志社请陈忠实题字,准备了几千元润笔费,他说:"你们也是为文学做贡献,我怎能收你们的钱?"

顽强与疾病斗争

2015年5月,陈忠实于出现身体不适,当时认为是口腔溃疡。家人劝他进一步检查治疗,他说:"口腔溃疡有啥可治的。"病情加重后,家人一再催,他才去了医院。经检查,确诊为舌癌,并且已到晚期。

但陈忠实始终很淡定,积极配合医生,先后经过放疗、化疗,中间有所好转,人已经很消瘦。《当代》杂志想请他题写他作品的题目,他仍然很痛快地答应了。凡是读者托人带到医院的《白鹿原》,他不顾病痛,都一一签上自己的名字。

2016年4月26日晚上,陈忠实突然大吐血,出现病危,病灶已转移到肺部。

4月27日下午,陕西省主要领导到医院看望陈忠实。已经不能说话的他,只能躺在病床上艰难地写出感谢之意,同时写出了祝愿省委省政府领导"以远大理想和智慧,为陕西乃至全国发展,做出伟大贡献。"

舌癌的预防

舌癌是口腔癌中常见的一种,占45%左右。初期症状不明显,有的仅为舌痛,有时可反射至颞部或耳部,常被误诊为口腔溃疡。到了晚期,浸润扩散,严重影响舌运动,会造成进食、吞咽、言语等困难,疼痛剧烈。

舌前2/3多为鳞状细胞癌,腺癌较少见。舌癌约85%以上发生于舌体,舌体中又以舌中1/3侧缘最好发;约占70%以上;其他好发顺序依次为舌腹、舌背,发生于舌尖者最少。

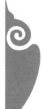

舌癌较多发生淋巴结转移,至晚期可发生肺部转移或其他部位的远处转移。

舌癌发生的原因:①吸烟是高危因素;②有不良饮食习惯,如嗜吃过辣过烫和麻辣火锅、酗酒等;③有牙齿残根及锐利牙崎,经常刺激舌部,甚至造成创伤;④与经常咀嚼槟榔有关。

陈忠实患舌癌,当然与他写作过度劳累、身心能量超支有关,但不可忽视的是,他嗜好吸烟,烟不离手,写作时室内浓烟滚滚,同时他还经常大量饮酒,也严重损害了他的健康。

舌癌的治疗,目前有手术切除、放疗、化疗、冷冻等方法,可根据病情对症采用,早期治疗效果较好。有报道称,及时治疗5年生存率可达60%以上。晚期则采用多种方法综合治疗,旨在减轻患者痛苦,延长生存期。

对于舌癌,重在预防。针对发病原因,应采取以下预防措施。

一是下决心戒烟限酒。烟是多种癌症发生的罪魁祸首,尤其是直接刺激口轻和舌部,所以与舌癌发生关系密切,要坚决戒除。饮酒要限量,不能经常喝烈性酒,每次的饮用量以不超过100克为宜。葡萄酒每次不超过400克,啤酒不超过500毫克为宜。

二是改变不良饮食习惯。如不要吃过辣过热食物,不要经常吃火锅,对一些刺激性强的食物,要尽量不吃或少吃。不吃腐败和霉变食物。不要经常咀嚼槟榔。

三是及时治疗口腔疾病。如牙齿有残根、牙崎等,要及时拔除或治疗。对龋齿、牙周炎、牙髓炎和咽炎、扁桃体炎等,也要及时治疗,以消除感染病灶。

四是注意合理饮食。荤素塔配合理,要以新鲜、易消化,富含优质蛋白质、维生素、矿物质的食物为主,特别要经常吃新鲜蔬菜、水果。适当多吃一些有利防癌抗癌的食物,如菜花、卷心菜、西兰花、芦笋、豆类、蘑菇类、海参等。

五是发现舌部有不适或有口腔溃疡等症状时,要及时到医院口腔科检查,争取有病早发现、早确诊、早治疗。如是舌癌,要赢得治疗最佳时机,以取得较好疗效。

49. 钱学森爱国情深

钱学森是享誉海内外的杰出科学家和我国航天事业的奠基人。他享年98岁,是科学界的长寿者之一。他的爱国深情、科学钻研精神和如何保持旺盛创新力与生活情趣等,都值得我们很好学习。

赴美留学,成绩卓越

1911年12月11日钱学森出生于上海,祖籍浙江省杭州市临安市。1923年9月,进入北京师范大学附属中学学习。1929年考入交通大学铁道工程系,1934年毕业,6月考取清华大学第七届庚款留美学生。

1935年9月,钱学森进入美国麻省理工学院航空系,后转入加州理工学院航空系,成为著名科学家冯·卡门的学生,并很快成为冯·卡门最重视的学生和助手。他先后获航空工程硕士学位和航空、数学博士学位,在美国从事空气动力学、固体力学和火箭、导弹等领域研究,28岁时就成为世界知名的空气动力学家。

1943年,任加州理工学院助理教授。1945年,任加州理工学院副教授。1947年,任麻省理工学院教授。

导师冯·卡门对钱学森评价:"钱学森在第二次世界大战期间对美国火箭研究做出了重大贡献。他是一个无可置疑的天才。"

美国军方也赞扬钱学森"对二战中美国取得胜利做出了无法估价的贡献"。

名人医话

回国遇阻，意志愈坚

1949 年，当中华人民共和国宣告成立的消息传到美国后，钱学森和夫人蒋英便商量着早日返回祖国。当时美国对共产党人实行全面追查，钱学森因拒绝揭发朋友受到怀疑，被美国军事部门吊销了参加机密研究的证书。

1950 年，钱学森上港口准备回国时，被美国官员拦住，并将其关进监狱，时任美国海军次长丹尼·金布尔声称："钱学森无论走到哪里，都抵得上 5 个师的兵力。"从此，钱学森受到迫害，失去了自由，他一个月瘦了 15 千克左右。移民局抄了他的家，在特米那岛上将他拘留 14 天，直到加州理工学院送去保释金后才获释放。后来，海关又没收了他的行李，包括 800 千克书籍和笔记本。美国检察官再次审查了他的所有材料后，才证明了他是无辜的。

钱学森在美国受迫害的消息传来，中国科技界的朋友通过各种途径声援钱学森。中国政府发表声明，谴责美国政府无理监禁钱学森。

1954 年，钱学森偶然在报纸上看到陈叔通站在天安门城楼上。他决定给这位父亲的好朋友写信求救。正当周恩来总理为钱学森的处境十分着急时，陈叔通转来了钱学森的求救信。

1954 年 6 月 5 日，中国开始与美国商谈，美方要求中国释放被中国拘禁的一些美国军事人员，中国则要求美国停止扣留钱学森等中国留美人员，但中方的正当要求被美方无理拒绝。

1954 年 7 月，中国释放了 4 个扣押的美国飞行员。但美国对钱学森要回国一点不松口。

1955 年，中国不惜释放 11 名在朝鲜战争中俘获的美军飞行员作为交换，钱学森才被美国允许回国。

1955 年 9 月 17 日，钱学森回国愿望终于得以实现了，这一天钱学森携带妻子蒋英和一双幼小的儿女，踏上返回祖国的旅途。1955 年 10 月 1 日清晨，钱学森一家终于回到了自己魂牵梦绕的祖国。

胸怀壮志，贡献巨大

归国之后，钱学森受到党和国家亲切细致的关怀，并注重发挥他的才能。

1956年初，他提出了《建立我国国防航空工业的意见书》；国务院、中央军委根据他的建议，成立了航空工业委员会，并任命他为委员。

1956年参加中国第一次5年科学规划的确定，钱学森受命组建中国第一个火箭、导弹研究所——国防部第五研究院并担任首任院长。

在钱学森的参与与指导下，1964年10月16日中国第一颗原子弹爆炸成功。1966年10月27日，钱学森协助聂荣臻元帅，在酒泉发射场直接领导了用中近程导弹运载原子弹的"两弹结合"飞行实验，获得圆满成功。1967年6月17日中国第一颗氢弹空爆试验成功。1970年4月24日中国第一颗人造卫星发射成功。

钱学森先后被授予"中国科学院资深院士""中国工程院资深院士"称号。1999年，获中共中央、国务院、中央军委颁发"两弹一星功勋奖章"。

钱学森在许多科学领域都有开创性贡献。如在空气动力学方面，提出了跨声速流动相似律，为飞机在早期克服热障、声障，提供了理论依据。他提出物理力学概念，把物理力学扩展到原子分子设计的工程技术上。在火箭与航天领域，提出了关于核火箭的设想；研究了跨星际飞行理论的可能性等。在折叠工程控制论、系统工程等方面也有研究和杰出贡献。

自述中蕴含长寿之道

钱学森没有专门谈养身之道，但从他的一些讲话中，我们可以找到他长寿的原因。

第一，胸怀博大，心境开阔。他从小就有一腔爱国的热情。上大学时,他的想法是"振兴工业救中国。"谈到留学时,他说:"我感慨于中国民不聊生的现状,于是决定赴美求学,学成之后回国奉献。"对祖国、对人民无私的爱,让他无怨无悔,从容应对困难和挫折,无论多么优越的物质条件都可以放弃;在失去自由的时候保持乐观。他回国后,日夜奔忙,身体虽然劳累,但他心情放松,从不计较个人得失和小事。他在老式普通公寓住了49年,一再谢绝搬迁新房。他提出了"钱学森之比":"以群众利益为标准,便比出了干劲和贡献;以个人利益为出发点,便比出了失衡和欲望。"

第二,常存报恩之心。对故乡和父母的养育之恩念念不忘,对党和国家的关怀也牢记在心。他晚年曾提到,1970年,中国第一颗人造卫星"东方红"发射前夕,周恩来召集相关的科研人员在人民大会堂开会,临别之际,特意叫住了钱学森说:"钱学森,你不要太累着了。"钱学森生前常对人说,对他一生影响最深和帮助最大的有两个人:一个是开国总理周恩来,一个是自己的岳父蒋百里。这种感恩之心,转化为报国之情,以多做奉献为最大快乐。

第三,幸福美满的家庭。在1991年,钱学森在参加为他举行的颁奖仪式后,忽然谈到了他的夫人蒋英:"我们结婚44年的生活是很幸福的。在1950年到1955年美国政府对我迫害期间,她管家,为此付出了巨大牺牲;蒋英是女高音歌唱家,她与我的专业相差很远,但,正是由于她为我介绍了音乐艺术,使我丰富了对世界的深刻认识,学会了广阔的思维方法。"钱学森在美国受迫害的那些岁月中,家境困难,蒋英毅然辞退了女佣,包揽了所有的家务,也放下了她热爱的歌唱事业。正是这段时间,钱学森完成了他的著作《工程控制论》。共同的爱国心愿,强烈的事业心,使两人的感情生活更加和谐温馨,事业上相得益彰,互爱互助,两人都获得了长寿。

第四,生活富有情趣。钱学森不仅醉心自己的专业,而且爱好音乐,尤其是在蒋英的艺术熏陶下,他对音乐艺术有了更深沉的感悟,钱学森是一个具有艺术、人文情怀的大科学家。他对哲学、文学也有一些独到而深刻的见解。多种爱好,特别是音乐,对健康长寿是有利的。

第五,蕴含深刻的"钱学森之问"。钱学森临终前,向国家领导

人提出了著名的"钱学森之问"："为什么我们的学校总是培养不出杰出的人才？"这是一道艰深命题。其实他是对祖国更强大的热烈向往，是对新一代科学大师的急迫呼唤，是对加快深化改革步伐的殷切希望。这道命题有强大的生命力、感召力，将激励着我们不断攀登新的科学之巅。

50. 王忠诚院士的高尚医德

王忠诚院士是世界著名神经外科专家、中国神经外科事业的开拓者和创始人之一。他于 2008 年曾来到郑州参加全国神经外科学术研讨会。我曾聆听过他的精彩的学术报告,并利用休息空隙,采访过他。他身材魁梧,鹤发童颜,山东口音,声音洪亮。交谈中,他对自己在神经外科的多项创新略而不讲,重点放在神经外科目前的研究课题和发展前景上,而且对医德医风有许多深刻见解。我从侧面了解到,他自己正是大医精诚的楷模,事迹令人肃然起敬。

刻苦钻研,屡创奇迹

1925 年 12 月 20 日,王忠诚出生在山东烟台一个贫寒家庭,父母靠着摆地摊、卖杂货艰辛度日。在困难条件下,他坚决要求上学,靠着自己半工半读解决学习费用。他目睹过旧社会的腐败,亲历过日本侵占时期的悲惨,他原本想学工科,希望以此强国。但考虑到家庭经济窘迫,于是选择上免学费大学,最后以优异成绩考入北平医学院(即后来的北京大学医学院),1949 年毕业后,被分配到天津总医院任外科医生。

2 年后,作为业务骨干,他随抗美援朝医疗队赴朝鲜战场,在一片荒林雪野里,他们搭起土坯,不分昼夜为志愿军伤员做手术。

1952 年,王忠诚从朝鲜战场回到天津,申请加入卫生部在天津

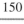

筹建神经外科培训班,成为新中国第一批神经外科医生,不久中国第一个神经外科研究所在北京成立,王忠诚随之调到北京。

20世纪70年代,他率先在国内开展了脑血管病的外科治疗。在脑血管吻合术治疗缺血性脑血管病、巨大动脉瘤及多发动脉瘤的手术切除、脑血管畸形的综合治疗等方面均有新建树。

20世纪80年代以来,潜心研究脑干病变和脊髓内肿瘤的临床与基础的两项课题,其中对"脑干和脊髓的可塑性""脊髓缺血预适应""大型血管母细胞瘤术后引发延髓的正常灌注压突破现象"等做出临床理论性的总结。这两项研究在病例数量、手术方法及所得结果诸方面均达到国际先进水平。

1985年,他成功切除一例直径9厘米的巨大脑动脉瘤,至今仍是世界上成功切除的直径最大的脑动脉瘤。

1995年11月,王忠诚在悉尼召开的国际神经外科大会上做了题为《脑干肿瘤250例》的学术报告,震惊了世界同行,他已做了600余例脑干肿瘤手术。

2000年6月6日,王忠诚主持的一台罕见的高难度手术,完整地切除了一个直径达6.5厘米的血管母细胞瘤,创造了世界神经外科领域的又一个奇迹。

近半个世纪,王忠诚是世界上做神经外科手术唯一超万例的人,他做的脑干手术死亡率不足1%,居世界首位。

2001年9月16日,在悉尼召开的"世界神经外科联合会第12次国际大会"上,王忠诚被授予"最高荣誉奖章"。

他刻苦钻研,在医疗实践中总结经验。1965年,出版了中国第一部神经外科专著《脑血管造影术》。1978—1998年,先后出版了《王忠诚神经外科学》颅脑损伤分册、颅内肿瘤分册、脊髓疾病分册和《神经外科手术图谱》等,是医学生学习神经外科学的教材和临床医生的重要参考书。他带领的科研团队取得了科研成果66项,其中国家级奖励8项,发表论文300篇,专著20部。

1994年,王忠诚当选中国工程院院士,2009年1月荣获2008年度"国家最高科学技术奖"。2012年6月1日国家科技部和北京天文台命名一小行星为"王忠诚星"。

名人医话

2012年9月30日16时08分,王忠诚院士因病医治无效,在北京医院逝世,享年87岁。

培养人才贡献卓越

王忠诚除了致力于临床医疗和科研工作外,把毕生心血还投入了培养神经外科人才的教学工作中。

据统计,目前中国的上万的神经外科医生中,有近三分之一是在王忠诚指导下成长起来的。王忠诚不仅教他们医术,教他们发挥创新精神,不断攻克医学难题,而且更重要的是教给他们行医原则,树立高尚的医德,全心全意为病人服务。

王忠诚为中国神经外科培养了一批高精尖人才和学术带头人,遍布全国各地。他亲自培养的硕士生、博士生、博士后就有70多人,目前都已成为中国神经外科领域的栋梁之才,为我国神经外科不断发展壮大、走向世界打下了基础。

2011年9月4日,温家宝对他家访时,王忠诚提到"美国人口3.5亿,有神经外科医生约4000人;中国有13亿人,能达到美国神经外科水平的医生大约也是4000人,相差太远。我们的人才培养速度远远不够。来天坛医院看病的病人,就需要等待很长时间才能有床位。"他念念不忘的是病人住院等手术之难,想的最急迫的任务是培养人才啊。

心中时刻想着病人

王忠诚向时任国务院总理的温家宝谈了自己从医60年的感悟,说:"医生要终生学习,同样的病在不同的病人身上表现不一样。医生的学风、医德都很重要。做医生首先要端正态度,全心全意地为患者服务。"

"要珍惜患者的生命,做手术要小心再小心。"王忠诚不断用这句话教导学生。颅内有着密如纱网的中枢神经系统,细胞极为脆弱。神经外科要在直径不到1毫米的血管上做手术,任何差错都可能导致手术失败。所以手术前要想到可能出现什么情况,并做好预防。

王忠诚设计了一套独特的考核标准,除了手术做到什么程度、用什么样的药之外,甚至细致到该如何和病人交流。脑科手术容易出血,王忠诚就定下规则:手术后病人出现血肿给"黄牌",如果出现两次,就要给一次"红牌",暂停他做手术。学习好了再说。他指导手术时,经常提醒"轻一点"。他说,在病人脑袋上动刀子,要更细、更轻柔。

甘做奉献不后悔

王忠诚坦言:"知识来自病人,医术基于求真。"他把病人看作是自己的老师,每一次对疾病认识的深入,每一次成功的手术,都是从病人处学习得来。所以他常说:"我们的成功,不能忘记病人和其家属对我们的信任和支持。"

王忠诚能创造奇迹,是用自己身体的代价换来的。他在放射线直接照射下,在缺乏防护措施条件下,积累起 2500 份病例资料,编写出《脑血管造影术》,使手术检查的危险性由百分之二降至千分之二。因此,他的白细胞计数只有常人的一半。他说:"为了把这个事情搞成功,豁出去了,我不后悔。"

王忠诚生活十分简朴,从来没讲究过吃穿。女儿王锐从国外回来后,看到父亲的衣服太破旧,就给扔了。但王忠诚却又捡回来。他说:"自己从小就很穷,过苦日子,对于生活一定要节俭。"

病人给他的红包,他坚决不收,说这是做医生的道德底线,绝不能违犯。对于获得的各项奖金,他全部捐献给国家和研究基金会,帮助发展医学事业和奖励有突出贡献的青年医生。

王忠诚就是这样一个对病人极端负责、对事业无限热爱、甘愿无私奉献、医德高尚的好医生。

51. 二月河抗击疾病创巨著

二月河于 2018 年 12 月 15 日凌晨突发心力衰竭在北京逝世的消息传来，令人震惊和悲痛。笔者曾聆听他在不同场合所做的声情并茂的报告和生动幽默的讲座，也曾写过他苦读、苦学、苦写取得成功后注意维护健康的事迹（载于《健康时报》2006 年 8 月 14 日）。至今他的音容笑貌如在眼前。

多年来，二月河是一直与病魔进行搏斗的，他因拼命苦写"落霞三部曲"而患病，当疾病好转后又拼命继续创作，还兼任了一些社会职务。2011 年 6 月 26 日受聘郑州大学文学院院长。按说与笔者在同一个单位，但知道他太忙，不忍心单独打扰他，现在已没有这种机会了。笔者对这位文学泰斗最敬佩的就是他不畏艰苦、不惧病痛、坚持创作，敢为历史发真言，敢为人民鼓与呼的精神。

在部队锻炼成长

二月河原名凌解放，1945 年 11 月 3 日出生于山西昔阳。出生不久，就随早年参加革命的父母转移到河南，并在南阳市长大。

他从小就特立独行，率性而为，喜欢热闹，经常摸鱼、抓螃蟹。也喜欢看课外书，先后读完了《三国演义》《西游记》《水浒传》《钢铁是怎样炼成的》等文学名著。

高中毕业后，1968 年他参加了解放军，到了山西太原，任务是打坑道、挖煤窑。二月河在施工中总是冲在前干在前，哪里危险多他就出现在哪里,曾被水淹过,电打过,还出过车祸。就是在这样的情况下,二月河没有放松学习。部队首长见他爱看书学习,就把他调到团里办黑板报,当上了全团的新闻报道员,写的消息经常见报,有一篇数千字的通讯,还登上了《解放军报》。

在军营的10年,二月河表现优秀,先后入党、提干,由战士、宣传干事到连副指导员,还被评为全国自学成才奖。二月河提起这段生活说:"没有部队的培养,就没有今天的二月河。""军队是个大学校,是锻炼青年人的熔炉,对各种各样的人才进行淬火,走进军营是一生的荣幸。"

发奋创作心力交瘁

1978年,33岁的二月河转业回到南阳市委宣传部当了一名干事,不久任副科长。他开始进行红学研究。1980年,他写了一篇《史湘云是"禄蠹"吗?》的文章寄到有关刊物,但杳无音信。于是他给红学专家冯其庸写了一封信,并寄上稿件。冯老带着他参加了全国第三次《红楼梦》学术讨论会,称赞他的论文"想象丰富,用笔细腻,是小说的笔法",鼓励他写小说。

1982年10月,二月河赴上海参加红学研讨会。有学者叹惜:康熙宏才大略,却没有文学作品写他。二月河就站了起来说:"我来写!"

从那时起,二月河开始了他"落霞三部曲"的创作。条件很差,白天他带着无人照看的女儿上班,晚上在全家居住的29平方米的斗室里,铺上满地报纸,蹲在上面汗流浃背地查资料,每天晚上都熬到凌晨两三点。写作夜以继日,每日少则千余字,多则上万字。

每当深夜困盹难忍时,他就用烟头烫自己的手腕,留下了斑斑伤痕。他说写作不但是一种资源消耗、体力消耗,而且是极大的感情消耗。

夏季酷热,还有蚊虫叮咬,他仍伏案疾书,将水桶放在桌下,双脚插进水桶里,既挡蚊子,又降温取凉。日写万字时,他的头发一绺绺地往下掉。

功夫不负有心人。二月河写出了 150 万字的四卷《康熙大帝》一举成名。他并不满足，紧接着先后开始了《雍正皇帝》和《乾隆皇帝》的写作。520 万字的"落霞三部曲"出版后，好评如潮，多次重版。

面对鲜花、掌声，他称这是人生的作料，人不能把味精当饭吃。有人说他是"一不小心成了作家"，他不同意，说："我创作靠的不是才气，而靠的是自己的力气。"

勇敢抗击疾病，心系弱势群众

进入知天命之年后，二月河患有高血压、糖尿病、脑栓塞后遗症，还有哮喘等疾病。患病原因，长期熬夜、用脑过度、生活无规律可能是主要的，但与饮食无节制、烟不离手、大块吃肉、大碗喝酒等习惯和嗜好也密切相关。

患病后，二月河听取医生建议，注意调整身心。我在《健康时报》发表的那篇文章中，曾根据他的有关讲话和有关资料，归纳了他的四项调整措施。

一是激流勇退，调整计划。他原来设想宏伟，打算写太平天国、第二次鸦片战争等。以后他说，身体好转前不会再创作长篇。他说："做不来大的，先做点小的，也不能不写，两天不写就手足无措、心里发慌，还是要做点事，能做多少是多少。"

二是合理安排，适当放松。患病后，二月河不再通宵夜战了，下午一般不工作，而是喝喝茶、散散步、下下围棋，以调节身心为主。虽然脑栓塞损伤了一些脑细胞，但他从未间断写作，保持着敏捷的思维。

三是节制饮食，戒烟限酒。二月河豪爽、豁达地说："在部队开山、挖煤、运石头时，凭的是力气，所以能吃，最多一次能吃六七个馒头，二锅头一次能喝一斤六两，羊肉一次能吃一斤多。"自从患了糖尿病后，他再也不敢那么吃了，而是严格限制主食，多吃豆类、青菜，对含糖量和热量小的黄瓜情有独钟。过去他嗜烟如命，这时也基本与烟告别了。

四是淡泊平静,宽厚随和。二月河虽然已经功成名就,但仍然保持着布衣本色,淡迫名利。他有一个温馨和睦的家庭,他乐意为妻子和女儿当"老炊",在女儿考军校时,他接连为女儿做了81天的饭。用他的话说,从家务劳动中,他获得了乐趣,获得了精神享受。

二月河的这些措施证明是有效的。他调整身心后,带病继续创作,佳作频出;他带病继续为国家为人民做出了杰出贡献,又度过了16个年头。作为全国人大代表,他提出了免除农业税、摒弃高薪养廉等提案,被采纳。他关心弱势群体,捐助上百万元。他担任郑州大学文学院长后,提出捐献自己在郑州大学的全部工资,设立奖学金,用以资助品学兼优的贫困生和学术研究成果突出的教师。到目前为止,已经有数十名教师和数百名学生获得了此项奖励。

有句俗话:"受多大的苦,得多大的福。"如果不肯受苦,会有成功的二月河吗?如果患病后就躺倒养病,能有忧国爱民贡献卓著的二月河吗?看来苦和福是有一定因果关系的。

二月河对生死态度豁达。2017年接受记者采访时说,身体状况虽然还可以,但参加活动会控制时间,体力和精力都跟不上了。他曾经说过,"在我死了之后,就把我的扔在黄河里面,因为我热爱这条河,我从小就在黄河旁生长,我就是黄河的孩子"。

二月河奔流远去不复返了,但他的高风亮节、拼命三郎般的读书创作、顽强与多种疾病搏斗、深厚的家国情怀等,将与他的"落霞三部曲"一样,继续放射灿烂的光辉。

52. 试管婴儿技术开创者爱德华兹

试管婴儿是解决不孕不育的重要临床技术手段，给很多不孕不育家庭带来了福音，有利于提高不孕症病患家庭的生活质量。同时，试管婴儿技术的研发也推动了胚芽早期肿瘤发生和流产病因学的研究，提高了避孕技术整体的研究水平。

但是，试管婴儿的研究经历了一个较长的实践过程，中间也引起了激烈的争论，有人指责这是违反了伦理道德，有人怀疑、嘲笑。有一位学者却不辞辛劳，不惧流言蜚语，潜心执着研究实验，终于获得成功。这位学者就是英国生理学家罗伯特·爱德华兹，他被誉为"试管婴儿之父"。

世界上第一个试管婴儿诞生

爱德华兹 1925 年出生于英格兰曼彻斯特。第二次世界大战中服完兵役后，他进入威尔士大学班戈分校和爱丁堡大学学习生物学，1948 年毕业于威尔士大学农业和动物学专业；1955 年获得爱丁堡大学生物学博士学位，论文内容为小鼠胚胎发育。1958 年，爱德华兹进入英国医学研究院，开始在生殖医学领域的研究。

自 1963 年起，爱德华兹任剑桥大学教授，并与帕特里克·斯特普托医生共同研发体外受精技术，多次进行试验，历时 12 年之久，但都没有成功。

爱德华兹曾对来访的记者说："我常被人们称为疯子，没人愿意在伦理方面冒险。许多人对我说,你研究的那些孩子(试管婴儿)是不会成功的。也有人说,即使成活,也难正常发育,搞不好会成为一名畸形怪物。但我不会因此停止研究的进程。"

1978 年 7 月 25 日,世界上第一个试管婴儿路易丝·布朗出生了,在当时可谓惊世骇俗。

这名试管婴儿是一位伦敦妇女莱斯利·布朗和她的丈夫约翰的孩子。

由于布朗夫人的输卵管有缺陷而不能妊娠。爱德华兹在斯特普托医生合作下,通过手术将卵细胞从卵巢内取出,放在实验用的盘子上与精子结合,然后将胚胎植入布朗的子宫内,在子宫内胚胎发育正常。

这名女婴是在奥德海姆中心医院通过剖腹产接生的,重 5 英磅 12 盎司,她被取名为路易丝·布朗。

路易丝·布朗出生的消息立即成为全球报纸的头条,这名女婴的诞生是爱德华兹和斯特普托的第一次成功,也是对他们多年辛勤研究的最好回报。

1983—1984 年,爱德华兹创立了欧洲人类生殖和胚胎学研究会,并创办《人类生殖》杂志;他同时还是授精研究领域多本顶尖期刊的编辑,是剑桥大学名誉退休教授。2001 年,由于在人类不育症治疗领域的突出成就,他获得美国阿尔伯特·拉斯克医学研究奖。因创立了体外受精技术,2010 年 10 月 4 日获诺贝尔生理学或医学奖。诺奖评委在颁奖后说,全世界大约有 10% 的夫妇遭受不育症的折磨,这一切都随着体外受精技术的问世而得到解决。

获奖引发争议

爱德华兹获得诺贝尔奖的同一天,梵蒂冈对诺贝尔生理学或医学奖评审机构进行了猛烈抨击,认为有关决定"不恰当"。

体外受精技术开始研究时就饱受争议,有人认为这违反伦理道德。代表教廷的宗座生命学院院长鲍拉向意大利通讯社指出:"我肯定选择爱德华兹为诺贝尔奖得主是完全不恰当的。"他说:"没有爱德华兹,世上便没有售卖数以百万卵细胞的市场,也没有大量放满胚胎的冷冻库。在最好的情况下,那些胚胎会植入子宫内,但它们最有可能的下场却是遭弃置或死亡。"

教廷向来将体外受精视为不道德,因在有关过程中,有大量胚胎遭弃置。总部设于梵蒂冈的国际天主教健康照护联盟发表声明,对爱德华兹获奖感到"惊愕"。

"世界第一例试管婴儿"路易丝·布朗,出生后过着幸福平静的生活。1983年她5岁时,父母首次向她讲了她来到这个世界的过程,并给她看出生时的录像。1984年,她妈妈又用试管受精方式为她生下了妹妹娜塔莉。路易丝·布朗从小上学,以后当了邮递员。2004年9月,路易丝·布朗和她的丈夫银行保安员穆林德结婚。在4年后她通过自然方式妊娠,并顺利生下一名男婴。如今,路易丝·布朗是一名船运公司的行政助理。这证明,试管婴儿并无不同。

2018年11月15日,路易丝·布朗在重庆召开的我国生殖医学学术会议上出现,40岁的她见证了人类在胚胎学上的重大进步。她提到有人问她母亲:"路易丝与常人有什么不同?"她母亲反问:"你以为她有两个脑袋吗?"

首例试管婴儿和以后陆续诞生的试管婴儿,不仅给他们的家庭带来惊喜,而且健康成长,像普通人那样结婚生子。试管婴儿是针对患有疾病的夫妇采取的补救生育措施,在伦理道德上并不存在问题。事实胜于雄辩,那些怀疑、嘲笑、攻击者也就销声匿迹了。

2013年4月10日,剑桥大学发表声明:"他的家人怀着极其悲痛的心情宣布,罗伯特·爱德华兹爵士、教授、诺贝尔奖得主、试管授精技术的联合创始人,在睡眠中平静地离世。"享年87岁。

试管婴儿技术的进展

据2018年7月媒体报道,国际辅助生育技术监控委员会发布的一项报告显示,自1978年首名试管婴儿诞生以来,全球已有超过800万试管婴儿降临人世。目前每年成功通过该技术生育的婴儿人数已超过50万。

我国在这方面的工作起步相对较晚,1985 年我国台湾省出生第1 例试管婴儿,1986 年香港也出生 1 例。大陆首例试管婴儿于1988 年 3 月 10 日出生。到目前为止,国内已有上百家医疗机构开展了这项工作。

试管婴儿的全称叫作"体外受精胚胎移植",是把卵子和精子取出体外,在体外人工控制的环境中完成受精过程,然后把早期胚胎移植到女性的子宫中,在子宫中孕育。试管婴儿的技术主要是为了解决女性输卵管的功能出现问题,无法完成排卵,或者是男方的精子无法完成正常的受精功能。

目前试管婴儿技术日益完善,而且不断取得新进展。如我国1988 年配子输卵管内移植婴儿、赠胚试管婴儿、冻融胚胎试管婴儿相继诞生;1996 年卵细胞浆内单精子显微镜注射技术(ICSI)试管婴儿诞生,2000 年胚胎植入前遗传学诊断(PGD)婴儿诞生,2006 年"三冻"试管婴儿诞生。赠卵、卵母细胞冷冻、辅助孵化、囊胚培养、未成熟卵培养等技术也成功应用。

通常讲有三代试管婴儿。

第一代试管婴儿:即常规体外受精胚胎移植。主要适用于女方因素导致不孕的夫妻。

第二代试管婴儿:即单精子卵细胞内注射。主要适用于男方因素导致不育的问题,如男性严重少、弱精或者是无精症,需要睾丸活检才能取到精子。

第三代试管婴儿:也称胚胎移植前遗传学筛查或诊断。主要适用于有染色体疾病的夫妻和一些特殊情况,如夫妻一方有染色体异常的;生育年龄较大的女性、多次移植失败以及复发性流产而无染色体异常的夫妇。

因此,试管婴儿的"代"并不代表技术水平高低,而是所采用的技术不同。因此,采用哪种技术要针对不同适应证慎重选择。

53. 研究人工授精的先驱

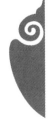

人工授精是生殖医学常用的辅助生殖技术，其历史可以追溯到200多年前。

有人把人工授精与试管婴儿混为一谈，实际上两者有明显不同。人工授精是将精液用人工方法注入女性子宫的受孕方法；而试管婴儿是把女方卵子取出与精子在体外结合，形成胚胎，然后转移胚胎到宫内的受孕方法。前者是母体内授精，而后者是母体外授精。人工授精首例成功是1799年，而试管婴儿首例成功是1978年，相距179年。

谁研究成功了首例人工授精呢？他就是英国医生约翰·亨特。他被称为解剖学与现代外科医学的奠基者。

亨特取得多项医学成就

1728年，亨特降生于苏格兰一个穷苦人家。小时候的亨特讨厌书本，不爱学习，就喜欢去野地游玩，不是上树摘鸟巢，就是捕捉昆虫，追赶研究动物，他还尝试着做桌椅。

看到亨特这种情况，再加上家境贫困，父母就让他退学了，送他去做了几年的木匠。20岁时，他投奔远在伦敦的哥哥威廉。威廉拥有一个解剖学学校，亨特就先从哥哥的助手做起，帮助做解剖。不久亨特发现这正是他喜欢又擅长做的事情——不知疲倦地进行实地解剖。他的哥哥虽然受过外科训练，但有时有晕血反应，亨特便渐

渐接手外科解剖工作。他每晚只睡 4 个小时,只要能找到的动物如猴子、鲨鱼、海象、野鸡、熊、海豚等,他都解剖过。

在解剖动物基础上,亨特进行了人体组织的研究。那时解剖死人被认为是邪恶之事,但亨特却坚持解剖人体,他认为做外科手术,不了解人体结构是不行的。

亨特通过尸体解剖,对人体内部了如指掌。1785 年 12 月,一位45 岁的马车夫大腿根部胀痛,几乎不能行走。这在当时,只能做截肢手术。亨特检查后,分析胀痛是由动脉瘤引起的,于是在患者胀痛上方的腹股沟处切开,然后在肿痛处用四卷绷带系紧,帮助动脉恢复正常。6 周之后,马车夫竟恢复了正常行走。

亨特还是第一个系统研究炎症反应的医学家,"发炎"这个词就是他提出的;皮下肌腱切断手术也是由他首创。

18 世纪,以梅毒和淋病为主的性病在欧洲流行,而当时医学界对此类疾病了解甚少。亨特为了研究这种传染病,进行了自体试验:他从一名淋病患者身上取下一点病灶处的分泌物,分别刺到自己阴茎的龟头和包皮上。2 天后,接种部位奇痒,继而发红肿胀,并形成瘢痕。在观察病变的过程中,亨特在患处涂敷了腐蚀剂,以后又试用汞制剂进行治疗。试验历时 3 年,病患才基本治愈。为此亨特不得不一再推迟婚期。虽然此次试验,亨特把淋病和梅毒双重感染者误认为单纯淋病患者,得出了"淋病引起下疳"(其实是梅毒引起下疳)的错误结论,但他的自体试验却为性病的传染性、症状和体征、病程以及制剂治疗的效果研究,提供了珍贵的科学资料。

根据史料记载,亨特于 1799 年,为一对因丈夫严重"尿道下裂"而导致不能生育的夫妇,实行了人工授精,妻子成功妊娠,并生下了一个孩子。

人工授精是怎么回事

人工授精是指采用非性交的方式将精子递送到女性生殖道中以达到使女子受孕目的的一种辅助生殖技术。1982 年我国首例人工授精儿在湖南医学院降生。1983 年,湖南医学院用冷藏精液人工授精成功。1984年，上海第二医学院应用精子洗涤方法人工授精成功。北京、青岛、广州等地也相继开始了人工授精工作。1987年河南省妇幼保健院（现郑州大学第三附属医院）建立了河南省第一家人类精子库，并将人工授精技术应用于临床。

相对于试管婴儿而言，人工授精受孕率偏低，但更为简单、花费少、易操作。根据精液的来源，目前将人工授精分为以下几种形式。

1. 夫精人工授精

即用自己丈夫精液做人工授精，称丈夫人工授精，也称配偶间人工授精或同种受精。适应证：男性性功能障碍、轻度弱精症；排卵障碍；不明原因不孕；女性子宫内膜异位症（轻中度）；宫颈性不孕。

2. 供精人工授精

即用他人（自愿供精者）的精液做人工授精，称供精者人工授精，也称非配偶间人工授精或异种授精。适应证：睾丸性无精子症、梗阻性无精子症、严重的少精子症、弱精子症和畸精子症；输精管复通失败；射精障碍；男方和（或）家族有不宜生育的严重遗传性疾病；母儿血型不合不能得到存活的新生儿。

这种形式由于涉及法律、伦理等社会学问题，在应用时，必须是男女双方自愿，甚至还要在其亲属同意的情况下才可施行。

3. 混合人工授精

即用他人精液和丈夫精液混合后进行的人工授精，较少应用。

实施供精人工授精技术的机构应建立严格的保密措施，确保患者的个人隐私安全；建立切实可行的随访机制，保证及时准确地向精子库反馈妊娠及子代情况；建立可靠的运行机制，配合计算机辅助管理系统，严格控制每一位供精者的冷冻精液，最多只能使5名妇女受孕。

授精部位也可根据不同情况，分别采用阴道内人工授精、宫颈管内人工授精、宫腔内人工授精和输卵管内人工授精。

我国卫生部先后颁布的了《人类辅助生殖技术管理办法》《关于修订人类辅助生殖技术与人类精子库相关规范、基本标准和伦理原则的通知》和《人类辅助生殖技术与人类精子库校验实施细则》等系列法规，必须严格遵守。

发现不孕症怎么办

育龄夫妇有正常性生活、未采取避孕措施,1~2年尚未受孕或未能生育者,那就可能是医学上所说的"不孕症"了。

不孕的原因很多,双方共同因素有染色体、内分泌、免疫抗体;男方因素有性功能障碍、精液异常等,女方因素有排卵障碍、各种因素引起卵巢功能紊乱导致的无排卵等。

夫妻二人切莫互相埋怨、指责,而应当一同去医院进行必要的检查,然后针对病因采用相应的措施治疗。如精子子质量低下,可采用中西药物改善精液质量。如输卵管伞端粘连阻塞,可进行盆腔粘连松解术和输卵管伞成形术;如为轻度输卵管积水可行输卵管造口术;有排卵障碍可采用药物或手术方法诱发卵巢的排卵功能等。同时还应注意与妊娠有关的其他健康问题,如改变吸烟、酗酒等不良习惯,做到生活规律、心态正常,减轻超重的体重等。

在采取多种方法治疗后,要观察至少2年。如无效后再进一步查找原因,然后根据具体情况听取医生建议,选择适合的助孕方法,如人工授精或试管婴儿等。

人工授精需要选择有有条件的医院严格把关,按规范慎重进行,切不可"病急乱投医",找非正规医院进行,造成难以挽回的不良后果。

54. 巨资捐赠医疗的邵逸夫

你对邵逸夫老人或许不了解，但这个名字可能并不陌生，因为以邵逸夫命名的教学楼、医院、图书馆、科技馆等遍布各地。他还是一位长寿者，享年107岁。从他身上，我们可以看到中国急公好义的传统美德，也可以见证"仁者寿"的名言不虚。

献身影视业，勇拓新境界

邵逸夫原名邵仁楞，1907年生于浙江宁波镇海。他的父亲邵玉轩主要做颜料生意，在20世纪初的上海工商界颇为活跃。1920年邵玉轩病逝，邵家的众兄弟无人继承父业，几乎都进了娱乐圈。邵逸夫在家中排行第六，人们称他为"六叔"。逸夫是他的号，他希望能闹中取静，忙里偷闲，安逸地度过一生。

邵逸夫擅长摄影，1925年与兄弟分工合作，创立了天一电影公司，制作了第一部武侠片《女侠李飞飞》等。由于出品影片多且快，又首拍古装片、武侠片，剧本也多取材于老百姓耳熟能详的故事，故拥有了不错的口碑。

但不久，天一公司受到上海六家电影公司的挑战。邵氏兄弟决定避开锋芒，转到南洋，开拓华人电影市场，逐渐组成庞大的院线和发行网络。

1930年，邵逸夫前往美国购买有声电影器材，途中轮船触礁沉没，他抱着一小块木舢板，漂泊一夜后终于获救。1932年，邵氏兄弟

在香港摄制完成第一部有声影片《白金龙》。

1937 年后,南洋沦陷,邵氏兄弟的影业公司被迫关门。抗战胜利后,时年 50 岁的邵逸夫雄心不减当年,从新加坡转战香港,成立了邵氏兄弟(香港)电影公司。

邵逸夫以 32 万元买下当时还是一片贫瘠的清水湾地皮,修建了占地近 80 万平方英尺的邵氏影城,每年产量高达 40 多部影片,有"东方的好莱坞"之称。截至 1987 年退出电影市场,共拍了 1000 多部;获得过金马奖、金像奖等几十项大奖。

20 世纪 70 年代后,香港电影产业一度式微。1987 年,邵氏正式停产,邵逸夫则转战电视圈。他集中力量经营所属的明珠台和翡翠台两家电视台,将"邵氏影城"的明星和香港演艺的精英都网罗到门下,《上海滩》《射雕英雄传》等成了一代人的集体记忆。

2011 年邵逸夫正式退休。2014 年 1 月 7 日,邵逸夫逝世,享寿 107 岁。

热心慈善事业,捐赠教育医疗

邵逸夫由电影大亨的悭吝本性转变为慈善大家是有一个过程的。

《南北极》杂志曾刊登一则笑话,说的是 1970 年,一位电影公司总裁,每天都开着豪车从香港一家敬老院门前经过。院内一位贫苦老人,写了一封信,请他资助一下。没过几天,他收到了这位总裁寄来的支票,其数额只有区区 500 港元。这位总裁指的就是邵逸夫。

1985 年,邵逸夫的三哥在新加坡逝世。邵山客对员工太吝啬,对公益慈善贡献太少。邵山客去世后把巨额财富带进了棺材,"吝啬"的口碑再也无法改变。

这件事对邵逸夫刺激很大,他不愿步三哥的后尘,想在有生之年改变吝啬形象。他明白了:做善事,花钱留美名,对社会有好处,人活得痛快。

邵逸夫萌发了捐钱办学及提高医疗水平的念头。本着"丈夫贵兼济,岂独善一身"的信念,从事慈善事业。他并非香港最有钱的人,但却是香港富豪中屈指可数的大慈善家。他说:"一个企业家最高的境界是慈善家""我的财富取之于民众,应用回到民众"。

1973 年,邵逸夫设立了邵氏基金会。据教育部统计,自 1985 年以来,邵逸夫通过邵逸夫基金与教育部合作,连年向内地教育捐赠巨款建设教育教学设施,截至 2012 年赠款金额近 47.5 亿港元,建设各类教育项目 6013 个。历年捐助社会公益、慈善事务超过 100 多亿港元。

2008 年 5 月 15 日,也就是 5·12 汶川地震三天之后,邵逸夫及夫人方逸华,即向教育部表示捐款 1 亿港元(折合人民币约 9000 万元),为灾区师生重建校舍,使他们早日重返校园。

2002 年,创立邵逸夫奖,每年选出世界上在数学、生命科学与医学及天文学方面卓有成就的科学家进行奖励。

1990 年,中国政府将中国发现的 2899 号行星命名为"邵逸夫星"。2008 年,邵逸夫被中华人民共和国民政部授予"中华慈善奖终身荣誉奖"。

特色独具的长寿秘诀

邵逸夫活到 107 岁的高龄,他是如何保持长寿的呢?曾有媒体询问邵逸夫的养生秘诀,他笑着回答:"秘诀有三,一是勤奋工作,二是笑口常开,三是每天练功。"具体讲来,有以下几点。

首先,看邵逸夫之勤奋。他忘我投入工作"实属罕见"。他 70 岁高龄时,仍每天工作 16 小时。他每年要看六七百部影片,最高纪录是一天看 9 部片子。他曾说:"我做事的态度,便是要把每件事都做好,即使是最微细的部分,也要彻底做好。一样事情不做到十全十美,我是绝对不放松的。"为了保证影片质量,他严格把关。出现劣片,若无法补救,宁愿烧掉。

工作如此劳累,对身体影响如何呢?邵老说:"只有保持工作才会长寿。"他每天晚上只睡 5 个小时,中午小睡 1 个小时,其余时间都在工作。因为热爱事业,工作紧张,乐在其中,当然有利长寿。

其次,看邵逸夫的运动。邵逸夫注重养生始于中年,生活有规律,每天除了以走路来代替运动之外,他还要读报 1 小时左右,每年出门旅行一次。邵老说:"我走路是不用拿棍子的。长寿之道在于运动,我每天早上要练 45 分钟气功。"他还有一个独特的锻炼方法,即每晚睡前躺在床上,脚掌前后、左右摆动 64 次,还要转 64 圈。除了经常参加社会活动外,他还经常到国内外各地游览和考察。如为了资助教育医疗,他曾到福建、浙江、内蒙古等地,深入基层实地考察,饱览祖国大好河山。这也有利于长寿。

再次,说饮食。初时,他以炖人参进补,后来改为每天口含一片人参,老年后就不再依赖人参了。他有"三不做":赌钱、喝酒、不正常(刺激)的事不能做。在饮食上,除了酒以外,可以说是"百无禁忌",牛扒、鸡翅等照吃不误,他遵循的是"营养平衡"。他认为:合理的营养是代谢的基础,膳食中既要保持充足的蛋白质,又要补充必要的维生素和微量元素。食量不多,但营养平衡,对健康是有利的。

最后,说笑口常开。邵逸夫宽厚温和,乐善好施,把大量金钱捐助教育和医疗事业,对培养下一代和解除人们的病痛做出了重大贡献。人们钦佩他,感谢他,国家给了他很高的荣誉,这当然使他感到荣幸。他不做金钱的奴隶,而追求社会美满幸福,安心处世,心理宁静,精神上获得了最大的满足,当然会笑口常开,也给他带来了健康长寿。

邵逸夫走了,但以他的名字命名的逸夫楼、逸夫学校、逸夫医院还在,他的乐善好施精神还留在人间,值得人们久久缅怀。

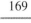

55. 致力卫生事业发展的霍英东

霍英东是一位实业家，又是一位爱国人士。他早年即积极投身祖国建设，以后又大力支持改革开放，成为最早到内地投资的香港企业家之一，同时他大力推进祖国教育、卫生和体育事业发展。2018年12月18日，党中央、国务院授予霍英东改革先锋称号，颁授改革先锋奖章，并获评为国家改革开放做出杰出贡献的香港著名企业家和社会活动家。

打工仔的致富路

霍英东1923年5月10日生于香港的舢板上，原名官泰，祖籍广东番禺。7岁那年，他丧兄丧父，曾就读于香港皇仁书院，后因抗日战争爆发辍学。因家境贫苦，他当过船上的烧煤工、糖厂学徒、修车学徒、修建机场的苦力，开过小杂货店。他一度一事无成，干了7份工作全被辞退。霍英东当时想：或许生活就是这样，命运就是这样。

霍英东并没有灰心丧志，他善于抓住商机。抗日战争刚刚结束，香港百废待兴、运输业急需发展。年仅20岁的霍英东，与母亲商议，毅然把一直经营的杂货店出卖，把所得的7000港元全部投入香港的舢运业中。而在当时的香港，要处理战后大量物资和沉船，舢运业生意良好，霍英东收获了第一桶金。

30岁那年，他把目光投向了香港房地产业，决定把自己的资金全部押在地产上大干一场。结果，在短短一年间他就赚了超过

600万港元。1955年初，霍英东在铜锣湾建成了当时香港的最高建筑蟾宫大厦，自己住在顶层。这个舢板上出生的孩子，从未想过自己会在短时间内站上这样的高度。在这几年里，霍英东首创了"分期付款"和"卖楼花"，并制定了大厦的公共契约，这些招数如今已成为全世界地产行业通行的惯常做法。到了20世纪60年代初期，霍英东已成为香港的超级富豪之一。

大力投资国内建设

20世纪70年代末，国家改革开放伊始，霍英东就着手筹划到内地投资。1979年，他投资兴建中山温泉宾馆，成为最早到内地投资的香港企业家之一。

1983年，霍英东投资5000万元，与广东省政府合作，兴建广州白天鹅宾馆，成为我国第一家由中国人自己设计、施工和管理的五星级酒店，得到了邓小平同志的好评。

接着，霍英东投资打造内地海滨新城 他先后投资超过50亿港元。他大力投资故乡番禺南沙。昔日这里被讥为"番禺的西伯利亚"，但霍英东认为当地可连接西面江门一带，建议国务院1993年批准该地为经济技术开发区。霍英东当时与多个财团捐款建造虎门大桥，使江门一带往东的行程缩短近102千米。过去数十年来，霍英东用作慈善的捐款超过150亿港元。

热心体育事业

霍英东从年轻时就爱好体育运动。他早年组织足球队，更亲自参加小型球队比赛。后来成立东升足球队，加入香港甲组足球联赛，曾长期担任香港愉园体育会会长一职。1970年出任香港足球总会会长，成为首位华人会长。霍英东曾获得两届全港网球双打冠军。

霍英东以极大热情协助中国重返国际体坛。为了恢复中国在各项国际体育组织中应有的地位，霍英东到各种国际赛事中奔走呼

吁,不遗余力。1984 年,中国重返国际奥委会后,第一次参加奥运会,他不顾威胁,带着全家人一起前往美国洛杉矶。在那里,他见证了许海峰、李宁取得奥运金牌。国歌响起、五星红旗升起的时候,霍英东说,那是他一生中最难忘的时刻之一。

1984 年 10 月,霍英东投资一亿港元,成立"霍英东体育基金会",并以此名义捐赠金牌给中国奥运获奖运动员,同时兴建了北京亚运村的"英东游泳馆"。

后来,凡是大大小小的国际比赛,他都带头捐钱。北京申办亚运会成功,他捐建了亚运村的游泳馆,后来兴建了北京贵宾楼。

为了配合北京申办 2000 年奥运会,霍英东全球奔走。2000 年申办失败后,霍英东因患淋巴癌,将体育重任交给了长子霍震霆,他依旧以其他方式参与了北京奥运会的工作,在捐赠建设水立方场馆中,他的捐赠最多。

爱国情深贡献多

霍英东年轻时就有报效国家的志向。我国抗美援朝期间,西方国家对我国实施全面禁运,港英当局也以"缉私"为名派武力禁运。而霍英东却在香港组织了颇具规模的船队,冲破重重封锁,为祖国运送了大量钢铁、轮胎、汽油、药品等急需物资,有力地支援了抗美援朝。从 1950—1953 年的 3 年间,霍英东起早摸黑承受风险、担惊受怕,人瘦得只剩下不到 100 磅。后来,周恩来总理曾用"患难之交"来评价以他为代表的港澳同胞在新中国最困难时期所提供的帮助。

20 世纪 60 年代初,霍英东顶住港英政府的压力和阻挠,积极支援内地经济建设,反映香港同胞的心声和诉求。

霍英东对邓小平提出的"一国两制"伟大构想十分赞成,并衷心拥护中央对港的方针政策,为此在香港积极做工作。在香港回归前,他担任了香港特别行政区基本法起草委员会委员、预备工作委员会副主任等,为确保香港平稳过渡、顺利回归和长期繁荣稳定,做出了突出贡献。香港回归祖国后,他运用自己的社会影响力,积极贯彻落实"一国两制、港人治港、高度自治"的方针,全力支持特别行政区行政长官和特区政府依照基本法施政,为维护香港繁荣稳定做出了新的贡献。

霍英东长期担任全国政协副主席,积极参与国家大政方针和重要事务的协商。他利用自己在海内外的特殊影响,广泛宣传中国改革开放和现代化建设的伟大成就。1997年7月,香港特别行政区政府授予他大紫荆勋章。

与淋巴癌搏斗创"冰火浴"

1984年初霍英东突然病倒,经医院检查确诊为患淋巴癌。同时患淋巴癌的还有一位知名人士。中央请他们来北京治病,霍英东应邀前来。那位知名人士到美国治疗,不久去世;而霍英东在北京治疗获得良好效果。

1984年10月1日,身体康复的霍英东,应邀参加国庆35周年纪念日,登上天安门观看庆祝仪式。他第一次被安排到城楼上,看到了巨型导弹、新型坦克。一位女记者问他有什么感想,他一时控制不住激动的情感,竟然热泪盈眶。

除了接受北京医院精心治疗外,霍英东还自己创造了"冰火浴"疗法,即在冰水中浸1分钟,再到桑拿浴中温浴1分钟,每天坚持5次。他认为这有利于促进血液循环,一直坚持20年,直到81岁才停止。

2006年10月28日,霍英东在北京逝世,享年84岁。新华社发表通告称,霍英东是"杰出的社会活动家,著名的爱国人士,香港知名实业家,中国共产党的亲密朋友"。

霍英东晚年曾说:"回首往事,我仰不愧于天,俯不怍于人。"又说:"最大愿望,就是看到国民真正富裕起来。"这是多么豪放壮阔的胸怀,他的贡献将永驻史册。

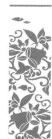

56. 助推思想解放的电影艺术家谢晋

谢晋导演的电影都很有特色，唤起人们对美的向往，特别是改革开放初期，拍摄的影片，思想性和艺术性都很强，展现了我国人民思想解放、时代风云激荡的历程，为拨乱反正、解放思想发挥了积极作用。2018年12月18日，党中央、国务院决定授予谢晋"改革先锋称号"。

初出茅庐成绩斐然

1923年11月21日，谢晋出生于浙江省绍兴市上虞区，在家乡度过童年。1939年，随父母迁居上海，就读于大夏附中、稽山中学高中，业余时间到华光戏剧专科学校、金星电影训练班学习，并参加由于伶等人支持的学生戏剧活动。

1941年高中毕业，考入四川江安国立戏剧专科学校。1943年，主动辍学，跟随马彦祥、洪深、焦菊隐去重庆中国青年剧社工作，在《少年游》等戏中担任剧务、场记和演员。

1947年，他在南京国立戏剧专科学校导演专业复学，1948年毕业，加入大同电影企业公司任副导演。1950年后相继在长江电影制片厂、上海电影制片厂任导演。1957年，谢晋执导的《女篮五号》是他的成名作，也是中国第一部彩色体育故事片，获上海市文学艺术杰出贡献奖等多项奖励。

1960年，谢晋执导《红色娘子军》。这部影片获1962年首届中国电影百花奖最佳影片、导演奖。

1965年,谢晋开拍了展现越剧演员在新旧中国命运转折的影片《舞台姐妹》。1980年获英国第24届伦敦国际电影节英国电影学会年度奖;1981年获菲律宾马尼拉国际电影节金鹰奖等。

为改革开放大显才艺

1976年之后,谢晋重新焕发艺术才华,导演了许多令人感动而且难忘的影片。1979年,他执导的《啊!摇篮》获文化部1979年优秀影片奖。1983年,执导《秋瑾》,在意大利举办了"谢晋电影回顾展"。

1984年,执导的《高山下的花环》,表现了当代军人"位卑未敢忘忧国"的崇高精神,因此获第8届大众百花奖最佳故事片奖、文化部1984年优秀影片一等奖等。

1986年,谢晋导演了《芙蓉镇》,获第7届中国电影金鸡奖最佳故事片奖、第10届大众百花奖最佳故事片奖等,还获得了捷克卡罗维·发利国际电影节大奖"水晶球奖"等。

1988年,执导影片《最后的贵族》,获第1届中国电影节荣誉奖。

1993年,谢晋拍摄了影片《老人与狗》。获得了上海电影评论学会1993年"十佳影片奖"。1995年,执导作品《女儿谷》获1995年第4届全国大学生电影节特别荣誉奖。

1997年,执导影片《鸦片战争》获第17届中国电影金鸡奖最佳故事片奖、加拿大蒙特利尔国际电影节"美洲特别大奖"。该片是中国电影界为纪念香港回归1周年而创作的一部献礼片,创下当时国内电影投资的纪录,也创下了国产片在国内的票房纪录。

1998年,谢晋获香港(海外)文学艺术家协会颁发的中华文学及艺术家金龙奖"当代电影大师"称号。2005年,谢晋获第25届中国电影金鸡奖终身成就奖。

谢晋在50余年的导演生涯中执导了36部影片,其中一半在中国电影史上产生过重要影响,受到观众的喜爱。评论家指出:谢晋执导的影片"记载了中国重要历史时期老百姓的命运,歌颂了人类的真善美。"谢晋"是中国电影的民族魂"。

谢晋还十分注意提携电影界涌现的新秀,不少电影电视导演、演员是在他的教导、帮助和影响下,逐步成长起来的,成为影视界的带头人、业务骨干和知名人物。

爱子情深,悲痛离世

谢晋的家庭十分不幸。他有四个子女,除了长子谢衍外,另两个儿子和一个女儿智力或多或少都有问题。其中,排行老三的二儿子因患肺炎早早去世。老四小名"阿四",患痴呆及癫痫。谢晋为了这个儿子操碎了心,洗尿布、理发、刮胡子等。有一次,阿四走失,谢晋夫妇俩心急如焚,找了一夜,第二天又在报上刊登"寻人启事",找到后激动万分。

谢晋说:"我爱自己的儿子,不管这个儿子智力如何。"阿四哮喘加重,他哀求医生,无论花多少钱,也要救治。阿四去世时,谢晋把自己关在家里几天不见人。

2002年8月,谢老成为全国特奥会爱心大使,他接受媒体采访时谈到自己的儿子:"弱智并不是傻子,他知道我爱他,他也用行动表示他也爱我。"

谢晋的大儿子谢衍学有所成,成了出色的导演。可是没想到,2008年8月23日,谢衍因患肝癌,在上海离世,年仅59岁。这对谢晋是个致命打击,看到自己寄予希望的大儿子也离他而去,他怎能不悲痛欲绝。

2008年10月17日,谢晋的夫人刚出院,上虞市春晖中学就派人来把谢晋导演接走了。春晖中学是谢晋的母校,这次是请他参加建校100周年活动的。

谢晋傍晚抵达上虞,免不了学友们畅谈聚宴,谢晋在宴会上喝了些酒。但18日早上7点40分左右,谢晋下榻的酒店服务员发现,谢晋已经停止呼吸,享年85岁。这与他大儿子之死仅相隔不到2个月。

谢晋平时身体尚可,如此匆匆离世,报道说是"突发心脏病逝世";也有人认为与他爱喝酒有关。他平日每餐不离酒,拍戏必备酒。早在2003年,医生就对他下了"禁酒令",但是他高兴时还是忍不住要喝两杯。这次可能多喝了些酒,诱发心肌梗死。

但笔者认为,他晚年丧子过分悲痛也对健康有很大影响。悲痛对人的身心健康是十分有害的。要战胜悲痛,需要心理治疗,设法宣泄和转移悲伤情绪。对老年人来讲,还要预防血压突然升高,心脏病复发,出现心脑血管疾病等情况,需要针对性使用药物预防和治疗,以避免发生不测事件。

名人医话

57. 赵丽蓉拒做药品广告

赵丽蓉原来是位评剧演员，但到了老年，却成了一位著名的小品演员。在小品中，她塑造了许多性格各异、风趣幽默、生动鲜活的喜剧人物形象，给广大观众带来了发自内心的欢笑，也受到很多启迪与教益。她不但演艺精湛，而且艺德高尚，特别是坚决拒绝做药品广告，使人感到了她的高尚品德。

塑造许多动人艺术形象

1928年3月11日，赵丽蓉出生于天津宝坻区。1932年，四五岁便守在侧幕看戏，6岁登台演"童儿"。

12岁拜马金贵为师，15岁在张家口以主演的身份登台，17岁加入门头沟"青年剧社"。后来，与小白玉霜等同在华北戏院演出。

1952年，参加总政解放实验评剧团后，与新凤霞合作，初演闺门旦，后演彩旦。1953年，到中国评剧院工作。

1956年，在评剧《刘巧儿》中饰李大婶。1962年，参加演出评剧《花为媒》，饰阮妈，后该剧被拍成电影，给人们留下了难忘的印象。在评剧中，她塑造了三仙姑、杨三姐母亲等性格鲜明的人物。

1988年，第一次登上春节联欢晚会舞台，表演小品《英雄母亲的一天》。

1991年，在电影《过年》中饰演主角母亲，获得了东京国际电影节最佳女主角奖和第十五届中国电影百花奖最佳女主角奖和第四

名
人
医
话

届中国电影表演艺术学会大奖。

1992年,在央视春晚中出演小品《妈妈的今天》;同年在陈佩斯执导的电影《孝子贤孙伺候着》中饰演小二娘。

1993年,与小品演员郭达、蔡明合作,出演小品《追星族》。1994年,和演员李文启、王涛合作,在央视春节联欢晚会中主演小品《吃饺子》。

1995年,在央视春节联欢晚会中主演小品《如此包装》,获得春节联欢晚会小品一等奖。1996年,在央视春节联欢晚会中主演小品《打工奇遇》,获得了春节联欢晚会小品一等奖。1998年,在央视春节联欢晚会中主演小品《功夫令》。

赵丽蓉在评剧舞台上演了众多的配角,但在小品舞台上,她是主角,她的演出是那样慈祥亲切、幽默风趣,使人们感到这位老奶奶朴实、真诚、不媚俗、不随波逐流。

杨三姐称赞:"你把我母亲演活了"

1956年,中国评剧院初排《杨三姐告状》时,剧组曾到杨三姐家乡河北省滦县上坡子公社双柳树大队体验生活并拜访过她。后来杨三姐到北京看演出,说要亲眼看看赵丽蓉,说:"这次能和赵丽蓉见上一面,再说上几句话,死都不冤了。"见了赵丽蓉,她拉着赵丽蓉的手说:"你演我母亲,演得太像了,走路说话、举止行为、行动坐卧,和我母亲一模一样,看着,看着,我的眼睛模糊了,好像我的母亲真的出现在我面前。"

听说杨三姐要回老家了。赵丽蓉就跑到她的住处送行,一步来迟,杨三姐已去火车站了。赵丽蓉急匆匆赶往北京站,终于在候车室找到了杨三姐,急忙拉住杨三姐的手说:"可找到您老人家了!"杨三姐激动地说:"你咋这实诚啊,大老远的,你又很忙,还跑来送我。"赵丽蓉微笑地说:"老人家,你来一趟北京不容易。这是10斤挂面,这是我炖的牛肉,还买了些苹果,这是50块钱,你在路上用吧。"杨三姐感激地说:"赵丽蓉啊,你真是让人想你呀!"

可见赵丽蓉对演出是多么投入。她对杨三姐付出了真诚的爱,

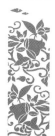

关怀照料得无微不至,她的演出怎能不真实? 怎能不感人?

坚决不做药品广告

赵丽蓉一生遭遇了许多坎坷,丈夫中年去世。她要照顾三个儿子,还有一个脑瘫的女儿。她一边演出一边照顾儿女,长期过着清贫的生活。在最艰难的时候。她穿的内衣都是补丁叠补丁。就这样,她从不把个人情绪带到舞台上,她说:"绝不能糊弄观众。"

改革开放以后,赵丽蓉出演的节目多了,生活条件有了改善。但并没有人们想象的那样豪富。对于不正当的致富,她是坚决反对的。

有一年一个厂家想请赵丽蓉拍广告,并说:"只要你同意,要多少给多少。"赵丽蓉开玩笑说:"这么说我这个老太太那么值钱了。"当听说是做药品广告时,赵丽蓉态度严肃了:"这药是真是假? 要是让我瞪着眼睛说瞎话来糊弄人,让成千上万的人上当受骗,那不叫人家骂我一辈子? 昧良心的钱我绝不挣,给多少也不能拍。"

药品关系人们的健康和生命,与其他商品不同,因此国家有关法规对药品广告有明确的严格要求。但由于把关不严和有的商家打"擦边球",所以违规药品广告时有发生,危害匪浅。赵丽蓉保持清醒头脑,对做药品广告坚决拒绝,是对群众高度负责的态度,也是对艺德的坚决卫护,令人肃然起敬。

她以微笑告别人世

赵丽蓉的乐观、幽默、豁达,不仅表现在她的作品里,也贯穿了她的一生,甚至在生命的最后时刻,她也留下了杰出艺术家坦然的微笑。

赵丽蓉曾经和陈佩斯合作过一部电影叫《孝子贤孙伺候着》,讲的是一位73岁的老人在九月初九这天,用假死来办丧事,借机考验女儿孝心的喜剧故事。据陈佩斯回忆:当时想找赵丽蓉主演老太太,但很担心,因为老年人演装死,还要躺在棺材里,世俗眼光这是

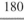

很不吉利的,赵丽蓉能接受吗?

谁知,赵丽蓉一听陈佩斯讲的这个故事就乐了,答应上演。可见她并不忌讳死亡和躺棺材这种表演,心胸何等旷达。

赵丽蓉在舞台上带给我们许多开心、快乐,但是她后来却遭受了病痛的折磨。在 1995 年《如此包装》的演出中,赵丽蓉在跳完舞最后摆造型单膝跪地的时候差点摔倒,用手撑了一下地。人们还以为这是故意设计的动作。其实这是因为她身体疼痛,单腿支撑不住身体才用手撑的地,她是在忍着疼痛为大家表演。

不久,赵丽蓉被检查出患了癌症。但她为了不负观众的期待,在 1999 年还带病坚持上了春节联欢晚会,表演了《老将出马》。这是赵丽蓉最后一次上春节联欢晚会与大家见面了。

身患癌症一年多的时间,病情逐渐加重。赵丽蓉自知不久于人世,她想平静地离开这个世界。到最后阶段,她拒绝进食,把儿子们端来的饭都倒进塑料袋里,转作他用。她还自己动手缝制寿衣,并准备好了一双她最喜欢的意大利皮鞋和一双白袜子,放在随手可以拿到的地方。

在她去世的前几天,她感觉到自己的日子差不多了,让人通知在意大利的三儿子盛谦。盛谦回来的第三天她就去世了。当盛谦看到她瘦得不像样子,抱着她痛哭时,她却笑着说:"别哭,别让人以为妈真有病了。"她还对儿子说:"到了最后你们就听我指挥。"她的遗言都是笑着对儿子说的,她把一个艺术家的达观和幽默坚持到了生命的最后一刻!

2000 年 7 月 17 日清晨 7 时 30 分因肺癌逝世,享年 72 岁。

赵丽蓉身后也没给儿子们留下什么财产,然而她所获得的辉煌艺术成就,她的高尚品德留在了人间,留在人们心里,这个无形财产是无价的,是再多的金钱也换不来的。

名人医话

58. 埋名 28 年的核科学家于敏

于敏是我国著名的核物理学家,"两弹一星"元勋,核武器研究和国防高技术发展的领军人物之一。他隐姓埋名长达28年,带领科研人员在当时重重技术封锁的国际环境中,填补了中国原子核理论的空白,从零开始研制氢弹,实现了中国氢弹突破和武器化。

于敏说:"淡泊名利就是自己完全遵守科学的规律,科学的态度,不会被物欲所惑,外面有什么物欲,不要被它所迷惑,不为权势所屈。"他把祖国强盛看得比什么都重要,认为"人的名字早晚是要没有的,能把微薄的力量融入祖国强盛之中,人生足矣。"

没有出国留学的院士

1926年8月16日,于敏生于河北省宁河县芦台镇(今属天津市)。于敏从7岁起在芦台镇上小学、中学。1944年考取北京大学工学院,但他热爱物理,于1946年,转入了理学院。1949年本科毕业,考取了研究生,并在北京大学兼任助教。1951年于敏以优异的成绩毕业,到中科院近代物理研究所任助理研究员、副研究员。

1957年,以朝永振一朗(后获诺贝尔物理学奖)为团长的日本原子核物理和场论方面的访华代表团来华访问,年轻的于敏参加了接待。于敏的才华给对方留下了深刻印象,他们回国后,发表文章称于敏为中国的"国产土专家一号"。

个人志愿服从国家需要

1960年年底，在钱三强的组织下，于敏等一群年轻科学工作者，开始了氢弹技术的理论探索。于敏热衷于基础研究，当时已取得成绩，这次转向氢弹研究，并不符合于敏个人志愿。而核武器研究不仅任务重，集体性强，而且意味着他必须放弃原来的学术前途，要隐姓埋名，长年奔波。从此，至1988年，于敏的名字和身份是严格保密的。但他了解氢弹研究的意义后，愉快地服从组织安排。

而当时我国的科研设备十分简陋，仅有一台每秒万次的电子管计算机，并且95%的时间分配给有关原子弹的计算，只剩下5%的时间留给于敏负责的氢弹设计。于敏靠自己超强的记忆力，领导研究组，人手一把计算尺，废寝忘食地计算。4年中，于敏等科技人员提出研究成果报告69篇，对氢弹的许多基本现象和规律有了深刻的认识。

解决了氢弹原理的关键问题

1965年，于敏调入二机部第九研究院（中国工程物理研究院前身）。9月，于敏带领一支小分队赶往上海华东计算机研究所，抓紧计算了一批模型。但这种模型重量大、威力比低、聚变比低，不符合要求。

于敏总结经验，带领科技人员又计算了一批模型，发现了热核材料自持燃烧的关键，解决了氢弹原理方案的重要课题。10月下旬，于敏开始从事核武器理论研究，在氢弹原理研究中提出了从原理到构形基本完整的设想，解决了热核武器大量关键性的理论问题。于敏向在上海出差的全体同志做了系列"氢弹原理设想"的学术报告，引起了大家的很大兴趣，通过这个阶段的工作，研究者们抓紧时间试算了两个模型，得到了理想的结果。

于敏意识到惯性约束聚变在国防上和能源上的重要意义。他在一定范围内作了"激光聚变热物理研究现状"的报告，并立即组织指

名人医话

183

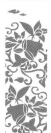

导了中国核理论研究的开展。1986年初,邓稼先和于敏向中央提出了加速核试验的建议。1988年,于敏与王淦昌、王大珩院士一起上书邓小平等中央领导,建议加速发展惯性约束聚变研究,并将它列入中国高技术发展计划,使中国的惯性聚变研究进入了新的阶段。

于敏长期主持核武器理论研究、设计,解决了大量理论问题,为我国核武器的发展做出了重要贡献。20世纪80年代以来,在二代核武器研制中,突破关键技术,使我国核武器技术发展迈上了一个新台阶。

从原子弹到氢弹,中国的速度创下世界之最:美国用了7年零3个月,苏联用了6年零3个月,英国用了4年零7个月,法国用了8年零6个月,而中国用只了2年零8个月。爆炸威力和于敏计算的结果完全一致。

1999年,于敏获"两弹一星"功勋奖章。2014年,获国家最高科学技术奖。2015年2月27日,于敏获选"感动中国2014年度十大人物"。

2018年12月18日,被授予改革先锋称号,获得改革先锋奖章,获评为"国防科技事业改革发展的重要推动者"。

2019年1月16日,中国中科院院士于敏在北京逝世,享年93岁。

与死神三次擦肩而过

在研制氢弹的过程中,于敏曾三次与死神擦肩而过。

1969年初,因奔波于北京和大西南之间,工作过度劳累,他的胃病日益加重。在首次地下核试验和大型空爆热试验时,他的身体十分虚弱,上台阶要用手帮着抬腿才能慢慢地上去。热试验前,当于敏被同事们拉着到小山冈上看火球时,已是头冒冷汗,脸色苍白。大家赶紧让他就地躺下,给他喂水。在同事们的看护下,他才慢慢地恢复过来。

1971年10月,考虑到于敏的贡献和身体状况,上级特许他的妻子孙玉芹从外地回京照顾。

一天深夜，于敏感到身体很难受，就喊醒了妻子。妻子见他气喘，赶紧扶他起来。不料于敏突然休克过去，经医生抢救方转危为安。后来许多人想起来都后怕，如果那晚孙玉芹不在身边，也许他后来的一切就都不存在了。

出院后，于敏顾不上身体尚未完全康复，又奔赴西北。由于连年极度疲劳，1973年于敏在返回北京的列车上开始便血，回到北京后被立即送进医院检查。在急诊室输液时，于敏又一次休克在病床上。经过治疗才逐渐恢复。

晚年健身有方

经历过艰苦核武器研究的于敏，进入古稀之年，当了顾问后，就注意生活规律了，同时也注意运动健身，这使他度过了90岁大关。

一般情况下，他早上7点钟起床后，先打一打太极拳，做一做健身操。他做的健身操和太极拳，都不规范，但起到了活动筋骨和健身的作用。早饭后，他开始看一些科技资料，然后上网看看评论和消息。午饭后睡一会儿。起来后看看报纸和专业书籍。他十分爱好中国历史、古典文学和京剧。当顾问后，他至少一天要拿出3个小时的时间来读他喜欢的书。

由于学习和工作的繁忙，多年来于敏的休息时间一天只有6个小时左右。有时失眠，于敏解决的方法是，靠读古诗词来入睡。这个方法对他很有效，诗词优美的意境和韵律，使他心安神逸，较快入睡。到晚年，不少古典诗词他还能背诵如流。

诺贝尔奖得主、核物理学家玻尔称赞于敏是"中国的氢弹之父"。但于敏婉拒，他说"核武器的研制是集科学、技术、工程于一体的大科学系统，需要多种学科、多方面的力量才能取得现在的成绩，我只是起到了一定的作用，氢弹又不能有好几个'父亲'。"这表现了他的实事求是、不务虚名的科学态度。

我国研制氢弹成功，显示了中华民族的创造能力，打破了超级大国的核垄断，振奋了国威、军威。同时，维护了世界和平。

59. 研究生命科学的贝时璋

中国细胞学、胚胎学的创始人之一，中国生物物理学的奠基人贝时璋，一生研究生命科学，直至生命的尽头仍为后辈留下"我们要为国家争气"的遗言。他享年 107 岁，在养生方面也为我们留下了宝贵经验。

五次获德国博士学位

1903 年 10 月 10 日，贝时璋出生在浙江省镇海县憩桥镇，祖辈靠打鱼为生，父亲是德商洋行的一位职员。贝时璋 12 岁随父亲外出，先在汉口、上海等地求学，1919 年春，考入上海同济医工专门学校（同济大学前身）。先在德文科，后升入医预科。

1921 年，到德国留学，先后就读于福莱堡大学、慕尼黑大学和图宾根大学。1928 年 3 月，获自然科学博士学位。

1930 年 8 月，任浙江大学生物系副教授，创建生物学系并任系主任，提出以发展实验生物学为主要方向。1942 年后，先后发表《南京丰年虫的二倍体中间性》《丰年虫中间性生殖细胞的转变》《色素细胞活动与温度和眼柄提取物浓度的关系》等多篇论文。1947 年赴瑞典，了解国际细胞学会会议情况，并在荷兰、英国、法国的大学和研究单位参观访问，其中包括约里奥·居里夫妇的实验室。

1948 年 2 月，回到上海，当选为首届中央研究院院士。

1949 年 6 月，到北京参加全国自然科学工作者代表大会筹备会议,任理组召集人之一。会议期间,参与建议成立科学院的活动。

1954 年,参加科学院学术秘书处工作。他曾多次以科学家或科学组织者身份出访苏联、英国、瑞典、加拿大、美国、法国、意大利等国,1956 年,参加制定国务院《1956—1967 年科学技术发展远景规划纲要》工作,并与周培源一起主持制定"重大理论问题"规划。

20 世纪 70 年代,开展了鸡胚早期发育中的体细胞重建研究。不仅观察到鸡胚发育中普遍存在细胞重建现象,还发现卵黄颗粒内有 DNA 组蛋白和染色质,卵黄颗粒染色质和细胞核的染色质有同样的结构和行为。

2003 年国际永久编号 36015 的小行星命名为贝时璋星。

2008 年 3 月,贝时璋获得博士学位 80 周年之际,又在德国图宾根大学获得了第 5 个博士学位,一时在国内外科学界传为佳话。

2009 年 10 月 29 日上午在北京逝世,享年 107 岁。

2010 年 10 月 29 日,贝时璋诞辰 108 周年纪念会在京举行。贝老家属决定秉承贝时璋生前意愿,向中国生物物理学会捐赠 50 万元,作为贝时璋奖、贝时璋青年生物物理学家奖基金。

研究取得丰硕成果

贝时璋主要研究包括动物个体发育、细胞常数、再生、中间生、性转变、染色体结构、细胞重建、昆虫内分泌腺、甲壳类动物眼柄激素等方面,其中关于细胞重建的研究最为突出。他以"学科交叉"理念创建了浙江大学生物系、中国科学院生物物理研究所和中国科技大学生物物理系,组织开展了"核试验放射性本底自然监测""核爆试验对动物本身及其远后期辐射效应监测""生物探空火箭"等研究工作,为中国生命科学和"载人航天"事业做出了杰出贡献。

为适应中国原子能事业发展的需要,贝时璋开创了放射生物学研究,建立了核试验落下灰监测站和天然放射性测量技术。在国际航天事业刚起步之际,贝时璋又高瞻远瞩地创建了宇宙生物学研究室,与有关部门合作,在 1964—1966 年,2 年间发射了 5 枚生物探空火箭,并成功回收了搭载的生物样品和实验动物。

名人医话

长寿之道和临终情怀

贝时璋百岁之后依然精神矍铄、思维敏捷、身体健康,而且一直继续工作。他有哪些长寿秘诀呢?

一是生活有规律。在家里,每天工作 3 小时左右,日常主要是阅读书刊、做笔记、写短文、指导研究组的工作,还编写"备忘录""回忆录"等。每晚看过中央电视台的《新闻联播》和《天气预报》,洗漱之后,八点钟就上床睡觉。以前起得很早,冬季五点半,夏季五点。102 岁后起得晚些,一般八点钟起床。每天起床后,先整理自己的卧室兼工作室,收拾床,抹桌椅板凳。

二是饮食有节制。除一日三餐外,基本上不吃零食。除了吃一点水果外,不吃生冷食物,饭菜全吃热的。进食原则是:早上吃得饱,中午吃得好,晚上吃得少。不挑食,荤素搭配,讲究营养和热量,注意卫生。

三是经常运动。102 岁以前,每天要在室内、走廊和阳台走上3000 步,以模拟从家里到实验室的路程所走的步数。自己还编了一套操,按摩手脚、头部,活动身体各个关节,每天操练两次。102 岁以后,走得慢,步距小,走的步数也少了些。进入冬天,则每天早晨在卧室走 10 分钟,坐在床上练 10 分钟,白天再到走廊、客厅走一走。百岁后,走路不用人搀扶,与人握手时总是那么有劲,应该说是得益于他常年的这一系列锻炼活动。

四是自己动手。一些事情只要自己能干的,就亲自动手,尽量减少别人的负担。他常年坚持洗自己的内衣裤、袜子、手帕和抹布。每天用温水洗三次脸,夏天全身用热水洗一次,冬天分上、下身各擦一次。

五是很少吃药。他从不吃补药和营养品,一生没有生过大病。98 岁之前没有住过医院,只是每天坚持吃 4 片复合维生素 B、6 片维生素 C。他认为根据细胞重建理论,维持好细胞解体和细胞重建的平衡,是对抗肿瘤和心血管疾病以及维持和提高脑功能的重要环节。吃一定量的复合维生素 B 和维生素 C,就可以维持氧化、还原系统作用的平衡,从而可以对抗肿瘤和心血管疾病以及维持和提高脑功能,保持健康。最使他不舒服的是经常便秘,原因可能是坐得多、天气干燥、水喝得不够,这样他一周要用两三次通便药。

六是坚决戒烟。贝时璋在德国留学时学会了吸烟,一直吸了60年。到20世纪80年代初,他决心戒烟,说到做到,从此与烟告别。

由于坚持以上几项,直到去世前几天,他还召集了6位研究人员,一起探讨科研领域的前沿话题。他们交谈了很长时间。贝时璋听力较差,研究人员就把意见写在纸上,贝老凑到眼前用放大镜看,问了不少试验的细节问题,精神很好,很高兴,并告诉大家:"这个工作很有意义,应该继续做下去,用半年做出很好的结果,不是为个人,我们要为国家争口气!"

据家人回忆,贝老去世之前并没有太大异常。10月29日上午8时多的时候,家人进屋看贝老时,还睡得很好,和平时的睡姿一样。但9时多再过去看的时候,发现贝老已经安详地走了。写字台上,摊放着贝老写下的手稿,其中一张写着:"为了把世界的真情研究得更真实,必须将全部科学更好地配合起来,共同来探讨,例如数理化、天地生、工农医,以及各社会科学,特别是哲学,共同商议,以求精益求精。要注意通才与专才相结合,这样既有通才,又有专才。对世界既有普遍理解,又有专题研究。而且要对无生命和生命敬重。这样对世界就有全面的认识。"

这是他心底的声音,表现了他炽热的爱国情怀和执着认真的科研精神,他临终念念不忘的还是如何加强生命科学的深入研究啊。

名人医话

60. 廖沫沙逆境中不失幽默

廖沫沙 1907 年 1 月 16 日出生于江苏省,原名廖家权,笔名繁星。

1922 年,他考入长沙师范学校,后到上海艺术大学文学系学习。在此期间,曾撰文《人间何世》,批评林语堂创办的宣扬"以自我为中心,以闲适为格调"的《人间世》,掀起一场笔战。得到进步文化界的了解和支持。

1927 年到上海,在田汉主办的上海艺术大学文学系旁听,在《南国月刊》等杂志上发表了《燕子矶的鬼》等戏剧小说作品。1930 年加入中国共产党。

1938 年至抗战胜利前,先后在湖南《抗战日报》、桂林《救亡日报》、香港《华商报》晚刊、重庆《新华日报》任编辑主任。抗战时期写过一些历史小说。

抗战胜利后香港恢复《华商报》,任副主编、主笔。在上海开展地下斗争。

廖沫沙曾三次被捕入狱,都坚贞不屈,表现了顽强的斗争意志。

1949 年 5 月,到北平市委机关工作。中华人民共和国成立后,历任中共北京市委宣传部副部长、中共北京市委教育工作部部长、北京市委统战部部长、全国政协委员、北京市政协副主席等。

1991 年 12 月 27 日廖沫沙病逝,终年 84 岁。

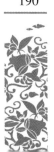

畅谈读书经验

廖沫沙酷爱读书，他曾说"书是老师，是朋友。一个刻苦奋进、顽强求知的年轻人，如果与书结成血肉般的联系，就会变得聪明、博学、有道德、有修养。随着知识的积累，视野的开阔，越学越想学，各方面的知识便相互补充，不可穷尽。"

他从小喜欢文学书籍。从小学三年级起，就开始读中国古典小说，并读了现代作家创作或编写的大量作品和书刊，以及许多外国作品。

读了鲁迅先生的杂文后，他萌生了对杂文的兴趣，以后便开始在《自由谈》上发表杂文。由于杂文之"杂"，要求作者有广泛的知识面，他的读书从此突破了文学的界限，进入天文、地理、社会、政治、经济、军事等各个领域。

抗日战争爆发后，军事问题成了一切文章的主题，他一改过去读到什么写什么，变为需要写什么，就去读什么、学什么。就靠这种方法，廖沫沙在刊物上发表的军事论文多达六十余篇。

廖沫沙总结他的学习经验是"读书破万卷，自学必成才。"他说："学习要勤奋，贵以恒。任何一门知识都是无限的，人不可能在有限的生命内达到路路通。"

自述养生之道

1988年元月16日，廖沫沙81岁寿辰，在湖南同乡向他祝寿时，他介绍了自己的养生之道，有以下三点。

一是遇事想得开。他说："我的养生之道的第一点就是凡事不着急，遇事想得开，有点阿Q精神。"在十年浩劫中，他常自嘲解闷："我本是一个小人物，林彪、'四人帮'那么一搞，竟使我'举世闻名'了。"

在江西芳山林场劳动时，他常自我排忧，冬天偶然买到点柑橘，他就用手指或用一根大头针，把橘皮柑皮刻成一朵朵橘花柑花，放

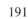

在桌上以供欣赏。面对这些别具一格的"工艺品"，他还作诗一首："一株清翠赠湘云，力畹贞风寄素心。不畏严寒和酷暑，幽岩之下度黄昏。"

二是坚持有益的生活习惯。他一直坚持早睡早起。每天早晨五点半起床，即在床上从头顶至脚心进行按摩，再穿衣，上厕，洗漱，喝一杯凉开水。早点是一个鸡蛋、一杯牛奶、一碗玉米粥。午饭后，按例睡上一觉，晚上用温水擦洗全身，晚上 11 时准时睡觉。这种有规律的生活和饮食习惯，他一直坚持到走完一生最后的旅程。

三是坚持运动锻炼。他被关进秦城监狱 8 年，在窄小逼仄的牢房里，为了不让身体垮下来，他坚持每天绕室踱步。出狱后，他更是坚持运动。天暖时他每天都要跑步，入冬后，是打开门窗，在书房里锻炼。锻炼的程序是：抡胳膊，甩腿，将腿架在书桌上压压。随后揉腹部，上下左右，顺时针，逆时针，做 180 下，边揉边做深呼吸。他说，揉腹可使六气补于合谷，能镇痛通络，祛病延年。

什么是幽默？目前还没有一个公认的定义。辞海的解释是："通过影射、讽喻、双关等修辞手法，在善意的微笑中，揭露生活中的诡谬和不通情理之处。"它不同于"笑话""滑稽"，而是更富有审美价值，其特点主要表现为机智、自嘲、调侃、风趣等。它能给人带来欢乐，可以缩短人际交往的距离，因此有人把它称为"人际关系的润滑剂"。幽默能使人保持良好的心态，在困难面前表现得乐观、豁达。廖沫沙正是应用幽默，才度过了倍受折磨的岁月；幽默也使他的作品含蓄隽永，让人们在愉悦中理解了一些深刻的哲理。

61. 施光南英年早逝探因

我国改革开放初期,有些歌曲传唱后振奋人心、鼓舞士气,起到了推进思想解放、加快改革步伐的作用。这些歌曲中,不少是施光南的作品。

施光南是我国著名的音乐家,被称为"时代歌手"。2018年12月18日,中共中央、国务院授予施光南"改革先锋称号",称他为"谱写改革开放赞歌的音乐家"。令人惋惜的是,施光南至今已经逝世多年了,他那时年仅49岁。

创作深受群众喜爱的歌曲

施光南祖籍浙江省金华市金东区源东乡叶村,1940年8月22日生于重庆市,父亲施复亮是共青团早期领导人。施光南1948年回老家上小学,1949年在金华城内小学毕业。后来随父母移居北京,就读于北京101中学、中央音乐学院附中。他从小酷爱音乐,这时在父亲影响下开始学习作曲。

1959年转入天津音乐学院作曲系,毕业后被分配到天津歌舞剧院。20世纪60年代,他创作了《最美的赞歌献给党》《赶着马儿走山乡》《打起手鼓唱起歌》等清新优美的抒情歌曲,流畅上口,具有浓郁的民族风味,深得群众喜爱。

1976年10月"四人帮"被粉碎,施光南把万马齐喑后民众扬眉高歌的心情与自己的一腔喜悦化成一曲《祝酒歌》,顿时传遍了中华大地,成为一代颂歌。他怀着对周恩来总理的深切爱戴,用泪水谱写了《周总理,你在那里》,以独特、优美的旋律,表达了千千万万人积聚已久的悲痛和思念,牵动着所有人的心。

1979 年 7 月,施光南调入原中央乐团,他接连创作了《月光下的凤尾竹》《吐鲁番的葡萄熟了》《在希望的田野上》等上百首带有浓厚理想主义色彩的抒情歌曲,无论是对当代青年美好生活和爱情的讴歌,或是对祖国的热恋和对家乡的殷切期望,都唱出了中国人民走向未来的心声,唤起了亿万人民的强烈共鸣,成为经久不衰的时代之歌。

1981 年,为纪念鲁迅先生诞辰 100 周年,施光南创作了大型歌剧《伤逝》,他以满腔热情和崭新的手法,用音乐成功地塑造了鲁迅先生于 20 世纪 20 年代笔下所刻化的一代追寻与彷徨的青年形象。

1985 年,施光南被选为中国音乐家协会副主席。同年,全国30 万个团支部投票评选首届"当代青年最喜爱的歌",获奖的 30 首歌曲中,施光南的作品就有 3 首。

1990 年 3 月,在施光南心中孕育了 20 余载的另一部大型歌剧《屈原》初步完成,并举行了歌剧《屈原》音乐演唱会。但令人遗憾的是,这部作品竟成为他最后的绝响。2 个月后,他猝然去世。

人们深切缅怀的音乐家

施光南逝世后不久,国家文化部授予他"人民音乐家"称号。

施光南的出生地是重庆南山,父母为他取名光南,含有"光照南山"之意。为了纪念这位著名音乐家,重庆市园林局在南山植物园修建了光南音乐广场。广场精美宽阔,有表演舞台,可举办音乐会和文艺演出。施光南雕像矗立在广场上,仿佛还在指挥人们放声歌唱。

施光南是新中国乐坛上一位成就卓然的作曲家。其创作涉及多个领域,达到了相当高的艺术水平。《祝酒歌》不但在 1980 年"听众最喜爱的 15 首广播歌曲"评选中独占鳌头,而且被联合国教科文组织编入世界性的音乐教材。

施光南声乐作品中蕴含着浓厚的乡国情怀，以爱国、爱党、爱人民为主题，符合中国人民的审美观。立足民族的创作观使他的作品充满民族特色，形成中西合璧、雅俗共赏的风格。歌唱时代的艺术追求，使他的作品充满时代的进取气息，他谱写的歌曲旋律，既有浓郁的民族风味，又有着鲜明的时代特征；既有较高的艺术性，又具有通俗性。他的创作思想，对当代及今后的歌曲创作都有着积极而深远的影响。

死亡突然发生

施光南的逝世日期，公布的是 1990 年 5 月 2 日。但他的夫人洪如丁却私下把祭日定在 4 月 18 日，每逢这天她都要为施光南扫墓。

4 月 18 日中午，施光南兴致很高，还与夫人开玩笑，故意藏起她的车钥匙，直到夫人上班时间到了，才目送着她离开家门。洪如丁正在工作，女儿突然打电话告诉她："爸爸唱歌的时候，手突然麻木，已经把他扶到了沙发上。"

洪如丁急忙回家，与女儿一起把施光南送到了医院。经诊断，施光南得的是脑出血。医务人员全力抢救 14 天，但是施光南的心脏还是于 5 月 2 日停止了跳动。

洪如丁后来才了解，其实当天晚上，施光南已经是脑死亡了。所以她就把这天当成了施光南的祭日。

施光南的死因经检查发现是先天性血管畸形。脑血管薄的部分只有常人的 1/10。常年从事音乐创作，心情经常处于亢奋状态，可能是诱发疾病的原因。

脑血管畸形是怎么回事

脑血管畸形是脑血管先天性、非肿瘤性发育异常，是指脑血管发育障碍而引起的脑局部血管数量和结构异常，并对正常脑血流产生影响。其发病年龄平均在 20 ~ 40 岁。

因为是自身生长的异常血管，平时一般没有明显的症状。一旦出血,血溢出到血管外,就会形成血凝块,造成脑内压增高,引起脑神经组织的损伤、损害,出现意识不清、偏瘫、失语、视力差等,甚至危及生命。

确诊血管畸形,除了病人的症状、体征之外,还要做一些辅助检查,最常用是脑 CT 和磁共振成像检查,明确脑内有无结构性改变。如果考虑有血管性病变的可能,需进一步做脑血管检查。脑血管造影是目前脑血管检查的金标准,可清楚显示脑血管的结构。

脑血管畸形的病因,传统认为是先天发育异常。但没有在胎儿期间发现脑血管畸形的报道,所以现在比较流行的是遗传二次打击学说,即这些病人有遗传易感性,但并不足以导致发病。在后天过程中,放射线、药物、创伤等因素或炎症导致异常的血管发育、血管生成,从而形成脑血管畸形。

脑血管畸形的治疗,要根据病人的脑血管畸形的类型、部位、大小及其周边的血管关系,还有病人全身的状况来确定。原则上包括两大类:一个是药物保守治疗;一个是外科干预。药物保守治疗仅仅是用来缓解临床症状。外科干预治疗包括手术切除畸形血管、介入栓塞和放射外科治疗,例如伽玛刀、X 刀等。介入治疗和放射治疗多是作为辅助治疗,然后以手术切除病变达到治愈目的。

脑血管畸形,关键是早发现、早治疗。预防脑血管畸形引起出血,要保持良好的心态,避免情绪过于激动,养成良好的心理承受能力,遇事不慌张。饮食要注意低脂、低盐、低糖。少吃动物的脑、内脏,多吃蔬菜、水果、豆制品鱼、蛋品,戒烟、戒酒。防止劳累,避免超负荷工作。要控制血压在理想水平。

施光南猝死的教训是,他有脑血管畸形,一直没有被发现,平时因脑血管异常,可能有头晕、乏力、手足麻木等症状,但未引起他的注意,未及时到医院进行检查、确诊,所以也不会采取预防和治疗措施,发病时再抢救,已回天无力。一位才气横溢的著名音乐家就这样猝然离世,是我国音乐界的重大损失!

62. 澳门爱国企业家马万祺

马万祺先生是著名的爱国人士、澳门企业家。他从青年时代起,就积极投身爱国事业,为支持内地抗战,迎接新中国诞生,做了大量有益的工作。改革开放后,他以极大的热情投入祖国的发展,率先向珠三角地区投资,有力地支持了改革开放和现代化建设,做出了重要贡献。2018 年 12 月 18 日,中共中央、国务院授予他"改革先锋"称号。

对澳门经济发展的贡献

马万祺,1919 年 10 月 21 日出生于广东省南海县。早年在广州南海学堂求学研修,后继承父业,步入商界,先后移居香港、澳门,创办了多家企业,成为澳门著名的实业家。

马万祺早年经营粮油食品及土产批发生意。20 世纪 50 年代,在澳门从事房地产业和工业投资,同时经营进出口贸易,发展与内地的经贸活动,在澳门经营国货并转口东南亚、美洲等地。他曾多次率团参加中国出口商品交易会和国际性贸易活动,并组团访问内地省市及东南亚、欧洲等地区。他组建的多家投资发展有限公司,经营范围涉及建筑地产、工业生产、国际贸易和工艺品设计制作等多个行业,形成了多元化发展格局,在澳门工商界有很大影响。他担任澳门中华总商会会长 26 年,并被推举为永远会长,长期致力于加强和扩大澳门工商界团结,关心和维护工商界合理权益,为推动澳门经济发展做出了积极贡献。

积极投身爱国事业

马万祺从青年时代起,就积极投身爱国事业。1950年,他积极协助内地驻澳机构购运战略物资。抗美援朝期间,他与港澳爱国人士一起,从国外采购大量急需物资运进内地,有力地支援了抗美援朝。新中国成立不久,他多方奔走、牵线搭桥,和多位港澳工商界人士共同发起兴建了新侨饭店,不仅有效改善了北京的旅游观光接待能力,还为当时国家外事活动增添了一处重要场所。他还多次参与组织港澳代表团回内地考察,致力于增进港澳与内地的联系,为国家建设献计出力。

改革开放后,他以极大的热情投入祖国内地的发展,与港澳工商界人士一道率先向珠三角地区投资,参与修建宾馆、大桥等项目,有力地支持了改革开放和现代化建设。

1988年,他出任澳门特别行政区基本法起草委员会副主任委员,以满腔热情和真知灼见,为澳门基本法的成功制定做出了不懈努力。在参与筹建澳门特别行政区政府过程中,频繁奔走于澳门与北京之间,主持各种会议,出席重要活动,听取和反映澳门各界人士的看法和意见,参与制定各种议案和政策,为澳门平稳过渡和顺利回归,做出了重要贡献。

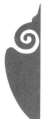

澳门回归祖国后,他运用自己的社会影响力,全力支持特别行政区行政长官和特别行政区政府依法施政,为实施"一国两制""澳人治澳"、高度自治的方针,保持澳门繁荣稳定做出了新的贡献。几十年来,他始终如一地坚持爱国爱澳立场,坚持不懈地投身爱国爱澳事业,堪称爱国爱澳楷模,受到党和国家领导人的高度肯定,在与中央几代领导人的长期交往中,结下了深厚的友谊。

马万祺先生是杰出的社会活动家。新中国成立后,在澳门与内地相关的一些重大问题上,他积极奔走协调,发挥了重要作用。在出任澳门立法会议员期间,他深入民间,体察民情、反映民意,全力维护澳门同胞的合法权益。他长期担任全国政协领导职务,热心人

民政协工作,积极参与国家大政方针和重要事务的协商,为祖国改革开放和现代化建设事业积极建言献策,为坚持和完善中国共产党领导的多党合作和政治协商制度,为推动澳门地区全国政协委员参政议政、发展壮大爱国爱澳力量、促进澳门与内地的交往与合作作出了积极贡献。他广交海内外朋友,利用自己的特殊身份,为促进中国与世界各国特别是葡萄牙的交往,发挥了重要作用。

热心慈善公益事业

马万祺先生热心澳门和内地的慈善公益事业,不遗余力地支持国家的教育、医疗、文化和赈灾扶贫事业。在抗战期间,他将 5 万元大洋的结婚礼金,捐献给广东省妇女会战时儿童教养院。他倾力资助澳门最大的民间慈善医疗机构——镜湖医院,以及澳门东亚大学、濠江中学等学校,支持筹集办校经费。他捐资设立了"马万祺科技创新与医疗扶助基金""大华教育基金会""马万祺奖励基金",奖励内地医院救治技术创新,资助高校奖学金等助学项目。他还捐资为家乡修建学校和医院大楼,为家乡的教育和医疗事业奉献爱心。2003 年抗击"非典"斗争中,他积极带头并号召驻澳门的全国人大代表和各级政协委员捐款捐物,购买医疗设备。2008 年汶川特大地震发生后,卧病在床的他不仅自己带头捐款,还连同澳门地区全国政协常委发出倡议,推动澳门各界关心灾情,帮助灾区重建家园。民政部、中华慈善总会向他颁发了"中华慈善奖"。

长寿之道

马万祺胸怀坦荡,情操高尚,乐善好施,对澳门和祖国建设发展贡献卓越,同时也获得了高寿。2014 年 5 月 26 日 18 时,马万祺于北京逝世,享年 95 岁。他的养生经验有以下几条。

一是生活有规律,爱好运动。他坚持每天早上 7 点多起来打太极拳,之后到办公室工作约 2 小时,他的办公室在澳门商业中心21 层高的大华大厦 3 层楼内,主要是业务上的决策和签署文件。门口有他的题字"繁荣东亚,创业兴家"。生活有规律,是他身体健康的基本保证。

二是心情开朗,心态乐观。他一生热心慈善公益事业,捐资为家乡修建学校和医院大楼,为家乡的教育和医疗事业奉献爱心。他的善举得到了社会各界的高度评价,而自己的思想境界也获得升华,保持了积极乐观的生活态度。

三是不偏食,不吸烟,不喝酒。他注重营养均衡,但不过量,从来不挑食,用他的话来说,就是"心情开朗,素爱运动,不吸烟,不喝酒,甜酸苦辣全吃"。尽管因为特殊的身份和地位,应酬很多,但他却能做到不吸烟、不喝酒。

四是写诗养花,陶冶情操。他是位著名的诗人,尤其在研修中国诗词方面很有造诣,用诗词抒发他的人生感悟和爱国心、赤子情。1994年,邓小平同志题写书名的《马万祺诗词选》正式出版,诗词意境深邃、豪迈刚健,具有很强的时代性和很高的思想性、艺术性。用诗词抒情达意,陶怡情操。同时他爱好养花,对身体也起到了滋养和调节作用。

五是家庭和睦。马万祺和罗柏心女士结婚后,一直相敬如宾,成为家庭典范。马万祺共育有七男二女,儿孙满堂。他坚持在暑期中携儿孙返回祖国各地旅游、参观、赈灾、办学等,让后代了解乡情,国情,不忘故土,报效祖国。在金婚纪念日,马万祺在宴会上朗读金婚词一首:"纪念金婚情意重,喜逢经济腾飞,满怀欣慰庆佳期。儿孙承膝下,举案共齐眉。政策开明称盛世,江山如画如诗,和平统一正时宜。弟兄同御侮,祖国竟生辉。"

63. 忙中取乐获长寿的方成

方成是我国著名的漫画家、杂文家,晚年又成为幽默理论的研究专家。有人评价他"犀利目光好比时代的多棱镜,精妙笔触好比社会的解剖刀"。他的漫画以构思奇特、敏锐透彻、意念鲜明见长。他的长寿之道也十分独特,忙中取乐,忙中使画笔更趋神奇,忙中使研究进入佳境,忙中使身体保持健康,享年跨越了百岁。

改行从事漫画创作

方成祖籍广东中山,1918 年 10 月生于北京。原名孙顺潮,杂文笔名张化,方成是他漫画的笔名。

1942 年,方成毕业于武汉大学化学系,曾任黄海化学工业研究社助理研究员。1946 年,他从四川黄海化工研究社辞职投奔上海。当年 9 月,方成积极给新创办的知识分子刊物《观察》杂志投漫画稿,1947 年夏,被聘任《观察》周刊漫画版主编及特约撰稿人。当有人问起他的学历,他说:"学化学的,'画'和'化'同音,将错就错画画儿了。"

方成的漫画对当时的社会黑暗进行了揭露和讽刺。1948 年,为躲避国民党的迫害,他辗转香港,结交左翼文艺家,参加了"人间画会"的活动,在《大公报》发表《康伯》连续漫画,结集出版时被抢购一空。

中华人民共和国成立后,1950 年,方成任《新民晚报》美术编辑。1951 年,到《人民日报》社任漫画记者,专画国际漫画。方成回忆,每天新华社的新闻稿来到报社,就逐条阅读,针对当天的重要新闻,配上漫画。新华社的新闻稿截至 9 时,必须 12 时交稿,只有 3 小时的创作时间。这种创作方式和编辑方式,近似于"配评论",但是,它具有更加明快的阅读效果。

漫画界的卓越大师

改革开放后,方成的创作热情重新焕发。他开始创作国内思想观念问题的漫画,并致力于幽默理论研究。他的漫画紧跟时代,画出了《武大郎开店》《官商》《不是天灾胜似天灾》等,影响甚广。以后结集出版的有《幽默,讽刺,漫画》《滑稽与幽默》《侯宝林的幽默》等多种专著。

1986 年,方成离休,但一直未停止创作与研究,曾任中国新闻漫画研究会会长。1988 年,荣获我国漫画界最高奖——首届"中国漫画金猴奖荣誉奖"。2009 年,荣获"中国美术奖·终身成就奖"。2012 年,方成将一部分书画作品捐赠给国家博物馆。

方成是中国漫画界成就卓越的大师。与华君武、丁聪一起并称为中国漫画界的"三老"。曾任中国社会科学院研究生院新闻系硕士生导师、中国新闻漫画研究会名誉会长。

2018 年 8 月 22 日上午 9 时 54 分,方成因病在北京友谊医院逝世,享年 100 岁。

畅谈养身之道

方成在漫画创作和幽默理论研究方面取得如此重大的成就,与他具有健康的身体是有密切关系的。

方成 80 岁时,腰板挺直,健步如飞,游泳可畅游千米,骑自行车飙上几十里更是不在话下。度过 100 岁寿辰时,看上去仍然精神矍铄、身姿挺拔、思路清晰。他有何养生之道呢?

他画了几幅漫画描写了他老年时骑自行车的健康英姿。如70多岁漫画题词道："早已年过古稀,看来还不太老。只是工作真忙,头发越来越少。"八旬漫画题词道："生活一向很平常,骑车画画写文章。养生就靠一个字:忙。"

刚离休那2年,方成想过要彻底休息,谁知道没歇多久身体便有了不适。到医院检查化验,结果血糖偏高。医生劝他说,想养生最好别闲下来,实在没事干,就养花养草。

从此,方成没事找事也要忙一忙,动一动。多年来,他尝到了多动多忙的甜头,说："老了不能停步,能动则动,该忙就忙。"他的具体做法如下。

一是生活有规律。每天清晨5时起床,然后去报社院里,和多年的老友一起做做操、打打拳。早饭后略事休息,就要投入工作,有时作画,有时撰稿,笔耕不辍,创作不止。他自我要求,每天要工作8小时。

方成一天按时三餐,家人做什么就吃什么,没有特别爱吃和特别不爱吃的。他按时睡觉,睡不着觉时,他就听听古典音乐,欣赏现在流行的漫画。他说："我很喜欢幾米的画,那种清新的风格让人很舒服,看完了我能睡个质量高的好觉。"

二是经常运动。除打拳、做操外,他还经常骑着自行车到处转悠。每天骑着一辆26寸的天津产、红旗牌自行车穿越大半个北京城,蹬上几十里路都不叫累。晚上吃完饭,要围着大院周围走半小时,几十年不间断。

每逢上高楼赴宴会,他也不坐电梯,两级一步锻炼腿脚。2010年时,方成应邀参加第16届亚运会火炬在中山市的传递,以93岁的高龄之躯跑完了110米的路程。

三是幽默风趣,凡事想得通。方成认为幽默是一种力量,能使人生机勃勃,享受生活乐趣,是创造和谐氛围、促使人与人互相融合的润滑剂。他说："要知足常乐,遇到烦心事不要找根绳子上吊,而要找瓶酒来喝喝。"

70岁前他还没有白头发,有人问："你怎么没有白头发?"他说:"白的都掉了。"有人赞他"著作等身",他笑言:"我没有那么矮。"

有一次,在山西一个酒厂参观,厂长见到方成,疾步上前说:"久闻大名。"方成也与对方热情握手,幽默地说:"大闻酒名。"结果,人家酒厂就拿这4个字当成了广告语。

方成将自己的长寿归纳为一个字:忙。这个忙字内容可不简单。

一是忙着写。他说,我平时每天都忙,脑子从来不停,很多像我这般年纪的人都老年痴呆了,我还能用电脑写文章。

二是忙着玩。如忙于养花、养鸟、钓鱼等。在接受采访时,他说老了要"会玩":"总之,是要有喜好的东西,你什么都不喜好,这个生活就麻烦了。"

三是忙着交朋友。他的朋友多。尤其是和他同他同样忙的朋友在一起有共同语言,酒逢知己,烟遇良朋,越谈越高兴。当然,酒只限一杯葡萄制品,烟限一两支,不吸更好。

四是忙着骑自行车。他说:"骑车是一种锻炼,想骑就骑,想走就走,上车就有座儿,不像公共汽车,你得听它的,它还得跟你要钱买票,这多不划算。"

五是忙得没时间不开心。他是天生的乐天派,在任何环境下都能保持开朗的心情,从不愁眉苦脸。他说保持快乐的秘诀就是"老有事忙,没工夫想不开心的事。"他还有一条秘诀就是"尽人事听天命""我最倒霉的时候,我心里一点不着急。每一个人,生活里面一定会遇到很多想象不到的事情,人生就是这样,每个人都一样。所以碰到多倒霉的事我心里都不难受"。

列宁说:"幽默是一种优美的、健康的品质。"挪威医学界一项研究显示,拥有幽默感的成年人比缺少生活乐趣者更长寿,极具幽默感的癌症患者比起缺乏幽默感患者,死亡率低70%。

方成的养身之道证明,幽默确实是精神上的"按摩师"。他自述的长寿秘诀,如同他的漫画一样,饱含幽默情趣,使人们在笑声中受到了启示和感悟。

64. 谈家桢妙谈"妻管严"

自古以来,男人们最怕别人说自己怕老婆。古代将此称为"惧内",现在叫作"妻管严",认为这有失大丈夫尊严,是在家里做不得主、受窝囊气的的表现。实际上这是男尊女卑的封建意识在作祟,应当在移风易俗中予以铲除。

国际遗传学家、中国现代遗传学奠基人谈家桢对此有一句精彩的语录,他说:"妻管严害得我好幸福。"这位专家不但在学术上建功甚伟,而且快乐长寿,跨越了 100 岁高龄,这与他妻子帮助他养成健康的生活习惯有关。

潜心遗传学的学习和研究

1909 年 9 月 15 日,谈家桢出生于浙江省宁波市的慈溪。1926 年以优异的成绩毕业于东吴第三中学,并被学校免试保送苏州东吴大学,主修生物学。1930 年毕业后,谈家桢成了燕京大学唯一从事遗传学教学和研究的李汝祺教授的研究生。1932 年获硕士学位,1934 年赴美国加州理工学院攻读博士学位,师从摩尔根及其助手杜布赞斯基。1936 年他的博士论文《果蝇常染色体的遗传图》通过答辩,获加州理工学院哲学博士学位。

1937 年,谈家桢被聘为浙江大学生物系教授。不久抗日战争爆发,浙江大学辗转内迁。生物系迁到湄潭的一个破旧不堪的唐家祠堂里。在这以后 6 年的时间里,谈家桢在研究上取得了重要的成就。他的一些代表性论文就是在这段时间里完成的,同时也培养了以后在科研、教学上成绩卓著的第一代研究生。

1944 年,谈家桢发现了瓢虫鞘翅色斑变异的镶嵌显性遗传现象,这一创新性研究成果,至今仍被列为教科书的经典内容。

1945—1946 年,他应哥伦比亚大学的邀请,赴美作客座教授。他对嵌镶显性现象的规律做进一步的研究,并在 1946 年发表了《异色瓢虫色斑遗传中的嵌镶显性》,引起国际遗传学界的巨大反响。

1948 年,谈家桢代表中国遗传学界出席在瑞典斯德哥尔摩召开的第八届国际遗传学会议。会上,他被选为常务理事。会后受联合国教科文组织的资助。

1952 年,院系调整后任复旦大学生物系教授兼系主任。1961 年起,曾先后担任复旦大学遗传所所长、复旦大学副校长、生命科学院院长和校长顾问等职务。1979 年,谈家桢邀请美国专家来复旦大学开设分子遗传学培训班,系统介绍建立基因组文库、分子克隆等前沿学术进展,为中国开展分子遗传学研究培养了大批骨干。1980 年当选为中国科学院院士。

1989 年 9 月,为了鼓励家乡浙江的学子报考生命领域专业,谈老以自己的稿酬和积蓄设立了"谈家桢生命科学奖学金",此后他多次捐资扩充基金。1995 年 10 月,就教育体制改革问题上书中央,受到中央领导同志的关注和支持。

1997 年 4 月,谈家桢先生不顾年事已高,奔走于上海、浙江等地,考察了多家基因研究与产品开发单位。他写信给中央领导,建议采取措施,保护中国人类基因资源。1999 年,他当选为纽约科学院名誉终身院士。2005 年,他在给海内外校友的一封信中说:"我别无所求,终身之计在树人。"

2008 年 11 月 1 日 7 时 18 分,在上海华东医院逝世,享年100 岁。

对遗传学的贡献

谈家桢从事遗传学研究和教学 70 余年,发表了 100 余篇学术论文。在果蝇种群间的演变和异色瓢虫色斑遗传变异研究领域有开创性的成就,为奠定现代综合进化理论提供了重要论据。在浙江大学任教期间他发现了瓢虫色斑遗传的镶嵌显性现象。引起国际遗传学界的巨大反响,认为是对经典遗传学发展的一大贡献。他还将"基因"一词引入中文。

谈家桢为遗传学研究培养了大批优秀人才。20 世纪 50 年代,他在复旦大学建立了中国第一个遗传学专业、第一个遗传学研究所和第一个生命科学学院。他先后教过普通生物学、脊椎动物比较解剖学、胚胎学、遗传学、细胞学、实验进化学、细胞遗传学等课程。他致力于教书育人,成果显赫,被授予"上海市教育功臣"称号。

为了表彰谈家桢在遗传方面的贡献,中国紫金山天文台将国际编号 3542 的小行星命名为"谈家桢星"。

畅谈高寿体会

谈家桢年近百岁之时,仍思路清晰,声音洪亮,每天都要看 1 ~ 2 小时的书报与杂志,了解世界最新科技动向与成果。他的养生之道如下。

1. 懂得调节才会有好身体

谈到高寿的原因,谈老说:"一是与社会大环境有关。而今国泰民安,老百姓丰衣足食,安居乐业,这为人们追求长寿创造了有利条件。二是自己平时注意保养,劳逸适度,饮食有节,避免了各种疾病的侵扰,才有了现在这样的好身体。"

遵守生物钟,生活追求规律,这是谈家桢长寿的一条重要原因。谈老每天早晨 6 时起床,晚上 10 时半睡觉,午睡半小时。早饭后和傍晚,到室外散步。他说:"我是急性子,不打太极拳,也不做气功,只做做自由体操"。他每天作息都有极严格的时间表,严格遵守。

2. 健康的生活方式

谈老过去爱吸烟,爱喝酒,什么烈性酒都喝,茅台酒一次喝一碗,还喜欢吃肥肉。1975年他患结肠癌,次年又发生胃出血,两次手术后,身为医生的妻子邱蕴芳,对他加强了生活管理,劝他戒了烟,戒了烈性酒,起初只喝一点黄酒,以后连黄酒、啤酒都戒了。吃饭以素食为主,多吃蔬菜、木耳、豆类等。妻子为他制订了饮食计划,他严格掌握,毫不放松,并说:"命要自己保下来。"这样的"妻管严"使他改变了原来不健康的生活习惯。在交往中,人们一次次递上烟来,都被他婉言谢绝,还提到:"烟是个坏东西,不仅对人体气管与肺部有损害,还会引发其他疾病。要使自己保持健康的身体,一定要远离烟草。"

谈老爱饮绿茶,一年四季不断,他还是上海茶叶学会的名誉会长。他说:绿茶含有茶多酚、多种矿物质和维生素,有抗衰老与抗癌作用。

谈老还有一个好习惯,每天晚上用热水洗脚,坚持数十年。他说:脚是人的第二大脑,29条经络经过此。用热水洗脚,可刺激穴位,条理血脉,加快血液循环,提高人的免疫力。

3. 平和的心态

和气待人,心胸开阔,遇到挫折不急不躁,这就是谈老在长期生活与工作中磨炼出来的好性格。

看到学生的论文刊登在世界顶尖的科学杂志上,谈老马上复印下来,把它嵌在镜框里挂在自家的墙上,还第一时间打电话去表示祝贺与鼓励,说:"看到我国科学事业后继有人,我从心眼里特别高兴。"他还说:"小的尊重老的,是尊重历史;老的爱护小的,是爱护未来。"

谈老还把养生归纳为一句话:"要想得开,吃得下,睡得着。以大我忘小我就能想得开,只有想得开,才能吃得下,睡得着。"说得多么简练、精彩啊!

65. 数学家苏步青的长寿之道

苏步青是著名的数学大师。他出身农家,历经战乱,遭遇坎坷,但勤恳求学,奋发努力,刻苦钻研,在数学科研、教学方面取得了世界瞩目的成就。同时他又是"全国健康老人"之一,享有 101 岁高寿。从他的生活经历中,不仅可以学习他锲而不舍的科研创新精神,而且可以借鉴他的乐观豁达、坚持运动、生活规律的养生之道。

创立"微分几何学派"

苏步青 1902 年 9 月出生在浙江省温州市平阳县腾蛟镇带溪乡。1919 年中学毕业后赴日本留学。1927 年毕业于日本东京帝国大学数学系,后入该校研究生院,1931 年毕业获理学博士学位。1931 年 3 月回国,先后任浙江大学数学系副教授、教授、系主任、训导长和教务长。其间,与陈建功一起创立了"微分几何学派"。

1952 年 10 月,苏步青任复旦大学数学系教授、系主任,后任复旦大学教务长、副校长和校长。他曾任第七、第八届全国政协副主席和民盟中央副主席等职。

数学上的光辉成就

苏步青在科研和教学上取得了令世人叹服的光辉业绩。除做研究生时发现的四次(三阶)代数锥面,被学术界誉称为"苏锥面"外,后来在"射影曲线论""射影曲面论""高维射影空间共轭网理论""一般空间微分几何学""计算几何"等方面都取得世界同行公认的成就，特别在著名的戈德序列中的第二个伴随二次曲面被国内外同行称为"苏的二次曲面"。他还证明了闭拉普拉斯序列和构造（T4），被世界学术界誉称为"苏（步青）链"。从 1927 年起，他在国内外发表数学论文 160 余篇，出版了 10 多部专著。

由于取得多项成果，德国著名数学家布拉须凯称苏步青是"东方第一个几何学家"，欧美、日本的数学家称他和他的同事们为"浙大学派"。自 1931 年到 1952 年，苏步青培养了近 100 名学生，在国内 10 多所著名高校中任正副系主任的就有 25 位，有 5 人被选为中国科学院院士，连新中国成立后培养的 3 名院士，共有 8 名院士学生。

1956 年，他获得新中国第一次颁发的国家自然科学奖。1978 年，担任复旦大学校长，在教学和科研上做出了重大贡献。1982 年 1 月，在苏步青教授领导下，成立了全国计算几何协作组，每 2 年举行一次计算几何的学术会议和学习班，为中国计算机辅助设计和制造方面的高科技项目提供了理论和方法，并培养了一批理论和实际相结合的人才。

2003 年 3 月 17 日 16 时 45 分，苏步青在上海逝世，享年 101 岁。

健身长寿之道

苏步青取得如此多的成果，与他身体健康一直坚持工作有关。他在 70 多岁高龄时，还结合解决船体数学放样的实际课题，创建和开始了计算几何的新研究方向；80 多岁到处讲学，继续带研究生；90 高龄还继续著书立说；百岁时精神矍铄，思维清晰。

有人向他请教养身之道，他说："我不懂什么养身之道，只是平素生活有点规律，并注意体育锻炼而已。"

这两句话看似平淡，但点到了要害处，正是经典的养生之道啊！

1. 生活规律

苏老每天早晨 5 点半起床洗漱，晚上 11 点就寝，每晚保持 6 小时睡眠,午睡 1 小时。早上起床后,便开始锻炼。做一遍健身操,约 15 分钟,然后学习 1 小时,就进早膳。略事休息后就投入工作。下午工作结束后要在室外步行一段时间,如遇雨天,则以上下楼梯来代替。"日行两公里"是他为自己规定的目标。他从家里到学校办公室始终坚持步行往返,不用专车接送。

苏老的饮食也很有规律。他常说,人要保持健康,就必须品尝各种食物,不可偏食,荤素皆然,这样才能获得比较全面的营养。同时还告诫别人,要想身体好,必须注意饮食卫生,不可暴饮暴食。他每天起床后要喝一杯蜂蜜水;早饭后必喝绿茶,他认为绿茶有明目、提神、帮助消化、利尿等多种功能;晚餐时则来一小盅白酒,以舒筋活血安眠。苏老还有个口诀:"喜欢吃的东西少吃点,不喜欢吃的也要吃一点。"

2. 体育锻练

苏老经常说:"要想有健康的身体,必须做到坚持体育锻炼。"苏老家庭贫穷,六七岁时就放羊割草,以后还边上学边参加田间劳动,爬山、下坡,从小练就了一双铁脚板。中学时期他爱好打乒乓球,留学日本时则参加网球、划船、溜冰、摩托车越野运动等。大学时,他还是网球队的主力队员,因此他有良好的身体素质。工作后,他的体育锻炼从未停止。如坚冷水浴,不管春夏秋冬,每天都用冷水洗身,然后用毛巾把全身擦红。随着年龄的增长,他改做"练功十八法",走到哪里,做到哪里,每个节拍都做得有板有眼。他还有一个好习惯,就是每天晚上睡觉前用热水烫脚,然后按摩头部,"头部有许多穴位,认真按摩,可以舒展筋骨,有利睡眠"。苏老在晚年经常讲:"我现在眼不花、背不驼,思维清晰,能翻译德文数学著作,这和年轻时坚持体育锻炼是分不开的。"

3. 注重精神保健

苏老说:"为人在世,应该豁达大度,胸怀坦荡,放得下。凡事想得开。"在十年浩劫中,他也遭到了批斗,参加重体力劳动,但他能理智对待。

苏老说:"脑子也要不断运动,动则灵,不动则钝。健脑的办法是多看、多想、多写""特别上了年纪的人,要多动,多找事情做"。他

名 人 医 话

自己就是这样做的。除了继续进行数学方面的研究教学外，多年来他养成了收看新闻联播和记日记的习惯，一直没有间断。

4.文理兼通好处多

苏步青既是数学大师，还是位文学大师和诗人。他从小酷爱古诗文，一生与诗为伴，与诗书同行。每次出差，提包里总放一二本诗集。不仅读诗，更有作诗兴趣，几十年笔耕不辍，写了近千首诗作。在他96岁高龄时，北京群言出版社出版了《苏步青业余诗词钞》，共收近体诗444首，词60首，富有时代气息，给人诸多的启迪。

抗日战争时期，浙江大学内迁湄潭，他和钱宝琮等创设湄潭吟社，在生活极度困难下，自费出版了《湄潭吟社诗存第一辑》，内收各家诗词约100首。在国难当头的日子里，苏老的诗或切磋教义，或评论时局，其忧国思乡、愤世嫉俗之情常流露于笔端。

苏步青经常对学生讲，打下"金字塔"般的基础很重要，文理相通好处多。他几十年如一日，巧用"零头布"（零碎时间）来学习和研究文学和作诗，不仅给人间的留下了许多好诗词，而且证明文理相通有利点燃创新的火花，有利陶冶性情、促进健康，同时也证明了，充分利用零布头有不可忽视的潜力啊！

名人医话

66.赵朴初的养生妙语

赵朴初是杰出的爱国主义者,著名的社会活动家、学者、佛教居士,也是杰出的诗人和书法家。20世纪60年代,他创作的诗词,如散曲《某公三哭》等,诙谐幽默,讽刺犀利,于笑谈谑说中,揭露了国际上投机者的两面派丑恶嘴脸,真是入木三分,脍炙人口,反响强烈。谈到养生,他的说法是:"养生无术即是术。"其实,他对养生有不少精辟见解,通过生动的妙言警句抒发出来,更能打动人心。

由佛界而入政界

1907年11月5日赵朴初生于安庆,1911年随父母迁回老家太湖县寺前河居住。早年求学于苏州东吴大学。1928年后,任上海江浙佛教联合会秘书,上海佛教协会秘书,"佛教净业社"社长,四明银行行长。

1938年后,任上海文化界救亡协会理事,中国佛教协会秘书、主任秘书,上海慈联救济战区难民委员会常委兼收容股主任,上海净业流浪儿童教养院副院长,上海少年村村长。

1945年12月30日,赵朴初与马叙伦、周建人、雷洁琼等在上海成立以"发扬民主精神,推进中国民主政治之实现"为宗旨的政党——中国民主促进会。他是中国民主促进会德高望重的卓越领导人。

新中国建立后,1949 年他担任上海临时联合救济委员会总干事,中国人民保卫世界和平委员会常委、副主席,亚非团结委员会常委。

1950 年后,任中国人民救济总会上海市分会副主席兼秘书长,华东民政部、人事部副部长,上海市人民政府政法委员会副主任。

1953 年后,任中国佛教协会副会长兼秘书长,中国作家协会理事,中日友好协会副会长,中缅友好协会副会长,中国红十字会副会长、名誉副会长,中国人民争取和平与裁军协会副会长。

1980 年后,任中国佛教协会会长,中国佛学院院长,中国藏语系高级佛学院顾问,中国宗教和平委员会主席,中国书法家协会副主席,中国民主促进会中央常委、民进中央参议委员会主任、副主席、名誉主席,全国政协副主席。

1996 年,他闻讯《西泠艺丛》即将复刊,寄来 5000 元人民币资助。

2000 年 5 月 21 日因病在北京逝世,享年 93 岁。

妙谈养生,兴趣盎然

赵朴初享年 90 多岁高寿,与他注重养生密切相关。他有一封专谈养生的、是他在住院期间给养生专家药姚品荣的信,其中写道:"弟今年九十有二,在同辈人中,堪称健者。蔬食已七十年,每日两菜一汤,饭二两左右;每晨起床前摩腹二百次左右,消化系统良好,所谓养生之道唯此而已。近有诗云:不知肉味七十年,虚度自渐已九十;客来问我养生方,无他奉告惟蔬食。"

他的养生之道,有三条:一是蔬食,二是按摩,三是梦想。这三条看似简单,实际上很实在、很全面。按摩是运动,蔬食是营养,梦想是精神支撑。这三条中,精神最重要。一个人有了梦想,就有追求,精神振作起来了。这三条,看似简单,持久坚持,也不容易,需要有坚强意志和耐心。

赵朴初关于养生还有许多感悟之言。如"要高兴:高官不如高薪,高薪不如高寿,高寿不如高兴。高兴了就好,只有高兴是现款,

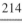
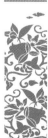

其他至多不过是支票而已""地位是暂时的,荣誉是过去的,健康是自己的""常想一二忘九八,健康长寿样样有;老当益壮天地宽,满目青山松和柳"。他在1996年住院时曾写过一诗:"生固欣然,死亦无憾;花落花开,流水不断。我今何有,谁欤安息;明月清风,不劳寻觅。"认为生死乃自然规律,无须牵肠挂肚。

赵朴初有一副养生联也很有名:"蔬食七十年未尝不饱;曲巷半世纪足以忘忧。"蔬食是指与肥腻厚重相对的粗食、素食而言,他自20岁起,坚持蔬食,以新鲜蔬菜水果和五谷杂粮为主,鸡蛋、牛奶不忌。他为十方斋题词"素食养生,延年益寿"。曲巷指偏僻小巷,比喻清贫而闲适的生活,慈悲为怀,而把金钱无私地奉献给了慈善和宗教事业。

赵朴初92岁时还写了一首《宽心谣》,流传甚广:"日出东海落西山,愁也一天,喜也一天;遇事不钻牛角尖,身也舒坦,心也舒坦;每月领取养老钱,多也喜欢,少也喜欢;少荤多素日三餐,粗也香甜,细也香甜;新旧衣服不挑拣,好也御寒,赖也御寒;常与知己聊聊天,古也谈谈,今也谈谈;内孙外孙同样看,儿也心欢,女也心欢;全家老少互慰勉,贫也相安,富也相安;早晚操劳勤锻炼,忙也乐观,闲也乐观;心宽体健养天年,不是神仙,胜似神仙。"

《宽心谣》豁达乐观,通俗流畅,寓意深刻,富含哲理。吃喝穿戴收入支出均有涉及,理家、待人、处事之道蕴含其中,生理、心理、伦理都有妙解浅析。经常读一读《宽心谣》,会让人心情放宽,胸襟开阔,多份舒心少份烦恼,多份沉静少份浮躁,多份知足少分贪心。宽心谣使你的心灵得到净化,身体获得健康,思想境界提升,是一件不需要花钱买的珍贵保健品啊!

名 人 医 话

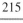

67. 周有光创长寿记录

名
人
医
话

周有光是我国著名的语言学家、文字学家,也是汉语拼音方案的主要制订者,对中国语文现代化的理论和实践做了科学的阐释,在国内外产生了广泛影响。

他还是位老寿星,创造了享年112岁的长寿记录。

由从事经济到研究文字

周有光原名周耀平,1906年1月13日生于江苏常州青果巷。10岁时随全家迁居苏州。1918年入常州高级中学(江苏省立第五中学)预科,1年后正式升入中学。

1923年,周有光考入上海圣约翰大学,主修经济、语言学。在大学读书时,积极参加了拉丁化新文字运动。

1933年4月30日,与新婚妻子张允和同往日本留学。先在东京大学学习,后转考入京都大学,1935年返回上海,任教光华大学(今华东师范大学),并在上海银行兼职,此时参加了反日救国会。

1945年抗战胜利后重回新华银行工作,先后被派驻纽约、伦敦工作。在那里,他发现欧洲人对字母学很重视,于是买了许多字母学的书自学。

1949年上海解放后回国,任复旦大学经济研究所教授和上海财经学院教授,并在上海新华银行、中国人民银行华东区行兼职。

1954年,周有光被中国文字改革委员会邀请担任汉语拼音方案

委员会委员。

1955 年 10 月,到北京参加全国文字改革会议,会后留在中国文字改革委员会工作,参加制订汉语拼音方案,任中国文字改革委员会和国家语言文字工作委员会研究员、第一研究室主任,兼任中国社会科学院研究生院教授。

1958 年 2 月,全国人大通过了汉语拼音方案决议,同年,汉语拼音成为全国小学的必修课。周有光在北京大学等高校讲授汉字改革课程,其讲义《汉字改革概论》系统、全面地总结了 300 余年汉语拼音字母的演进史和中国人自创拼音字母的历程。

1979 年 4 月国际标准化组织在华沙召开文献技术会议。周有光在会上代表中华人民共和国发言,提议采用"汉语拼音方案"作为拼写汉语的国际标准。1980 年开始,他成为翻译《简明不列颠百科全书》的中美联合编审委员会和顾问委员会中方三委员之一,另两位委员是刘尊棋和钱伟长院士。

1984 年任中美联合编审和顾问委员会中方三委员之一,出版了中译本《简明大不列颠百科全书》和国际中文版《不列颠百科全书》。

2017 年 1 月 14 日,周有光先生逝世,享年 112 岁。

对语言文字学的贡献

周有光在语言文字学方面做了大量工作。他主持制定了《汉语拼音正词法基本规则》,以后又开始研究文化学问题。多年来,他在语言文字学和文化学领域发表专著 30 多部,论文 300 多篇。

周有光认为现代是双文化时代。他把文化分成两个层次:地区传统文化和国际现代文化。并且描述了人类文化发展步骤的 3 个主要方面:一是经济方面,从农业化到工业化到信息化;二是政治方面,从神权政治到君权政治到民权政治;三是思维方面,从神学思维到玄学思维到科学思维。

周有光认为信息化时代的语言生活有两件突出的事情:一件是利用电子计算机用于处理语言文字,并发展为信息网络;另一件是国际共同语的发展。发达国家的目标是推进信息化,发展中国家的目标是追赶工业化和信息化。

周有光把语文现代化和语言学挂钩,推动中国语文现代化的健康发展,提出了"汉语拼音三原则":口语化、音素化和拉丁化。口语化:拼写规范化的普通话。音素化:按照音素(音位)拼写音节。拉丁化:采用国际通用的拉丁字母。

周有光研究了现代汉语用字的定量问题,提出了汉字分级定量的思想,即定量、定形、定音、定序。

周有光在 2007 年 10 月 31 日获得吴玉章人文社会科学奖的特等奖。吴玉章人文社会科学奖为全国性哲学社会科学研究较高规格的奖励。

2015 年 1 月 6 日,常州大学以周有光先生名字命名,成立了"常州大学周有光语言文化学院",并聘请周有光先生为终身名誉院长。

长寿之道

周有光不仅长寿,而且老年后还保持脑子不乱,眼睛不花,能吃能喝,身体倍棒! 100 岁后,他还在写书出书,111 岁依然坚持写作。谈起长寿,他总结了以下 5 句话,并做了解释。

1. 人不是饿死而是吃死的

我从不吃补品。人家送来的补品,我也不吃。我以前在银行工作,很多人请客,一些人拼命吃,而我就不乱吃东西。我记得以前我在上海有一个顾问医生,他告诉我,大多数人不是饿死而是吃死的,乱吃东西不利于健康。

俗话说:"病从口入。"高血压、高血脂、糖尿病,哪个不是一口一口吃出来的? 身体不需要,还拼命吃,反而损健康。吃要健康,海吃山喝会撑出病来。

2. 心宽寿长

遇到什么事情我都不生气。我对一切身外之物都看得很淡。很多年以前我有失眠症,睡不着觉。"文革"时期我被下放到农村,失眠症却治好了。所以,我跟我的老伴都相信一句话:"塞翁失马,焉知非福?"

有两句话我经常讲：卒然临之而不惊，无故加之而不怒（遇到突发意外毫不惊慌，无缘无故的错怪冤枉也不生气）。这是古人的至理名言，很有道理。想长寿要有涵养，不要用别人的错误惩罚自己！

3. 生活越简单越好

每天睡觉、吃饭、看书、写文章。我每个月发表一篇文章在报刊上，是杂文。饮食上，我主要吃鸡蛋、青菜、牛奶、豆腐四样。穿衣服也简单，别人送的漂亮衣服没有机会穿，因为不怎么会出门，穿出来也觉得不自由。

以前认为我们不可能长寿。我年轻时生过肺结核，患过抑郁症。结婚时，家里的老妈妈偷偷找了算命先生给我们算命，说这对夫妇只能活 35 岁，我们就笑笑。我觉得算命先生没有算错，是我们自己改变了我们的寿命。

我们的生活比较简单有规律，不乱吃东西，不抽烟，不喝酒。从前客人来，我们要敬烟，买了很好的烟，都请客人抽，自己不抽。

4. 我一直坚持"三不主义"

一不立遗嘱，二不过生日，三不过年节。不立遗嘱家庭和睦，不过生日忘记年龄，不过年节生活平淡。日常生活越来越简单越好，生活需要也越来越少越好。

5. 夫妻生活要做到"举杯齐眉"

我的太太张允和在世时，我们上午下午都喝茶。我喜欢喝咖啡，她喜欢喝好的清茶，"举杯齐眉"。夫妇生活不仅要有爱，还要有敬。

夫妻两个人是生活在一起时间最长的人，只有天天开心，才会身心都健康。反之，三天吵一架，五天打一架，不仅谁都不开心，还伤身体损健康。

周老上面说的这 5 条，多么通俗、实在、生动，他希望让更多人知道长寿之道，并祝大家都身体健康，长命百岁。我们要像他那样，把健康的钥匙掌握在自己手中，让珍贵的生命增加长度和宽度，为社会多做一点贡献。

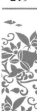

68. 泌尿外科的开拓者吴阶平

吴阶平是我国著名的医学科学家、医学教育家和社会活动家，中国科学院、中国工程院资深院士。他对泌尿外科做出了突出贡献，特别是对肾结核对侧肾积水、肾上腺髓质增生等问题提出了新的见解和治疗方法，同时还培养了一大批泌尿外科专家，被称为我国现代泌尿外科的奠基人。

不平凡的生命历程

1917 年 1 月 22 日，吴阶平出生于江苏省常州市，名泰然，阶平是他的号。很小的时候，父亲就教他认字，6 岁时他就能阅读《史记·项羽本纪》《三国演义》等。吴阶平的父亲主张孩子们学医，还特别强调要做一个好医生。

1933 年，吴阶平由天津汇文中学保送进入北平燕京大学医预科。1937 年毕业，获理学士学位。同年，考取北平协和医学院。1942 年以优异成绩毕业于北平协和医学院，获医学博士学位。

1942 年，吴阶平在中央医院任住院医师，以缜密的临床思维、认真负责的工作态度，对他所经管病人的病史、病情的发展和变化了如指掌。

1943 年北平沦陷期间，吴阶平开始接触中共地下工作者。抗日战争胜利后，他又结识了几位中共地下党员，为他们治病，同时接受了一些革命道理。

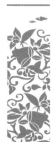

1944 年,吴阶平任北大医学院外科住院总医师,翌年又升为外科主治医师。抗日战争胜利后,他以讲师身份开始踏上讲台。

1947 年,吴阶平赴美国芝加哥大学进修,师从现代肿瘤内分泌奠基人哈金斯教授。哈金斯看到吴阶平干脆利落地做实验、做手术,感慨地说:"你有几只手啊!"由于手术技术不一般,吴阶平在美国落下了一个"三只手"的荣誉称号。吴阶平坦言,由于自己的手可能比一般人的小些,特别适合做外科医生,"开个小口就进去了"。

1948 年,在进修即将结束时,哈金斯非常希望吴阶平能留下为自己主持临床工作。但吴阶平婉言谢绝,他连行李都没带,急匆匆赶在新中国诞生前夕回到了祖国。1949 年,吴阶平在北京大学医学院任外科副教授。

1951 年他率领北京抗美援朝志愿手术队在烽火连天的战斗中抢救危重伤员,成绩卓著,荣立大功。

1956—1957 年,他采取在手术切断输精管尚未结扎之前,向远段精道注入少量杀灭精子的药物,1958 年发表后,在全国推广使用。

1960—1976 年的 16 年中,他收集并研究有关"嗜铬细胞瘤"的病例,证明有这种疾病存在,卫生部授予他科技成果甲等奖。

1977 年他在《中华医学杂志》上发表了上述病例报告,1978 年又发表了英文专题报告。1979 年美国《泌尿外科年鉴》选入了这篇英文报告,国际医学界正式承认吴阶平的这项创见。

1983 年 9 月他参加在联邦德国举行的国际外科学会第 30 届大会,并担任大会副主席,在会上做了《肾上腺髓质增生 15 例长期随诊》报告,引起强烈反响。

2011 年 3 月 2 日 21 时 18 分,吴阶平在北京逝世,享年 94 岁。

对医学的杰出贡献

作为中国泌尿外科开拓者之一,吴阶平对"肾结核对侧肾积水"的研究,使许多过去一直认为是不治之症的双肾结核患者得到正确救治,重获新生。这项突破性进展,立即在国内外受到高度重视,被广泛采用。

吴阶平研究确立了肾上腺髓质增生为一种独立疾病，为国际上所承认。他提出的"小儿巨大肾积水的容量应以超过该年龄24小时平均尿量为标准"，这个标准已被泌尿外科界所公认。他设计了利用回盲肠进行膀胱扩大术，成功应用于临床上膀胱挛缩的患者。他还设计了特殊的导管改进前列腺增生的手术，使经膀胱前列腺切除术的出血量大为减少，手术时间缩短，被称为"吴氏导管"，已在国内推广。

吴阶平从事医学教育工作60年，共发表医学论文150篇，编著医学书籍21部，其中13部为主编。获得全国性科学技术奖7次。获首届人口科技研究奖、北京医科大学首届伯乐奖、何梁何利基金科学与进步奖、巴黎红宝石奖、巴黎红宝石最高奖、日本松下泌尿医学奖等。

1962年他率领中国医疗组去印度尼西亚为苏加诺总统治疗肾结石致左肾功能障碍，经过4个月的努力，取得了十分完满的结果。总统的私人医生发表声明说，维也纳医疗组曾经认为，总统的肾脏如果在3个月内或者最迟6个月内不能恢复功能，那么就必须动手术。由于中国医疗组的治疗，苏加诺总统的健康情况极为良好，特别是他的左肾已恢复功能。总统因此避免了动手术。吴阶平为此被授予印尼国家二级勋章。

从1968年开始，吴阶平曾担任中央多位高级领导人的医疗小组组长。20世纪60年代，受周恩来总理的委托，曾先后11次为5位国家元首进行治疗。还曾荣获世界卫生组织授予的金质奖章，以表彰其在控制吸烟方面的成绩。

长寿与重视自我保健有关

吴阶平年轻时身体并不好。1939年上小学六年级时曾患肾结核，被切去了右肾，以后也曾多次住院，身上的刀疤加起来足有两尺长。他没有因此消沉，而是在勤奋学习和工作，并一直把自我保健作为生活方式的自然组成部分。

除了繁重的医疗教学任务外，吴老80多岁还担任全国人大常委

会副委员长,大量的工作,繁忙的社会活动,他都能应对自如,直到90岁还神采奕奕,思维敏捷。他说:"我的活动能力和精神状态仍较好,这与我比较重视自我保健有关。"

他生活很有规律,每天5点半就起床,从不恋床,午间小憩,晚上10点必就寝,以保持"生物钟"的正常运行。

在饮食方面,他说:"在饮食保健上,长期过剩的精粮、高脂、高盐、高糖会引起一些心血管病症。因此,要粗细粮皆吃,荤素搭配,不挑食、过食。

在精神保健上,他认为:"不要将悲伤的事久放在心上。乐观是健康的根本所在。以理智克制感情,豁达乐观对健康至关重要。人要学会适应环境,即使处于逆境中,也要善于把握自己。不管是在什么情况下,都要能吃得下,睡得着。"

他说:"健康二字光讲不做是得不到的,重在实践才有效果。不少人似乎很懂卫生知识,也重视保健,但就是言行不一致,甚至还强词夺理,比如吸烟明明是不好的习惯,但某些吸烟者却往往用种种理由或借口企图说明不吸烟的人寿命不一定比吸烟者长。甚至一些医务工作者,明明知道吸烟有害却无力自拔、难以戒除。"他提出,要把知识变为行动,不要把有用的知识变为无用的知识。

他认为工作对人的健康来说,是很好的事,人就怕体力上停下来、脑子不动也停下来,这样很快就会显出衰老迹象。因此他告诫退休的老人,不要完全闲下来,要继续接触外界,联系社会,还要适当训练脑力,思考问题,这是保持健康的重要条件。

他对体育运动十分重视,提出:"在体育保健上,要多活动,多思考,才能延缓衰老。当然要量力而行和坚持不懈才有好的效果。因此,尽管事忙,我每天也要心平气和地坚持半个小时的健身。"他每天早晨做广播操,外出散散步,这是针对他脑力活动多、体力活动少的特点而采纳的。

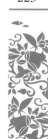

69.万里的"三不主义"

万里同志是杰出的无产阶级革命家、政治家,党和国家的卓越领导人,曾任国务院副总理,第七届全国人民代表大会常务委员会委员长等。他在位时的政绩和退休后的"三不主义"为人们所称道。

国庆十大建筑的具体负责人

1916 年 12 月,万里出生于山东省东平县,师范毕业,1936 年 5 月加入中国共产党,曾任中共东平县工委书记,泰西地委宣传部、组织部部长。1940 年后任中共鲁西区委宣传部副部长,冀鲁豫地委书记。1947 年后任中共冀鲁豫区委委员、秘书长,南京市军事管制委员会财委副主任、西南军政委员会工业部副部长、部长。

1952 年 11 月,万里奉调进京,任中央人民政府建筑工程部副部长。1955 年 4 月任国务院城市建设总局局长。1958 年 3 任中共北京市委书记处书记、北京市副市长。

为了庆祝中华人民共和国成立 10 周年,中央政治局扩大会议做出了要建设一批"国庆工程"的决定。这批工程被称为"十大建筑",包括人民大会堂、中国革命历史博物馆、中国人民革命军事博物馆、北京火车站等。由周恩来领导,万里具体负责。

经过 10 个月的艰苦奋战,1959 年 9 月 10 日,人民大会堂正式竣工并交付使用。其他几项"国庆工程"也陆续建成。毛泽东曾视察人民大会堂,当他看到只用 10 个月 13 天就完成了比故宫总建筑

面积还大的工程,而故宫花了 10 多年才初步建成时,毛泽东称赞万里:"你是万里嘛!别人是日行千里,而你是日行万里。"

农村改革的实干家

1977 年夏,万里本来被分配到湖北省工作。临行前他去看望邓小平。邓小平说:"你不要着急走,再等一两天。"后来,万里就转而去了安徽,任中共安徽省委第一书记。

万里到了安徽后,去山区看望农民,可有的老百姓不敢出来见书记,因为没裤子穿,春节农民吃不上饺子。万里说,当年杨白劳还借二斤白面,到集上扯二尺红头绳过个年呢。于是他马上指示农业部门开仓,给每户农民 5 斤面过年。

为了改变农村贫困面貌,万里带头打破禁锢,勇敢探索农村改革之路。在万里的强力推进下,小岗村的大包干经验一夜之间在安徽全境推广。后来,小岗村成了中国改革的一个符号。

当时流传的民谣有"要吃米,找万里"。邓小平说,中国的改革从农村开始,农村改革又从安徽开始。这一起点,和万里紧密相连。

主持修宪,推进法制建设

1988 年,万里当选为第七届全国人大常委会委员长。

在此期间,全国人大及其常委会审议通过了 86 部法律和关于法律问题的决定。

1992 年 10 月,万里提出修改宪法的建议,他领导起草了宪法修正案草案,并于 1993 年 3 月由八届全国人大一次会议通过。

1993 年 3 月,万里不再担任全国人大常委会领导职务。他对与会人员说:"我的任务已经完成。请常务主席主持主席团会议,我就告退了。"

2015 年 7 月 15 日 12 点 55 分,万里因病在北京逝世,享年 99 岁。

名人医话

生活规律与三不主义

万老在去世前几年,虽已近百,满头白发,但仍精神矍铄,红光满面。在与人交谈中,思维敏捷,总能一语中的。平时看电视、报纸不需要戴老花镜,走路矫健,不需搀扶或拐杖。为什么万里同志耄耋之年仍健步如飞,精神焕发呢? 这与其退休后规律的生活密不可分。

万里在退休之前,由于工作的原因,一直没有注意身体,有时甚至一天抽两包烟。退休后,万老的生活越来越规律,早睡早起,坚持午休,饭后散步,概括为:"三打、两看、一接见",即打桥牌、打网球、打高尔夫,看文件、看报纸和接见客人。"三打"就是他独到的"长寿秘诀"。

一是打网球。万里自少年时代爱上网球,80 余载一直钟情于此。只有战乱和"文革"被关押期间一度中断。同时他一手推动了中国网球运动的发展。退休后,他 1 周安排 4 次网球。《网球》等是万里最喜欢看的报刊。

万里 90 岁以前,喜欢跟不同的人切磋。只要听说谁网球打得好,他都要挑战一下。他曾经与美国总统老布什、澳大利亚总理霍克、新加坡总理吴作栋及其他国际友人、爱国华侨等交过手。

二是打桥牌。万里打牌过程中思维敏捷,神机妙算,总能出人意料,打出秒牌。1993 年世界侨联和北美侨联将主席最高荣誉奖和世界冠军金牌奖授予万里。

三是打台球,还有足球、篮球和台球等多种球类。他还喜欢拉二胡、唱京剧。

万里饮食以清淡为主,从不挑剔。除了喝点啤酒外,花生米、豆腐干和酱牛肉是必不可少的。万里的夫人边涛还在院子里开了一块菜地,只施有机肥,吃自己种的新鲜蔬菜。

万里还解释说:"我身体好,这主要得益于长期坚持锻炼;打网球活动四肢,保持血液畅通;打桥牌活动头脑,防止老年痴呆。这两项活动只要能坚持下去,我相信人是可以活到 100 岁的。"

万里同志退休之后，坚持"不在其位，不谋其政"。他认为这是对现任领导的最大支持与信任。他提出了"三不"主义，即不问事、不管事、不惹事。并具体规定：不参加剪彩、奠基等活动；不写序言不题词；不再担任名誉职务。

当然，不问事、不管事不意味着对国家时事置之不理，万里每天会看报纸、电视，时刻了解国家动态。如果有国家领导征求他的意见，他同样会坦诚相待，提出自己的看法。

万里晚年作了一首打油诗："退休不发愁，桥牌、网球和朋友，国泰民又安，老年乐悠悠。"从这首诗中，我们可以看出，万里宽阔的胸襟和豪爽的性格，也看到了他淡泊从容的健康心态。

70. 豁达风趣获长寿的启功

启功是著名的教育家、书法家、书画鉴定家,曾任北京师范大学教授、国家文物鉴定委员会主任委员、中国书法家协会主席等。他的书法刚正、挺拔、险峻,自成一体。诗、画也十分精彩。同时他胸襟开阔,幽默风趣,历经坎坷,泰然处之,终获高寿。他笑口常开,诙谐幽默,有许多关于养生处世的妙言警句,使人们有顿然醒悟、酣畅淋漓之感。

高中辍学就业难

1912 年 7 月 26 日,启功生于北京。他父亲早逝,家里生活全凭祖父的俸禄。在他 10 岁时,祖父也撒手人寰,这个家失去了经济来源。幸亏他祖父生前的两个学生伸出了援手,他们以"孀媳弱女,同抚孤孙"的名义,为启功一家三口募集了 2000 元善款,才解了燃眉之急。

启功小学毕业后升入汇文中学。上高中时,因为英语成绩太差,未通过期末补考,所以就辍学了。

在中学期间,他曾先后追随数位名师学画。名画家溥心畬是启功的曾祖辈,在教启功学画时,总是问他有没有作诗。于是启功就学习写诗,在名师指导下,不久就掌握了作诗的方法。

启功一位叔祖将启功推荐给了齐白石。齐白石对启功的才华十分欣赏,有时启功几天没有过去,他就禁不住念叨:"那个小孩儿怎

么老没来?"在齐白石门下,启功的绘画技艺有了长足的进步。

因为只是中学肄业,找工作十分困难。启功曾祖的门生、时任教育总长的傅增湘就把他推荐给了当时的辅仁大学校长陈垣,陈垣安排启功在辅仁大学附中教一年级国文。但不久,分管附中的教育学院院长发现启功连中学文凭都没有,就把他辞退了。

陈垣知道这件事后,又把启功召回辅仁,让他在美术系当了一名助教。不料分管美术系的还是那位院长,启功再次被辞退。

七七事变后,北平被日寇侵占。启功没有工作,一家人陷入困顿。启功的八叔祖当时在北平市政府当一个小职员,就介绍他在秘书厅谋了个助理员的位置,但几个月后又失业了。

幸遇伯乐,大学任教

1938 年秋,担任辅仁大学校长的陈垣,第三次召收启功到辅仁。作为著名学者、教育家的陈垣,知道启功虽然没有大学学历,但其文学、书画功底匪浅,因此力排众议,请启功到校担任教师。

1949 年后全国高校院系调整,辅仁大学并入北京师范大学。1957 年,在校长陈垣主持下,评议新增教授人选,启功在会上全票当选为教授。

1971 年 6 月,他接到通知,军代表要见他,还有人告诉他:"听说是什么'二十四师',要调你去。"启功纳闷,自己到军队能做什么?

第二天启功去找军代表,得到的答复是:上级准备调他到中华书局,参与编辑"二十四史",不是到二十四师。

1979 年,北京师范大学正式为启功平反,同时给他加了一级工资。启功对名利看得很淡。1982 年,启功被聘为北京师范大学古典文献专业硕士生导师,2 年后又被聘为博士生导师,是中国高校最早的一批博士生导师,但他对此从来不放在心上:"我不知道什么'博导',只知道'果导'(一种药的名字)。"他说:"老朽垂垂老矣,一拨就倒,一驳就倒,我不是'博导',是'拨倒',不拨自倒矣。"

生活简朴，乐于奉献

启功生活简朴，但帮助别人毫不吝啬。1991 年 11 月，陈垣诞生 110 周年，启功在香港举行义卖展，将义卖所得 163 万元全部捐给了北京师范大学，作为贫困学生的奖学金。这笔奖学金，启功也不用自己的名义，而是取陈垣"励耘书室"中的"励耘"二字，称作"励耘奖学助学金"。

启功对于名人字画，精于鉴赏，善于分辨真伪。但是对别人假充自己的作品，却十分宽容。他曾在潘家园看到一家书画店在卖他的字，有人就问启功："这是您写的吗？"他笑着说："比我写得好。"但过了一会儿，他又改口："这是我写的。"后来他才告诉朋友："人家用我的名字写字，是看得起我，这些假字都是些穷困之人因生活所迫，寻到一种谋生手段，我不能砸他们的饭碗。"有人为他抱不平，说："启先生，现在满大街都是你的字，但都是别人仿你的赝品。你不生气吗？"启功却说："这没什么，要给人家留口饭吃，而且有的比我写得还好。"

启功一生无儿无女，自妻子去世后，他便一直过着孤独而清苦的生活。启功把卖字画和稿费所得的 200 多万元全部捐给了北京师范大学，而自己却住在简陋狭小的房子里。一日三餐也是粗茶淡饭，往往一碗面条、一碟黄瓜条拌点炸酱就是一顿饭。即使是过生日，启功也一直很简单，往往是几个玉米、栗子窝头和一碟花生米他就很开心了。

2005 年 6 月 30 日，启功因心脑血管疾病逝世，享年 93 岁。

他曾为自己拟过一个墓志铭："中学生，副教授。博不精，专不透。名虽扬，实不够。高不成，低不就。瘫趋左，派曾右。面微圆，皮欠厚，妻已亡，并无后。丧犹新，病照旧。六十六，非不寿。八宝山，渐相凑。计平生，谥曰陋。身与名，一齐臭。"从这段话看出了他对自己的调侃，对名利的鄙薄，对人生的解悟，写得何等痛彻畅快啊！

名人医话

71. 疾病中幽默坚强的侯宝林

侯宝林是著名相声表演艺术家,他一生表演并潜心研究相声,为相声艺术发展做出了杰出贡献,还培养了一批新一代相声名家。他也是一位语言大师,风趣幽默,用语生动鲜活,即使在患重病期间,也能妙语生花,引起一片笑声。

童年艰辛早学艺

侯宝林,1917 年 11 月 29 日出生于天津,因家境贫寒,4 岁时被舅舅张全斌送到北京其妹夫侯连达家,为侯家义子。养父在涛贝勒府当厨师。侯宝林 7 岁时曾在义学就读 3 个月,后因养父失业,被迫捡煤核、卖报纸、拉水车、打粥要饭。11 岁时开始学艺,先是学京剧,后来改学了相声,曾在北京天桥、鼓楼一带"撂地"演出。

经过十多年艰苦奋斗,侯宝林终于脱颖而出。他与郭启儒合作,在京津一带演出,艺术日臻成熟。他一改当时相声粗俗的风气,以高雅的情趣与格调质朴的台风赢得了广泛赞誉。

1940 年 6 月初,与郭启儒搭档签约去天津演出,侯宝林以反串京剧名声大振,当时报纸上称赞他是"唱功为相声第一人"。

疾病中沉着坚强

1976 年之后,侯宝林更加热情投入相声演出和创作,出版了多部

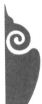

《相声选》和研究相声艺术的著作，曾当选中国曲艺家协会副主席。

1991年4月1日，侯宝林在体检中发现患有胃癌。4月3日，北京协和医院医生为他实施了全胃切除手术。手术后，侯宝林与一个年轻医生聊天说："那天去做手术的时候，我没什么害怕的，感觉就和坐火车卧铺一样。只有一点不同，坐火车卧铺不用脱光衣服呀。"住院治疗期间，亲朋好友去看望，他却笑着说："这下可好了，我把胃全部割掉了，看胃癌往哪里长。"

1992年8月，侯宝林肿瘤复发又住进了医院。食管手术后，造成进食困难，医生在他食管里放置了一根金属管子，手术时引起了他撕心裂肺的呕吐和痛苦。可术后他却风趣地说："以后我是不能坐飞机了，身体里放条金属管子，海关是通不过的。"

著名漫画家方成前往病房看望他。侯宝林看到方成的牙齿不好，便对身旁的医生说："你给他看看吧，镶好一点，他这么大个名人，又有钱，不能让他成为'无齿之徒'！"

出院后，他带病乘轮椅出席全国人大会议，接受中央电视台采访录相，写成《毛主席听我说相声》一文。

1993年2月1日晚，他异常兴奋，通宵未眠，嘱托家人在《北京晚报》上发表致观众、听众的《最后的话》："我侯宝林说了一辈子相声，研究了一辈子相声。我最大的愿望是把最好的艺术献给观众。观众是我的恩人、衣食父母，是我的老师。我总觉着，我再说几十年相声也报答不了养我爱我帮我的观众。现在看来，我难以了却这个心愿了，我衷心希望我所酷爱、视为生命的相声发扬光大，希望有更多的侯宝林献给人民更多的欢乐……"

侯宝林生命垂危之际，主动提出安排在京的相声演员进行一次生前告别。病榻前，众弟子安慰侯宝林说："您的病会好的，大家还希望听到您的相声呢。"这时，侯宝林挺了挺虚弱的身子，微笑着对大家说："上什么舞台呀，顶多再当一回布景，让你们在八宝山我的照片前边儿照相。"

1993年2月4日侯宝林逝世，终年76岁。他一生给人们带来无数笑声和欢乐，临终还是那样开朗乐观，他的藐视疾病、亲切爽朗的话语永远留在人们心中。

72. 红军出身的卫生部长钱信忠

战争年代,他在前线抢救伤病员;新中国成立后,他担任国家卫生部部长多年。这位老红军出身的医学专家就是钱信忠。他特别重视防疫和健康教育,积极组织和亲自编写医学科普书籍,大力提倡预防为主,并身体力行,养生有方,获得了98岁高寿。

战斗在救死扶伤第一线

1911年钱信忠出生于江苏省宝山县一个贫苦农民家庭。幼年时父母双亡,他13岁就离家谋生,曾在米店当学徒。1926年,考入了由德国人开办的上海同济大学附属宝隆医院。20世纪30年代后开始在宝隆医院行医,曾悉心照料过上海中共地下党员陈赓、程子华等。

"九一八"事变爆发后,钱信忠毅然踏上抗日救国的革命道路。1932年,他几经周折来到鄂豫皖革命根据地,被分配到河口县陂孝北红军医院工作,救治伤病员。后曾在鄂豫皖苏区总医院负责重伤治疗组工作,担任红25军医院院长。

抗日战争胜利后,钱信忠在太行山区,调查采集中草药200多种,编印成《太行山药物》,同时编译《实用药物大要》《传染病的预防和治疗》等。根据长期积累的经验教训,总结了一套"创伤新疗法",使部队战伤救治水平有了很大提高。

一生为防治疾病做贡献

1949年,钱信忠担任西南军区卫生部部长。1951年,赴苏联第一医学院留学,先后学习外科、保健组织学,获苏联医学副博士学位。1955年被授予少将军衔。1956年回国,他带领工作组,深入疫区实地调查,现场指挥,动员群众参与疾病预防工作,采取多种预防策略,成功地控制了血吸虫病、鼠疫等烈性传染病的流行。

1993年,钱信忠担任了中国防治性病艾滋病协会会长,组织专家学者研究防治艾滋病措施,开展中西医结合防治艾滋病药物的科研工作,推动中国预防性病、艾滋病事业的发展。同时动员国内外社会资源,开展多种形式的公益慈善活动,救治艾滋病患者,防止艾滋病蔓延,被称作"我国最早的防治艾滋病志愿者"。

钱信忠撰写了《人口新编》《中国卫生事业发展与决策》两部著作,并主编了《中国医学百科全书》。离休后,他仍经常深入基层,调查研究,了解广大人民群众的健康情况,以"防病治病""增强体质"作为自己工作的指导思想,主编了一批医学科普书籍。

2009年12月31日,钱信忠因病医治无效,在北京逝世。在病危期间,他嘱咐将自己的遗体捐献,为祖国医学科研做最后一次贡献。

没有"诀窍"的养生之道

钱信忠80多岁时,银发浓密、面色红润、身材匀称挺拔。有记者问他:"您身体这么好,有什么诀窍吗?"

钱老说:"真还没什么诀窍,我只是喜欢体育锻炼。我选择散步、跑步、打拳和夏天在门前后海游泳。这都是能个人自由锻炼的活动内容,不用别人陪同。既不麻烦人又不受人限制,这样我的心情很愉快。"

说没有诀窍,其实在这几句话中已蕴含诀窍在内,一是坚持运动,二是心情愉快。

除了喜欢体育锻炼外,他还保持了良好的生活习惯,饮食有节,不沾烟酒。他提倡戒烟和加强宣传戒烟力度。有一次到医院视察,见医院门前有一位青年吸烟,他立即上前讲吸烟的危害,那位青年立即掐灭烟头,当听说劝他的老人是卫生部部长时,他感动地说:"我以后再也不吸烟了!"

钱老从早年的勤工俭学起,就养了坚持晨练和刻苦学习的习惯,坚持每天5点起床,活动身体1～2小时,8至9小时伏案工作、学习,他甚至在洗手间都摆放上图书。他说:"不工作,不学习是不可想象的生活。特别是老有所为,更能使人精神焕发、延缓衰老。"

练习书法,舞文弄墨也是钱老的一大爱好。写毛笔字几乎成了他闲暇时光的必修课。他用小楷摹写的唐宋诗词三百首,已经成帖出版,受到读者的广泛欢迎。

钱老十分很重视环境卫生和美化。在他的小院中,颇有一派乡野风光。夏季里,长满了由他亲手种下的茄子、辣椒、西红柿等,花菜满畦,整洁清爽,这一片绿色的空间,充满着盎然生机,使人心情舒畅开朗。同时,种植蔬菜的劳动,也使他活动筋骨,舒展身躯,体会另一种乐趣,对保持身体健康也起到了有利的作用。

钱老身为卫生部长、开国少将,但从来不摆架子,没有官气,平易近人。街坊四邻与他友爱相处,亲切地称他"师傅"。他说:"由于我的户外锻炼多,与群众经常碰面,他们虽然知道我是谁,但从不把我当作领导而疏远,见面打招呼,总称我一声'师傅'。我也喜欢和他们一起闲谈,尤其听到老街坊这种称呼,心里特别舒服,民众把我当作伙伴和知己,给我添了不少情趣呢!"

有人劝他:"您年事已高,何苦还把时间安排得这么紧?您有条件可以到各地名山大川去走一走,劳逸结合嘛。"钱老说:"适当利用闲暇去旅游无可厚非。但让我放下工作去玩,我是绝对舍不得的。"

73. 钱伟长：长寿关键靠自己

钱伟长是我国著名的力学家、教育家和应用数学家。在20世纪60年代，他就被周恩来总理称为我国科学家中成就卓越的"三钱"之一。同时他对健身和长寿也有不少令人耳目一新的见解。

留学期间成果非凡

1912年10月9日，钱伟长出生于江苏无锡，父亲是国学大师钱穆的长兄钱挚。钱挚英年早逝，他由叔父钱穆培养成人。

1925—1930年，钱伟长在无锡和苏州上中学，高考后被清华大学、交通大学等五所名牌大学同时录取。1931年进入清华大学历史系学习。九一八事变后，他拍案而起说："我不读历史系了，我要学造飞机大炮，振兴中国的军力"，于是转学物理系。

1935年，考取清华大学研究院，随导师吴有训做光谱分析，并在黄子卿指导下研究溶液理论。1939年，赴昆明在西南联合大学讲授热力学。1940年1月，考取中英庚款会的公费留学生，因第二次世界大战突发，改派至加拿大留学，主攻弹性力学。1942年获多伦多大学应用数学系博士学位。

1942—1946年，任美国加州理工学院喷射推进研究所研究总工程师，师从世界导弹之父冯·卡门，从事博士后科学研究。研究火箭弹道、气象火箭、人造卫星轨道等。发表了世界上第一篇关于奇异摄动的理论，被国际上公认为该领域的奠基人。

钱伟长研究板壳理论,导师辛吉认为可以与自己的研究结合一起,由钱伟长写成论文《弹性板壳的内禀理论》发表,爱因斯坦看后说:"这位中国青年解决了困扰我多年的问题。"

对科研和教育的贡献

1946年5月,钱伟长回国,被聘为清华大学机械系教授,兼北京大学、燕京大学教授。

1946—1957年,研究圆薄板大挠度理论、润滑理论、压延加工、建筑史等。1949年后,曾任清华大学副教务长、教务长。

1956年,制定规划了中国第一次12年科学规划,并被任命为清华大学副校长。与钱学森等创办中国科学院力学研究所,同时担任中国科学院力学研究所副所长、国务院科学规划委员会委员、波兰科学院院士。

1983年,邓小平亲自批示,调任他至上海工业大学任校长,并写明此任命不受年龄限制。

他参与创建北京大学力学系,开创了中国大学里第一个力学专业;招收中国解放后的第一批力学研究生,开创了理论力学的研究方向和非线性力学的学术方向。为中国的机械工业、土木建筑、航空航天和军工事业建立了不朽的功勋。

2010年7月30日6时20分在上海逝世,享年98岁。

健身与长寿之道

钱伟长从大学起,就坚持体育锻炼。在清华大学期间,已经是大学足球队的主力左前锋。1937年,入选中国国家足球队并参加了在菲律宾举行的远东运动会。

钱伟长坚持多年以长跑作为锻炼形式。90岁后,长跑已不太合适,但依然"规定"自己每天要步行3000步。他说:"不能吃身体的'老本'"。

说起长寿的心得,钱老认为,靠药补,靠食疗,靠遗传,这些都只

能是一些辅助的措施,长寿关键靠自己,具体来讲有四点。

1. 长寿就要相信自己

据科学家研究,人的寿命可以达到150岁。实际生活中大多数人只能活到90岁以下。人寿命的潜力是很大的,可从先天和后天的素质中去挖掘这种潜力。要做到这一点,首先应充满自信。有的人被医院错判为癌症,由于丧失了自信,精神堤坝垮了,本来并没有什么大病,最后却丧了命。相反,有的人得了绝症后能正确对待,既来之,则安之,与疾病展开不懈的斗争,结果竟奇迹般地活了下来。

2. 长寿就要说服自己

月有阴晴圆缺,人有旦夕祸福。生活中的坎坷势必造成感情世界中的大起大落,控制不好就要损寿。在现实生活中,有许多人被卷入感情的波澜而不能自拔,最后多以轻生折寿而告终。他们的悲剧就在于不能说服自己。要学会说服自己,吃了亏不生气,深知"福兮祸所依,祸兮福所倚"的哲理。在困难的时候不断调理心绪,真正驾驭住自己的命运。这样,就为长寿打好了心理基础。

3. 长寿就要发现自己

人易于发现世界,发现他人,而往往会把自己忽略掉了。生命中有一种巨大的潜能需要我们去发现。一个能够发现自己的人,就能不断地调整自己、改造自己、更新自己,从而发展、壮大和巩固自己。这样就能战胜困难,战胜疾病,最终赢得长寿。

4. 长寿就要征服自己

羡慕他人,仿效他人,忽略自己的社会角色,这是人们最常见的缺陷。只有征服了自己,才能任凭花开花落,云卷云舒,才能用顽强的生命力去面对挫折、疾苦和不幸,才能唱出"真的还想再活五百年"的豪情。

钱伟长还说:"我没有休闲生活,不抽烟、不喝酒、不胡思乱想,所以我身体健康。工作就是我强身健体的秘诀,脑筋用得越多身体越好。我睡眠时间不长,但睡眠效率很高。工作其实就是最好的休息。"

74. 周恩来对攻克癌症的嘱托

我国开展对癌症的综合防治研究起始于 1959 年，至今已历时 60 多年。有人称，中国抗癌之战的 60 多年，是由被动转为主动艰难爬坡的 60 多年。每当人们特别是医护人员、肿瘤科专家，一提到抗癌，就不由得深切缅怀敬爱的周恩来总理，就会重温他关于攻克癌症的指示，从中受到鞭策和鼓舞。我国抗癌之战是怎样发起的呢？

组织力量向癌症进击

1957 年 11 月 15 日，全国山区生产座谈会发出一份简报，上面刊登了林县县委书记杨贵的发言：林县有三不通（路不通、水不通、食管不通）。路不通，我们已架桥修路；水不通，我们正在修建红旗渠；食管不通，我们就没办法了。

这份简报引起了周恩来的关注，他立即批示："摸清情况，研究对策。"

经调查，食管不通在林县叫作"噎食病"，村村有噎食病人，家家有噎食病史，一旦患了此病，"吃秋不吃麦"。这种医学上称为"食管癌"的病，林县是高发区之一，在其他地区也有发生，听取汇报后，周恩来提出应研究根治办法。

根据周恩来指示，1959 年，由国家卫生部委托中国医科院，组织华北四省一市食管癌防治协作研究，在高发区河南省林县建立全国食管癌防治研究基地，研究病因和防治方法。中国医科院肿瘤医院党委书记、副院长李冰教授,带领专家医疗队到林县,河南医学院也先后组织 20 多名专家到林县,深入农村,访问病人,进行诊断和治疗。

1973 年 10 月 4 日晚,周恩来在接见三个出国卫生代表团时提出:林县食管癌在早期诊断有一些办法,对食管癌的病因,有没有初步结论?生活习惯有没有关系?过去说有关,现在调查研究怎么样?食管癌防治工作是关系人民健康的一种疾病,你们要认真研究,列入议事日程。

后来,各地陆续设立了肿瘤防治基地,建立了肿瘤研究所、肿瘤医院,成立了抗癌协会等,开展和加强了对癌症的预防治疗和研究工作。

与癌症殊死搏斗,心中挂念癌症患者

正当防治癌症取得一个个进展时,癌症这个恶魔竟然偷袭了抗癌之战的指挥者。

1972 年 5 月 18 日,周恩来被确诊患了膀胱癌。

医生建议周总理疗养一段,当时的形势让周恩来日夜繁忙,他想的是"如何抓紧时间多做一些工作"。

1974 年 6 月 1 日,周恩来出现大量血尿,住院做了膀胱癌手术。此后,他仍然带病工作,接见外宾,参加贺龙追悼会,还曾前往长沙,与毛泽东讨论第四届人民代表大会的人事安排等。他对外宾说:"马克思的'请帖'我已经收到了。"

特别令人感动的是,在他遭受癌症痛苦折磨时,还念念不忘解除群众的癌症痛苦。

遗愿正在化宏图

周恩来总理虽然离开了我们,但他为建立和建设新中国立下的丰功伟绩将永驻史册;他鞠躬尽瘁、呕心沥血为国为民的牺牲精神将永远留在人们心中,他提出的一定要战胜癌症的号召是激励和指

导医务人员奋力拼搏的动力和指针。

60多年来,我国肿瘤防治和研究取得了可喜进展。

我国著名胸外科专家吴英恺院士、中国医科院肿瘤医院黄国俊教授、河南省肿瘤医院邵令方教授、河南医学院刘芳园教授等,在食管癌外科治疗攻关研究中取得重大创新成果,使外科手术治愈率达到90%以上。

我国著名肿瘤病理专家、河南医学院沈琼教授,创立了食管癌细胞学早期诊断方法,通过深入基层开展预防性普查,使早期诊断率提高到80%,他曾立下誓言:"不攻克食管癌早期诊断关,不离开林县,死了把我埋在林县龙头山。"沈老病故后,他的骨灰如愿撒在了那里。

在药物治疗方面,发现了冬凌草等中草药和不断研制的化疗药物,对癌症有明显疗效。影像学研究取得进展,有了CT、磁共振成像,再加超声等,使癌症的早期诊断增添了可靠手段。

癌症病因的研究也有明显进展,已证明霉变食物中的亚硝胺、长期大量吸烟、环境污染等是致癌因素。

研究还证明,癌症是可以预防的,并提出了癌症三级防控战略,采取了三早(早防、早诊、早治)等措施,降低了癌症"两率"(发病率、死亡率)。对于癌症,再也不是"没有办法"、束手无策了。

当然,战斗仍未有穷期。目前对癌症的病因、发病机制和癌症基因等尚未完全阐明,尚缺乏特异性早期诊断方法、特效治疗药物和针对性更强的预防方法,癌症仍是严重威胁人民生命与健康的顽疾。

但应当看到,党和国家十分关心人民健康,已将癌症防治研究纳入国家重大科技攻关任务,列入国家卫生与健康发展规划的重点防治任务。全国各学科肿瘤专家和广大肿瘤科技工作者,牢记周总理的殷切嘱托,深感任务艰巨、责任重大、使命光荣,正在继续努力、顽强拼搏,一步一个脚印,向癌症进击。周总理的遗愿已经取得阶段性成果,必将随着我国改革开放的雄壮步伐,在建设现代化世界强国中得以圆满实现。

75. 离休笔不休"勿忘人民"的穆青

他被称为新闻界旗舰式的人物、"三贴近的典范"。他的报道感情充盈、气势磅礴、深入人心、震撼灵魂。特别是关于焦裕禄的报道，至今读来还令人眼中含泪、奋发而起。有人还称赞：他的文章，教育了当代中国几代人。他就是新华社前社长、中国记协名誉主席穆青。

穆青，1921年3月生于安徽蚌埠，原名穆亚才，回族，籍贯河南周口市。他的祖父是晚清举人，穆青幼年受祖父的"开蒙"教育，四五岁时就学习认字、写字、读古文，7岁就直接上小学三年级，作文成绩总是班上第一名。10岁时祖父去世，举家迁回河南杞县祖母的娘家。

战争年代随军采访

小学毕业后，穆青到杞县大同中学学习，老师的进步思想激发了他的爱国热情，打定主意，参加革命。姚雪垠曾到大同中学兼课，对穆青以后热爱文学有很大影响。

1937年，穆青正在开封两河中学读高一。华北沦陷，开封危急，穆青与几个同学到山西临汾参加了八路军。1940年7月—1942年8月在延安鲁迅艺术学院文学系学习。1942年8月进入《解放日报》从事新闻工作。抗战胜利后，任《东北日报》采访部主任。平津战役后，作为新华社特派记者，随第四野战军渡江南下采访。

在此期间,穆青写出了多篇反映抗日战争和解放战争的报道。其中的名篇有《雁翎队》《一部震天撼地的史诗——中国共产党与东北抗日联军十四年斗争史略》《工人的旗帜赵占魁》《空中飞来的哀音》《一枪未放的胜利——记解放长春的经过》《狂欢之夜——长沙市民欢迎解放军入城速写》等。

写出时代最强音

新中国成立后,穆青先后任新华社上海分社社长、新华社副社长兼国内部主任。他深入采访,特别关注有代表的先进人物,如报道了铁人王进喜、植棉模范吴吉昌、绿化荒沙的潘从正、红旗渠特等劳模任羊成等,特别是1966年初,与冯健、周原合作采写的长篇通讯《县委书记的榜样——焦裕禄》,在全国引起强烈反响。

粉碎"四人帮"后,穆青先后任新华社副社长兼总编辑、社长等。他发表了《为了周总理的嘱托》《历史的审判》等报道。他多次提出新华社在世界上的声音要加强再加强,提出"新闻三论",即写散文式新闻、视觉新闻和实录性新闻,为新闻改革吹来缕缕清风。

长寿的辩证法

1992年11月,穆青以71岁高龄从新华社社长的岗位上退下来,可以颐养天年了,但他却说:"我开始了一个新征途,一个新起点。只要能力所及,我会珍惜每一天。"他有一枚闲章"奋老蹄",意在"不用扬鞭自奋蹄"。

离休之后,他说,卸下担子后,只要不"下去",每天都来上班,"不来,待在家里,心不踏实"。

2003年10月11日凌晨3时20分,穆青因病在北京逝世,享年82岁。

现在"70不稀奇,80多来兮"。但就穆青来说,青年时代,冒着枪林弹雨随军采访,历经艰险;壮年下基层,熬夜写稿,也很辛苦,当领导又当记者,呕心沥血,活过80岁也属不易啊!但细琢磨,这里蕴含长寿的辩证法。

穆青身体是有"老本"的。小时候,他曾随一位侠义的武功师傅习武练拳,"每天要踢腿、练功架",随军采访虽有风险,但也是难得的锻炼。80岁的穆青还能健步如风,不能与此无关。

穆青对稿件要求高,反复琢磨,几易其稿,绞尽脑汁。但在写作和改稿中,也锻炼了脑力,符合"脑子越用越灵"。稿子感动别人,首先是感动了自己;稿子成功,自己也获得了喜悦。80岁的穆青思维敏捷,语言清晰,说明经过锻炼的脑子生命力强。

穆青平时没有刻意做什么锻炼,但他的业余爱好还是丰富多彩的,如读书、写字、听京戏、摄影、到处采访等,也有益身心。

穆青不吃保健品,爱吃"烧饼夹牛肉",爱吃鸡蛋,有人认为有点"不科学"。其实一般情况下不必要吃什么保健品,吃一点牛肉和鸡蛋,也不会增加胆固醇,况且胆固醇也有优劣之分呢。

健康与长寿没有固定模式,一般规律结合自己实际情况,灵活应用,才能见到实效。

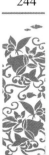

76. 诗伴终生的臧克家

"有的人活着,他已经死了;有的人死了,他还活着。"这首诗被编入语文课本,很多人都能背诵。这首诗的作者就是著名诗人臧克家。他坚持写诗70多年,许多名篇传世。除了诗出名外,他还深谙养生之道。

新诗的开拓者之一

臧克家曾用名臧瑗望,笔名少全、何嘉。1905年10月8日,出生在山东潍坊诸城臧场。他的祖父在前清有"功名",曾教他学诗。

臧克家8岁上私塾,12岁上本村的初级小学校。14岁考入县城"第一高等小学"。五四运动后,北京学生回乡宣传,臧克家和同学们跟着大学生打着小旗上街,还参加检查、登记和封存日货。

1923年,臧克家到济南,升入山东省立第一师范。他的作文经常得到老师的好评。就在那时,他开始写起了白话诗,并在《语丝》等刊物发表。

1926年秋,臧克家考入中央军事政治学校武汉分校。曾参与北伐。1929年,入读山东大学补习班,在青岛《民国日报》上发表新诗《默静在晚林中》。

1930年,入读国立青岛大学中文系,先后发表了诗作《难民》《老马》等。1933年,他的第一部诗集《烙印》出版。

1934年,大学中文系毕业,到山东省立临清中学任教,出版诗集

《运河》和长诗《自己的写照》。

1938—1941 年,先后任第五战区抗敌青年军团宣传科教官、司令长官部秘书、战时文化工作团团长等。他冒着敌机轰炸,三赴台儿庄前线采访,写成长篇报告文学《津浦北线血战记》。以后深入河南、湖北、安徽农村及大别山区,开展抗日文艺宣传和创作活动,曾参加随枣战役。这期间,创作和出版了《从军行》《淮上吟》等诗集及散文集《随枣行》。1941 年秋,任第三十一集团军参议,三一出版社副社长、代理社长,筹备出版了刊物《大地文丛》,创刊后,被当局查禁。

1942 年 7 月赴重庆,在重庆的中华全国文艺界抗敌协会第五届年会上当选为候补理事。1943 年,出版了回忆录散文集《我的诗生活》、诗集《泥土的歌》。

1943 年夏,任赈济委员会专员,并负责编辑《难童教养》杂志。1944 年历任上海《侨声报》文艺副刊、《文讯》月刊、《创造诗丛》主编。1948 年 12 月,为避免国民党反动派迫害,转往香港。

1949 年 3 月,由中共党组织安排到达北平。历任华北大学文艺学院文学创作研究室研究员,新闻出版总署、人民出版社编审,《新华月报》编委,主编《新华月报》文艺栏,后担任《诗刊》主编。被推选为中国诗歌学会会长。

粉碎“四人帮”后,臧克家出版了《忆向阳》《落照红》《臧克家旧体诗稿》等诗集和多部散文集,并获多项奖励。2002 年,《臧克家全集》面世,共有 12 卷,近 630 万字。

2004 年 2 月 5 日 20 时 35 分,因冠心病、尿毒症导致多脏器衰竭在北京逝世,享年 98 岁,安葬于北京万佛园华侨陵园。

泥土气息的养生之道

臧克家年轻时就体弱多病,曾多次因病休学,20 多岁时患严重的神经官能症,曾写道:“神经像风前的游丝一样,一吹就断。”但以后竟然成为年近百岁的寿星。他对养生也有自己的见解,而且证明是有效的。

他被称为"泥土诗人"，他的生活也散发着泥土的气息。

一是饮食有节，崇尚简朴。不喜吃大鱼大肉，不讲究色香风味。《李自成》作者姚雪垠曾说他是"大蒜、大葱兼大饼，故乡风味赛山珍"。他吃饭少不了"老四样"，就是大葱、大蒜、咸菜与花生米。他说"常吃葱，人轻松"，蒜杀菌能力强，花生营养丰富，人称"长生果"，经常吃有益健康。据他夫人郑曼回忆，几十年来，几乎没见过他一顿饭不吃大蒜的，没有大蒜的时候就吃大葱，还有就是每天都要喝几杯绿茶。同时，他不吃补品和保健品，还说：家常饭最可口，最养人。他不相信"烟出文章酒出诗""李白斗酒诗百篇"，而是滴酒不沾、很早戒烟。1948 年前，他每天要抽两盒烟，后来由于身体多病，就下决心戒烟，以后 50 多年就一支烟也不吸了。

二是坚持锻炼，经常散步。他认为，药物只能医病，不能强身，欲求身体健康，锻炼最重要。每天早晨 6 时醒来，先在床上做自己独创的按摩拍打功。起床后、午饭后、午休后、晚饭后每天四次散步，每次散步半小时。他说："只要不下大雨或刮 8 级大风，我每天都要坚持，这样可以活动筋骨，加快心脏运动，有益血液循环。"一般雨雪天，他打着伞照样出去。他还写道："大清早，长巷空空，柏油马路还在舒坦地做梦，我独个儿呼吸着鲜美的空气，如饮醇醇醪，高伸双臂，东向散步……这时间，200 米以内，竟成为我一人之天下。"晚年有一次散步时，因脑供血不足险些晕倒，邻里发现后将他扶回家。此后，家人提出要陪他外出，他却一次次婉言拒绝。每次重病过后，只要能动，他就在床上活动手脚，让家人为他按摩；体力再恢复些，就让家人扶他起来，在屋里或走廊踱步。

三是性情超脱，胸怀豁达。他认为，淡泊名利，保持心境平和对养生至关重要。他说，"人的思想要开明、要开朗、要开放，做人首先要认清人生的意义在于：情愿作野草，等着地下的火去烧。能把一切都贡献给祖国，只有这样才能正确对待人生，才能正确看待生与死，才能长久保持乐观的态度，才能热爱生活，达到身心两健，益寿延年。"他关心天下大事、国家发展和文坛进步。晚年他还口授文章，委托家人代笔，说出自己的想法和建议。他童心未泯，也十分关心儿童事业,资助贫困学生;某地"希望工程"向他求字,他当即写了"爱心如火"四个大字。中国少年儿童活动中心破土动工,他得知后立即捐出了自己刚收到的1万元稿酬。

91岁时,他概括自己的长寿之道为:"思想大门洞开,情绪轻松愉快,锻炼、营养、药物,健康恢复快哉。"

77. 病毒的发现者

提起病毒，人们会产生一种痛恨或恐惧心理。2002 年的红眼病，2003 年的"非典"，2004 年的禽流感，2013 年的甲型 H1NI 流感等，当时令人惊恐失措，至今余悸未消。而乙型病毒性肝炎(简称乙肝)、丙型病毒性肝炎、麻疹、艾滋病等，更是凶狠残酷折磨人的顽疾，夺去了成千上万人的生命。医学上对流感、乙肝等的症状早有记述，但却找不到确切病因。直到 200 多年前，才发现了这些病的罪魁祸首是病毒。

病毒个体微小，形状诡异，一般显微镜难觅它的踪影，细菌过滤器也打捞不住它，所以让它得以潜名埋姓数千年。它是怎样被发现的呢？

发现的过程

现在一般认为，荷兰细菌学家贝杰林克是病毒的发现者。但这个发现并非一蹴而就，而是经过了几位科学家的努力，为他最后发现打下了基础。

1886 年，在荷兰工作的德国人麦尔，把患有花叶病的烟草植株的叶片加水研碎，取其汁液注射到健康烟草的叶脉中，能引起花叶病，证明这种病是可以传染的。通过对叶子和土壤的分析，麦尔指出烟草花叶病是由细菌引起的。

1892 年，俄国的伊万诺夫斯基重复了麦尔的试验，证实了麦尔所看到的现象，而且进一步发现，患病烟草植株的叶片汁液，通过细菌过滤器后，还能引发健康的烟草植株发生花叶病。这种现象至少可以证明，这种病的病原体不是细菌，但他并没有跳出细菌致病的框框，而将其解释为是由细菌产生的毒素而引起的。他受当时巴斯德细菌致病学说的限制，没有做进一步的思考，从而错失了一次获得重大发现的机会。

又过了6年后，即1898年，荷兰细菌学家贝杰林克，同样证实了麦尔的观察结果，并同伊万诺夫斯基一样，发现烟草花叶病病原体能够通过细菌过滤器。但贝杰林克思考得更深入。他把烟草花叶病株的汁液置于琼脂凝胶块的表面，发现感染烟草花叶病的物质在凝胶中以适度的速度扩散，而细菌仍滞留于琼脂的表面。从这些实验结果，贝杰林克指出，引起烟草花叶病的致病因子有3个特点：①能通过细菌过滤器；②仅能在感染的细胞内繁殖；③在体外非生命物质中不能生长。根据这几个特点他提出这种致病因子不是细菌，而是一种新的物质，称为"有感染性的活的流质"，并取名为病毒。

潜伏多个世纪的病毒终于被"揪出"来了！

几乎是同时，德国细菌学家勒夫勒和费罗施，发现了引起牛口蹄疫的病原体也可以通过细菌滤器，从而再次证明伊万诺夫斯基和贝杰林克的重大发现。

贝杰林克的贡献

贝杰林克是一位荷兰微生物学家和植物学家。1851年3月16日，他出生在阿姆斯特丹。就读于荷兰莱顿大学，并在在瓦赫宁根大学农业学校微生物专业学习，毕业后成为一名教师，后来在代尔夫特技术学院（现代尔夫特理工大学）任教。他建立了代尔夫特大学微生物学，从事农业微生物学和工业微生物学领域的生物学研究。

1898年，他进行过滤实验，证明烟草花叶病的病原体比细菌还要细小，并因此推论出病毒的存在，被认为是病毒学的开创者。他主张病毒是一种液体，但后来美国化学家斯坦利证明了病毒其实是微粒。

贝杰林克也发现了氮气转化为植物所能够吸收的铵离子的过程——固氮作用。在这个过程中,附于某些品种植物(荚果)的根部上的细菌为其提供养分,是植物与细菌之间的共生的典型例子,也对维持泥土肥沃起着关键作用。

贝杰林克发现了通过还原硫酸盐进行缺氧呼吸的细菌,他认识到细菌能够以硫酸盐代替氧气作为最终电子受体。这个发现深远地影响到现时对生物地质化学循环的认识。

1931年1月1日,贝杰林克逝世,享年79岁。

认识病毒的真面目

病毒的特点,一是个体微乎其微,体积是1毫米的几十万到百万分之一,也就是几纳米,在一般光学显微镜下是看不到他的,因为它比细菌小得多,所以细菌过滤器也滤不出它来,只有在电子显微下,它才显出了原形。

病毒的种类繁多,形态各异,有球状、丝状、杆状、蝌蚪状等。它没有细胞结构,在细胞内寄生,利用细胞的生物合来复制、增殖、遗传和演化。

病毒的危害很大。例如艾滋病病毒、狂犬病毒、疯牛病毒等,给人类带来生命的危险;流感病毒传播迅速,使众多人患病;肝炎病毒迁延不愈;脊髓灰质炎病毒曾导致许多儿童致残;天花病毒曾使千百万人丧生。病毒会使牲畜、家禽成群死亡,植物病毒会使农业减产,造成严重的经济损失。

当然,病毒对人类也有启示和有利作用。如疫苗就是将病毒等病原微生物及其代谢产物,经过人工减毒、灭活或利用基因工程等方法,制成的用于预防传染病的自动免疫制剂,它可以提高人体比免疫力,阻止原来病毒的感染,有的还有治疗作用。如天花疫苗的研制成功和广泛应用,使天花这种疾病在地球上绝迹。脊髓灰质炎病毒可引起脊髓灰质炎,使众多儿童致残,但脊髓灰质炎疫苗研制成功后,就有了预防和消灭脊髓灰质炎的有效手段。

对于病毒,人们既不要忽视、麻痹,又不要恐惧、惊慌,而是要认

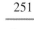

识它的危害和传播途径，采取有效措施来加以防治。

目前已知的常规传染病大致可分为两大类。一类是接触式的传染病，如艾滋病、肠道传染病等；一类是非接触式的传染病，如打喷嚏飞沫传染的各类感冒等。

对于接触式传染病的防护，主要是养成良好的卫生习惯，如饭前便后洗手，勤换衣裤，避免接触细菌；对于血液类传染病如乙肝、艾滋病等，要洁身自好，避免婚外性行为，做好自身防护如带安全套等。

对于非接触式传染病的防护，主要是改良居住环境，防止污染，避免到人群密集区，常戴口罩，保持室内空气流通等。

要增强防病意识，掌握有关知识。要了解常规传染病源，了解病原病毒的规律，有针对性地进行防护。有特异性预防接种的要进行预防接种，如甲型肝炎疫苗、脊髓灰质炎疫苗等。及时发现病人，加以隔离治疗。

平时要加强体育锻炼，增强体质，提高免疫力。

如饲养动物，定期给动物注射疫苗。如果被动物咬伤、抓伤或黏膜接触动物的血液、体液、分泌物等时，要按规范进行预防。与动物接触后洗手，避免和动物亲密接触，特别是孕妇、幼儿要避免与动物接触。

"魔高一尺，道高一丈"。病毒这个恶魔已经显了原形，疫苗的研究方兴未艾，征服病魔的日子还会遥遥无期吗？

78. 建筑大师贝聿铭的长寿经

贝聿铭是享誉全球的美籍华裔建筑大师。他最著名的代表作有法国巴黎卢浮宫的玻璃金字塔，国内的北京香山饭店、苏州博物馆新馆、香港中银大厦，美国国家艺术馆东楼等。2019 年 5 月 16 日贝聿铭在美国逝世，享年 102 岁。他有什么长寿之道吗？

远渡重洋，投身建筑

贝聿铭，1917 年 4 月 26 日，出生于中国广州，祖籍苏州。他中学毕业后就读于上海圣约翰大学。1935 年到美国宾夕法尼亚大学攻读建筑系。不久又转学到麻省理工学院，1939 年以优异的成绩毕业。

1944 年，他进入哈佛大学攻读硕士学位，1945 年留校受聘为设计研究所助理教授。

1948 年，贝聿铭担任韦伯纳普建筑公司的建筑研究部主任。完成了许多商业及住宅群的设计，还为母校麻省理工学院设计了科学大楼，在美国建筑界初露头角。

1960 年，贝聿铭成立了自己的建筑公司。贝聿铭作品以公共建筑、文教建筑为主，被归类为现代主义建筑，善用钢材、混凝土、玻璃与石材。

他在建筑设计中最为人们称道的，是关心平民的利益。他在纽约、费城、克利夫兰和芝加哥等地设计了许多既有建筑美感又经济实用的大众化的公寓,很受工薪阶层的欢迎。

在他的公司蒸蒸日上之际,他设计的主力逐渐从都市改建和重建计划转移到巨型公共建筑物的设计。20世纪60年代建于科罗拉多州高山上的美国"大气层研究中心",是他从事公共建筑物设计的开始。

精心设计,特色独具

贝聿铭坚信建筑不是流行风尚,而是千秋大业,要对社会历史负责。他持续地对形式、空间、建材与技术研究探讨,使作品更多样性,更优秀。

建筑界人士普遍认为贝聿铭的建筑设计有三个特色:一是建筑造型与所处环境自然融化;二是空间处理独具匠心;三是建筑材料考究和建筑内部设计精巧。

贝聿铭一生荣获了许多奖项,重要的有:1979年美国建筑师学会金奖、1981年法国建筑学院金奖、1983年第五届普利兹克奖、1989年第一届日本高松宫殿下纪念世界文化奖、2010年英国皇家建筑师协会金奖等。

他设计的建筑留在了4大洲、10个国家的土地,几乎拿遍建筑界所有的世界顶级奖项,被誉为"世界现代建筑最后的大师""光线魔术师"。

爱国情怀,艺贯东西

贝聿铭对祖国的热爱深藏心中,他说:"对我来说,中国印记从未完全消失。现在我在美国住了七八十年,仍然觉得自己是中国人。不是很怪吗?我给了自己新的外表,但内心的一切早就存在了。"

他的建筑设计受中国文化影响至深。他说,我深爱中国优美的诗词、绘画、园林,那是我设计灵感之源泉。

中国建筑专家认为:贝聿铭深受儒学影响,文化底蕴荣贯中西,

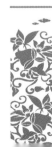

建筑作品缩着东方哲理和特立独行的西方观念。美国艺术家评价：贝聿铭的建筑仿佛现代世界中一条奇妙的丝绸之路。从东方和西方两种截然的文化土壤中汲取了精华，又游刃有余地在两个世界里穿越。

1979 年，贝聿铭接受了北京香山饭店的设计工作。他多次到香山勘察地形、攀登峰顶、俯览周围环境。而且考察了北京、南京、扬州、苏州等地的建筑和园林。最后采取了独具特色的布局方式，使它与周围的水光山色，参天古树融为一体，美不胜收。

贝聿铭说："香山饭店在我的设计生涯中占有重要的位置。我下的功夫比在国外设计的建筑高出 10 倍"。对于苏州博物馆新馆的建筑，他也呕心呖血，精心设计，体现出中国民族建筑艺术的精华。

不老的秘诀是工作

每当有人问起贝老有何养生秘诀时，他总会说："工作可以不让人老"，并笑称："我就是个劳碌命。"

的确，他在步入耄耋之年后，仍不停工作，继续活跃在建筑设计的第一线：87 岁时，他完成了中国驻美大使馆的设计；89 岁时，完成了苏州博物馆新馆和澳门科学馆的设计；91 岁时，相继完成了伊斯兰艺术博物馆和南京六朝博物馆的设计。

百岁之后，听新闻、读报纸、阅杂志、看书籍，仍然是贝老每天的必修课。他时刻关注着建筑行业的新动向，确保思想和学识方面能够与时俱进。这是他永葆创作灵感和艺术活力的源泉。正如培根所说："停止学习之日，即是开始衰老之时。"

他热爱旅游，经常投身群山碧野的怀抱，与大自然亲密接触。他爱听古典音乐，以后也迷恋西洋乐。人们说，建筑是凝固的音乐，贝老建筑的艺术魅力和身体健康长寿，也得益于爱好音乐。

妙语论爱情

贝老和夫人陆书华相濡以沫,白头偕老,一起度过了大半个世纪的美好时光。

在接受凤凰卫视专访时,贝老风趣地说:"从恋爱到结婚,是一个从雅到俗、从精神到肉体、从量变到质变的渐进过程。恋爱时是心心相印,结婚后则是骨肉相连。恋爱时是一见钟情,这个情是激情;结婚后是日久生情,这个情是亲情,二者有本质区别。几十年的婚姻,光有激情肯定不行,唯有亲情才能牢牢维系。夫妻过日子就要像中国的筷子一样,一是要惺惺相惜,谁也离不开谁;二是能同甘共苦,什么酸甜苦辣都能在一起尝,这样的婚姻才能天长地久。"

79. 天花疫苗是怎样诞生的

现代人对天花已经比较陌生生了。但在百年前，它还像一个恶魔，笼罩在人们头上，让人闻之胆寒、谈之色变。它曾使成千上万的人丧命，曾使更多的人失明或脸上身上留下斑斑麻点，猖獗到了极点。

1980 年 5 月 8 日，第三届世界卫生组织大会庄严宣布，人类终于消灭了曾严重威胁人类健康和生命的天花。如今，天花已成为第一种、也是至今唯一一种被人类消灭的传染病。

天花被消灭，是由于人们发明了天花疫苗，而天花疫苗又是如何诞生的呢？

流行广毒性大的急性传染病

天花很古老，3 千多年前，埃及法老等人的木乃伊上，就有天花留下的瘢痕。公元前 6 世纪，印度发生天花流行。在 17、18 世纪，天花是西方最严重的传染病，大约 60% 的人口受到威胁，1/4 的感染者死亡。

公元 9 世纪时，欧洲天花流行猖獗，在日耳曼军队入侵法国时，兵士感染天花，统率者竟下令杀死一切患者，手段残忍，但天花照样流行。在印度，人们跪求"天花女神"救命，当然无济于事。

天花在中国流行，最早可以追溯到公元 1 世纪。战争中，天花由俘虏从印度经越南带到中国，所以天花在中国古代也称"掳疮"。晋代葛洪在其著作《肘后备急方》中,描述了天花的症状和流行情况。他说:"比岁有病时行,仍发疮头面及身,须臾周匝,状如火疮,皆戴白浆,随决随生……剧者多死。"他指出:此病起自东汉光武帝建武年间(公元23—26年)。这是我国也是世界上最早关于天花的记载。

此后,天花流行范围更广。1661年,清朝顺治皇帝死于天花,年仅24岁。皇室子弟中,也有不少死于天花。顺治第三个儿子玄烨,小时候也得了天花,侥幸保住了性命,脸上却留下了麻点,但有幸继承皇位,成了康熙皇帝。

中国开创了预防天花之先河

我国不仅早就观察到天花,而且也在设法预防治疗。

北宋丞相王旦的长子死于天花。王旦特从全国各地请来医生、巫医和术士,商量治疗和预防方法。从四川峨眉山来了一位道姑,她选取毒性减弱了的轻型人痘痘苗,通过鼻腔黏膜使健康人"接种",而获取了对天花的免疫能力。王旦另一个儿子王素,种痘后避免了感染,活到67岁。

到了明代,随着对天花的认识加深和治疗经验的积累,便正式发明了人痘接种术。即以发病者的少量毒素接种到未发病者身上,从而获得免疫力。方法有刀拭法、痘衣法(穿天花病人内衣)、鼻苗法、痘浆法等,有明显效果。

俄罗斯闻讯后,派留学生来中国学习种人痘法。1744年,日本、朝鲜也派人来学习。8世纪初,英国玛丽·孟塔古夫人将此法引入英国,其后又传到欧洲其他国家,对阻止天花的传播起到了一定的预防作用。

由于受当时科技和文化的限制,人痘法也有一定缺陷,如剂量难掌握、方法不规范,容易引起严重的副作用,甚至导致死亡。但它毕竟打开了"以毒攻毒"、提高免疫力的思路,为天花疫苗的发明打下了基础。

由种人痘改为种牛痘

天花疫苗来自牛痘,说起牛痘就要提到英国的一位乡村医生,他名叫爱德华·琴纳,1749 年 5 月 17 日出生在英国格洛斯特郡伯克利小镇上。

琴纳在 8 岁时曾接种过天花人痘。但他成为一位有名医生,了解到种人痘的缺陷和风险后,就竭力设法寻找一种更安全有效的预防天花的方法了。

1792 年,琴纳听到奶场女工和农民有一种公认的说法:牛痘是牛患的一种轻度病,也可以传染给人,但人若传染上牛痘,就再也不会得天花病了。琴纳从中得到启发,如果这种说法正确,那么给人种上牛痘,就可以获得天花免疫了。他调查访问后,就着手进行实验。

1796 年 5 月,琴纳从一个奶场女工手上的牛痘脓疱中取出少许,给一个 8 岁的男孩詹姆斯·菲普斯注射。结果使这孩子患了牛痘,但很快就得以恢复。琴纳又给他种天花痘,结果,孩子没有患上天花。

琴纳研究证明,牛痘引发的症状比天花轻得多,它对牛来说不致命,更不会令人死亡,况且人在感染牛痘痊愈后不会留下任何瘢痕。琴纳先后用20年的时间到牧场挤奶妇中调查,验证了患过牛痘者不得天花的事实。最终确定了牛痘疫苗接种法:将减毒的天花病毒接种给牛犊,再取含有病毒的痘疱制成活疫苗,此疫苗被接种进人体的皮肤后,局部发生痘疮即可对天花病毒产生免疫。天花疫苗就这样诞生了。

琴纳著书和发表论文,公布了试验结果,随后又四处宣传。当时有很多人不相信,甚至说三道四,有人怀疑种牛痘会"头上长牛角"。面对这些说法,琴纳说:"让人家去说吧,我要走自己的路。"

天花疫苗即牛痘接种术,方法简便安全,降低了天花流行强度和死亡率。英国迅速推广,陆军和海军强制种牛痘。而后,各国相继采用。法国皇帝拿破仑下令所有士兵必须接种牛痘。

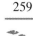

1802 年,英国议会授予琴纳一笔 1 万英镑的奖金,几年后又追加一笔 2 万英镑的奖金。以后他又得到许多荣誉和奖赏。1823 年初,琴纳在他的家乡伯克利逝世,终年 73 岁。

遗憾的是,一个时期内,天花疫苗没有得到应有的推广普及,在天花疫苗发明 150 年后,世界上每年仍然有约 5000 万人患天花,死亡者不下千万。直到 1967 年,世界卫生组织发起了借助天花疫苗消灭天花运动,1977 年非洲索马里发现最后一例天花,1979 年世界证实已无天花。

天花病毒在自然界已不存在,只有美国和俄罗斯的实验室还保存着样本。

天花疫苗功不可没。现在公认这种疫苗的发明者是英国的琴纳,但早此 700 多年中国发明的人痘预防法应是它的奠基者,英国奶场女工和农民关于牛痘的说法给予琴纳宝贵的的启示和借鉴。这一重大发现不是凭空而来,它是多少人智慧和实践的结晶啊!

80. 维生素的发现

维生素,顾名思义就是维持生命的要素。它是一个大家族,目前已经发现的就有几十种,如维生素 A、B 族维生素、维生素 C、维生素 D、维生素 E、维生素 K 等。

人体对维生素的需要量很小,但一旦缺乏就会引发健康问题;适量摄取十分必要,但过量摄取又会中毒。

维生素是怎样被发现的呢?

意识到有它,但不知它是什么

人类很早就意识到有维生素这种物质存在,但不知它是什么物质,更不知道它的机制。

早在古埃及时,人们就发现进食某些食品可以避免患夜盲症。

中国唐代医学家孙思邈曾经指出,用动物肝脏可防治夜盲症,用谷皮汤熬粥可防治脚气病。

1747 年英国海军军医詹姆斯·林德总结以前的经验,提出了用柠檬预防坏血病的方法,但是他还不知到究竟是什么物质对坏血病有抵抗作用。

已知其然,而不知其所以然,这就需要进一步探索、实验、升华,科学就是这样不断取得突破性进展的。

名人医话

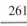

261

治疗脚气病中的发现

19世纪80年代,东印度群岛还属荷兰统治。岛上的居民长期受着脚气病的折磨。1896年,荷兰政府成立了一个专门委员会,开展研究防治脚气病的工作。

科学家和医生们调查认为,脚气病是一种多发性的神经炎,并从脚气病患者血液中分离出了一种细菌,便认为是这种细菌导致了脚气病的蔓延。

但参加这项研究的医生埃克曼却感到,问题并没有完全解决。这种病发生的原因究竟是什么?是否属于细菌传染?还缺乏有力证据。于是,他继续进行脚气病的研究,并担任了新成立的病理解剖学和细菌学实验室主任。

不久,在埃克曼做实验的陆军医院里养的一些鸡病了,这些鸡的发病症状和脚气病症状相同。埃克曼决心从病鸡身上找出得病的真正原因。起先他想在病鸡身上查细菌。他给健康的鸡喂食从病鸡胃里取出的食物,也就是让健康的鸡"感染"脚气病菌,结果健康的鸡竟然全部安然无恙,这说明病菌并不是引起脚气病的原因。

就在埃克曼继续进行实验时,医院里的鸡忽然一下子都好了。原来在鸡患病之前,喂鸡的人一直用医院病人吃剩的白米饭喂鸡。后来,这个喂鸡的人调走了,接替他的人觉得用白米饭喂鸡太浪费了,便开始给鸡吃廉价的糙米,鸡的病反而好了。

埃克曼分析:糙米谷皮中很可能有一种重要的物质,人体一旦缺乏后,就会得多发性神经炎。

埃克曼又做了一番实验。他选出几只健康的的鸡,开始用白米饭喂它们。过了一阵子,鸡果然患了多发性神经炎。他随即改用糙米来喂鸡,这些鸡都痊愈了。

埃克曼反复进行了这种实验,结果相同。于是,他把糙米当作"药",给许多得了脚气病的人吃,证明有效。

1897年,埃克曼把这一研究成果写成论文发表,引起了医学界关注,有的国家也开展了这方面研究。

1911 年,埃克曼和波兰化学家芬克合作,终于成功地从米糠中提炼出来一种物质,它可以溶于水或浓度高的酒精,分子量较小,能透过薄膜。这就是人类第一次发现的维生素。他们把它称为 Vitamin(意为"生命胶",音译为"维他命")。以后称它为硫胺素,即维生素 B_1。

埃克曼的发现在营养学研究中起了率先作用,他证明食物中含有人体和生命所必需的微量营养物质,开辟了研究维生素的新领域。

牛奶中的发现

1879 年,英国著名化学家布雷斯在研究中发现,牛奶乳清中存在一种黄绿色的荧光色素,他采用很多种方法想提取这种物质,但是没有成功。

直到 1933 年,美国科学家哥尔倍格等从 1000 多千克牛奶中得到 18 毫克这种物质。后来人们发现其分子式上有 1 个核糖醇,便将其命名为核黄素。这种物质就是维生素 B_2。

由于维生素 B_2 的发现是 B 族维生素大家庭中发现的第 2 个成员,所以将其命名为维生素 B_2。

当人体缺乏维生素 B_2 时,代谢就会发生障碍,引起黏膜病变。具体表现为口、眼和外生殖器部位的炎症,如口角炎、唇炎、舌炎、眼结膜炎和阴囊炎等。

防治方法是多食些富含维生素 B_2 的食物,如奶类及其制品、动物肝肾、蛋黄、鳝鱼、胡萝卜、香菇、紫菜、芹菜、橘子、柑、橙等。如果症状比较严重,可按时适量服用维生素 B_2 片,症状即可得到改善。

维生素的共同特点

与此同时,各种维生素陆续被发现。

如人们发现患夜盲症与缺乏维生素 A 有关,缺乏维生素 A 还会导致儿童发育不良、皮肤干燥、干眼病、老年斑等。富含维生素 A 的动物性食物有动物肝脏、鱼虾类、奶油和蛋类等；植物性食物有菠菜、胡萝卜、韭菜、油菜、荠菜等，其中所含的 β 胡萝卜素可转化为维生素 A，为人体利用。

又如，人们通过坏血病，发现其与食物中缺少维生素 C 有关。缺乏维生素 C 还会导致免疫力下降，引发多种疾病。富含维生素 C 的食物有花菜、青辣椒、橙子、葡萄、西红柿等。

各种维生素的化学结构以及性质虽然不同，但它们却有不少共同点：一是维生素均以维生素原的形式存在于食物中；二是维生素不会产生能量，其作用主要是参与机体代谢的调节；三是大多数的维生素，人体不能合成或合成量不足，必须通过食物才能获得；四是人体对维生素的需要量很小，日需要量常以毫克或微克计算，但一旦缺乏就会引发相应的维生素缺乏症，对人体健康造成损害。

81. 艾滋病病毒是谁发现的

艾滋病是一种危害性极大的传染病,它是由艾滋病病毒引起的。这种病毒攻击人体免疫系统中最重要的一种细胞即淋巴细胞,使人体丧失免疫功能,导致各种疾病乘虚而入,病死率较高。由于它潜伏期长,早期没有症状,因此发现较晚。它被发现后,还因为发现权究竟应属谁,引起了一场激烈的争吵。

发现一种怪病

1981 年 6 月 5 日,美国亚特兰大市疾病控制中心在当天出版的《发病率与死亡率周刊》中刊登了一篇只有几页的报告,简要介绍了 5 位病人的病史。

这 5 个人本来很健康,但他们得了一种十分罕见的威胁生命的疾病。第一位病人是 33 岁的美国人。他以前很健康,1981 年 1 月突然发热,还伴有干咳、呼吸困难。3 月份,他被洛杉矶一家医院接收。医生诊断认为,这种新的流行病是典型的肺炎,是由对健康人没有危险的病原体卡氏肺囊虫引起的。此外,医生肯定,这种病是巨细胞病毒传染的,化验结果是白细胞数目减少。尽管用最现代化的方法进行治疗,但这位 33 岁的美国人仍然于 1981 年 5 月 3 日死了。

这 5 位病人的共同特点是:30 岁左右,发热、咳嗽,患卡氏肺囊虫肺炎,被认为是由巨细胞病毒传染。

当时卫生部门都感到惊恐,立即成立了由免疫学家、病毒学家、流行病学家、寄生虫学家和毒物学家组成的研究和跟踪小组。

由于这种疾病最初主要发生在同性恋者身上,因此被称为"同性恋者遭到损害的疾病"。后来发现患者同时伴有免疫衰弱,所以为该病取名为"与同性恋有关的免疫缺乏症"。

观察到一种新病毒

这种怪病是由什么病毒引起的呢?怎么定名才恰当呢?

在法国里昂的巴斯德研究所,以蒙特尼尔研究员为首的研究小组,总结过去研究经验认为:分离病毒最好的时机不是在病情已深入发展的时候,而是在发病之初期,在先兆症状刚刚出现之时就捕捉到它。他们从一位患者身上取出淋巴结组织进行培养,并采取有利于病毒繁殖的措施。15 天后,漂浮在培养液上层的淋巴结细胞中发现了具有特征的逆转录酶。不久,又在电子显微镜下观察到了这种新病原。

1983 年 5 月,蒙特尼尔在《科学》杂志上发表了有关人艾滋病病毒生物学性质的论文,这是他们自己由病人血样分离出的艾滋病病毒,实际上也是国际上的第一份。随后,蒙太尼将这份病毒样品寄送给了国际有名的病毒学家盖洛。

盖洛是美国国立癌症研究所研究小组的带头人,当时也致力于分离和培养艾滋病病毒,但并未成功。收到蒙太尼寄来的样品后,他们立即着手分离和培养艾滋病病毒的工作,并取得了成功,分离出大量病毒。这就是艾滋病病原——人类免疫缺陷病毒。由此病毒引起的病被称作"获得性免疫缺陷综合征",即艾滋病。

谁是发现者的争论

由于盖洛名气大,加之科学界对权威人物的倾向心理。于是有人将"人类艾滋病病毒的发现者"桂冠戴在了盖洛的头上。

其实,对这种病毒,法国人是最先发现并发表了论文;而美国人

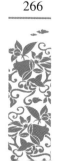

在此基础上进行了新的实验,描述得更细致、更准确。按说,蒙特尼尔和盖洛两个研究小组都对发现艾滋病毒做出了贡献。当然,先后之分还是很明确的。

谁先发现了艾滋病病毒?这个问题引起了争论。有人认为是盖洛,有人认为是蒙特尼尔。两种观点相持不下,最后双方撕破了脸,走上了法庭,这给科学上的国际合作投下了不愉快的阴影。

脊髓灰质炎疫苗的发明人索尔克进行了调解,认为双方对于艾滋病病毒的发现具有同等的功劳。

这一争论惊动了美法两国最高领导层。1987 年,时任美国总统里根和法国总理希拉克,经过谈判协商,达成了谅解,一致的意见是:两国共享艾滋病病毒发现者荣誉和成果。

但是政治首脑的干预并不能解决科学上的谁是谁非问题。经过近 3 年的明察暗访,美国《芝加哥论坛报》于 1989 年 11 月 19 日率先发表调查文章,揭露事实真相,震动了国际科学界。1990 年 1 月美国国家卫生研究院(NIH)委托美国国家科学院组成一个 10 人调查小组,进行真相调查。结果表明,盖洛实验的病毒来源于蒙太尼尔的样品;盖洛已承认艾滋病病毒的第一发现者应当属于法国人。美国官方最终也认为法国人是艾滋病病毒的发现者,宣布美国放弃作为该病毒发现者的地位。

研究正未有穷期

艾滋病病毒的发现,只不过是对艾滋病庞大黑幕撕开了一个小口,需要研究的问题很多。

一是这种病毒从哪里来?有人发现:这种病毒很像有蹄动物的慢病毒。过去,人们认为它与人类疾病关系不大,因此未引起重视。后来,有人发现:非洲丛林中,有人患怪病死去,其症状与那 5 个人相似。于是人们把过去 50 年冷冻保存的 20 万份血样进行化验发现:在非洲绿猴的血液里存在一种病毒"猴艾滋病病毒",可能是人艾滋病病毒的祖先。但是绿猴只带毒,不发病。后来人们又在猫、牛体内发现了"猫艾滋病病毒"和"牛艾滋病病毒"。因此有人推测

艾滋病病毒是由于人与猴在玩耍中不小心被抓伤，"猴艾滋病病毒"从小小的伤口进入人体，经过变异在人体内繁殖、生存、传染。当然，这只是一个推测，也有人持不同意见。究竟艾滋病病毒来自哪里，现在还不十分清楚。

不必恐惧，重在预防

艾滋病的传染途径已经明确。其病毒是从人的精液、血液、唾液、眼泪、尿、乳汁和阴道分泌物中产生，但只有当它们进入血液循环时才能传染。其主要传染途径是通过同性或异性间的性接触、血液、母婴进行传染。日常生活中见面时的轻吻、同桌进餐、盆浴及厕所座便器、衣物等不会传染。所以不必"谈艾色变"，过于恐慌。

现在最迫切的问题是如何治疗艾滋病。科学家经过多年潜心研究，已经有了多种治疗方法，有一定疗效，但至今尚无根治之术。对付艾滋病的方法还是以预防为主，如加强艾滋病危害的宣传教育，摒弃卖淫、嫖娼，禁止吸毒、贩毒，加强对传染源的管理等。为了战胜艾滋病，人们还要把科学利剑磨得更犀利、举得更高、杀伤力更强啊！

82. 脊髓灰质炎疫苗的发明者

脊髓灰质炎俗称小儿麻痹,它是由一种嗜神经病毒引起的急性传染病。患者多为 1～6 岁儿童,主要症状是发热、全身不适、肢体疼痛,病后肌肉萎缩,脊髓前角神经元受累,出现肢体瘫痪。

美国 1952 年脊髓灰质炎大流行,让 58 000 人患病,21 269 人的身体留下残缺,夺去了 3 145 人的生命。我国江苏南通 1955 年脊髓灰质炎流行,1 680 人感染,其中 466 人死亡。

但自从脊髓灰质炎疫苗推广应用后,全球这种疾病的流行得到遏制,患病率大大下降,这种疫苗不断改进与完善,有的国家和地区甚至消灭了这种疾病。

是谁发明和制造了首例安全有效的脊髓灰质炎疫苗? 他就是美国的实验医学家、病毒学家乔纳斯·索尔克。《时代周刊》将他评为20 世纪最具影响 100 人之一。

挺身而出担重任

1914 年 10 月 28 日,索尔克出生于纽约市一个俄裔德系犹太移民家庭。他的父母没有受过正式教育,父亲在一家服装厂做工。

索尔克先就读于法律系,后于 1934 年进入纽约大学医学院。毕业后他选择了实验医学。

脊髓灰质炎是第二次世界大战后对美国人的公共健康威胁最大的疾病,美国国家脊髓灰质炎基金会向全社会发出请求,希望有志

之士能够向病毒疫苗的制出迈出一大步,基金会愿意负担所有的金钱花费。由于这项工作枯燥无趣,成功把握不大,当时科学界的大牌都不愿意亲手操作。这时年轻而有责任心的索尔克却勇敢地接受了这个项目。

索尔克的远大抱负是帮助全人类战胜疾病,他全身心地投入疫苗的研制,在匹兹堡大学成立了实验室,组建了一个由三人组成的研究团队,共同攻克脊髓灰质炎的难题,随后又有三名助手加入了这一研发团队。

面对对争议不灰心

索尔克研究的道路并不平坦,对他的质疑似乎从未停止。有的人是对疫苗不相信,认为会有毒性,防病不成甚至会添病,这是缺乏基本医学常识的人的疑虑。

还有的是学术上的争论。如同为医学家的萨宾教授,他和索尔克同为东欧犹太移民的后代,也都是脊髓灰质炎病毒研究委员会成员,但他与索尔克在学术观点上分歧巨大。

1948 年,当索尔克在委员会会议上提出,应该从免疫学而非病毒学的角度去关注未知病毒。萨宾立即扭头回应道:"索尔克医生,现在你不应该提出这么愚蠢的问题。"

萨宾的观点得到了绝大多数同行的赞同,其中包括哈佛大学医学院病毒学家恩德斯。这两位专家也曾有自己的贡献,他们发现了在实验环境下培育脊髓灰质炎病毒的方法,并赢得了诺贝尔生理学或医学奖。索尔克称赞恩德斯的"扔出了一张通向未来的通行证"。恩德斯却认为索尔克的工作是"庸医的行为"。

在同行眼里,索尔克没有做出任何基础性的科学发现,认为他从进入医学研究领域起,就"充满野心"。

在 1951 年的哥本哈根国际脊髓灰质炎大会上,索尔克受尽病毒学家们的歧视。不过在返程的客轮上,索尔克遇到一同参会的同行欧康纳。欧康纳是曾患过脊髓灰质炎的罗斯福总统的好友,是创建美国国家脊髓灰质炎基金会的牵头人之一。他与索尔克在船上深入交流后，坚定地站在了索尔克这边，决定支持索尔克进行的疫苗研究试验。

在1953年的一次大会上，萨宾对索尔克进行疫苗研究试验的想法表示强烈反对，他对索尔克的严厉批评登上了美国各大报纸的头版。人们怀疑疫苗可能成为杀手。

以身试验轻名利

在同行的批评和人们质疑面前，索尔克并没有灰心，他和助手在基金会的支持下，继续进行疫苗研究。

疫苗研制出来后，索尔克先通过十几只猴子进行了注射疫苗实验，证明了没有危害，但还需要进行人体实验。他本想自己一个人默默注射疫苗实验，但却没想到，他的妻子闻讯后也要参加注射实验。他的3个孩子，在门边偷听后，也异口同声地说："我们相信您，也要注射疫苗。"

索尔克被家人的支持深受感动，于是给妻子、孩子还有自己都注射了疫苗。

索尔克一家人率先以身试验，证明疫苗是安全的。索尔克向美国基金会汇报了研究结果，1955年4月12日宣布脊髓灰质炎疫苗研制成功。索尔克并没有把成果归功个人，而是明确表示，他的6位助手在疫苗研发过程中发挥了重要作用。

为了防止脊髓灰质炎猖狂流行，美国国家脊髓灰质炎基金会决定尽快推广这种疫苗，并开展了一场史上规模最大的公共卫生试验，为千万人注射了疫苗，有效遏止了脊髓灰质炎的流行。

当纽约州议会中断会议，宣布索尔克找到了结束脊髓灰质炎的办法后，有150多位记者和16台摄像机围住这位疫苗研制者，进行了现场采访。他只说明"经过试验，疫苗是安全和有效的"，却不提自己做出的牺牲和贡献。

记者问索尔克谁将拥有这项专利时，他回答道："没有人。难道你可以为太阳申请专利吗？"他拒绝申请专利，放弃了70亿美元的专利奖金。他希望将疫苗称为"匹兹堡疫苗"，但媒体不约而同地称

名人医话

之为"索尔克疫苗"。

1995 年 6 月 23 日，索尔克因心力衰竭告别人世，享年 80 岁。

索尔克疫苗研制成功，是现代医学史上的一次飞跃，但当时医学界对他存有偏见，没有给他什么荣誉和奖励，而美国总统却授予他"总统特殊勋章"，以表彰这位"全人类的恩人"。不少美国人称他为战胜脊髓灰质炎的"英雄"。

《时代》杂志评价他："他看上去跟大多数人没什么两样，但对大多数人都热衷的类似挣钱这样的事情，他毫无兴趣。"

名人医话

83. 战胜脊髓灰质炎病毒的"糖丸爷爷"

2020年5月17日晚,央视一套播出了《感动中国》节目,"人民科学家"顾方舟当选"感动中国2019年度人物"。也许你不知道顾方舟其人,但一定还记得小时候吃糖丸的难忘情景,正是这颗小小糖丸,让中国数以万计的孩子远离脊髓灰质炎的威胁。

1986年,笔者在河南医科大学校报工作,并担任了《健康报》驻地记者,曾与北京医大、协和医大的校报同仁,一起采访过时任协和医大校长的顾方舟,他当时只有50多岁,身材瘦削而精干,目光深邃明亮而睿智。他避谈个人事迹,而是介绍了脊髓灰质炎的流行情况,讲了公共卫生和防疫的重要性,表示要下决心攻克医学难关,让更多人远离疾病,还谈到核心技术不能仰仗外国,我们必须依靠自己的奋发努力。短短数语,给我们留下了深刻的印象。

脊髓灰质炎即小儿麻痹症,也是一种病毒引发的疾病。正是顾方舟带领科研人员经过艰苦卓绝奋斗,终于战胜了这个导致数百万儿童致残甚至致死的脊髓灰质炎病毒。2000年,经世界卫生组织证实:中国成为无脊髓灰质炎国家。

顾方舟坚持研究并取得成功的事实证明,病毒虽然十分凶残、狡诈、顽固,但只要锲而不舍与它博斗,应用科研这把利剑,最终是可以制服它,至少可以防止它疯狂蔓延,大大减轻它的危害。

顾方舟是我国著名的医学家、病毒学的开创者。由于他研制成功了能防止脊髓灰质炎的糖丸,人们亲切地称他为"糖丸爷爷"。他的事迹感人至深,他的奋斗精神和忘我献身品德,令人肃然起敬。

遵母命投身医学

1926 年 6 月 16 日，顾方舟生于浙江宁波。幼年丧父，母亲带着几个孩子，到杭州学习助产，后来又移居天津。

顾方舟长于战乱年代，目睹了老百姓因为工作环境恶劣、医疗条件差而遭受病痛的折磨甚至死亡。他的父亲因传染病死亡，他母亲劝他学医，他说："我学医是母亲的心愿，也是我的志愿。"

1944 年 9 月，顾方舟考入北京大学医学系，18 岁的他听着同学考察矿工卫生状况的讲述，决定从临床医学转到公共卫生领域，他说"当医生一年只能救有限的病人，我们国家这么苦，正缺少公共卫生行业人员，我做这个，一年能拯救成千上万的人呢。"

1950 年毕业后，他被选入苏联医学科学院病毒学研究所攻读研究生，于 1955 年毕业，获医学副博士学位。

选择适合国情的技术

就在这一年，江苏南通全市脊髓灰质炎流行，1680 人发病，466 人死亡，随后迅速蔓延至青岛、上海、济宁、南宁等地，一时间，全国闻之恐慌。为躲避病毒，7 月的暑天，广西南宁家家户户紧闭着门窗，不让孩子出门玩耍。

顾方舟带领科研人员，立即对这种危害儿童健康和生命的疾病进行防治研究。他们调查了国内几个地区脊髓灰白质炎患者的粪便标本，从北京、上海、天津、青岛等十二处患者的粪便中分离出脊髓灰质炎病毒并成功定型，并发表了《上海市脊髓灰质炎病毒的分离与定型》。这项研究，是我国首次用猴肾组织培养技术分离出病毒，并用病原学和血清学的方法证明了 I 型为主的脊髓灰质炎流行。这项研究，打响了攻克脊髓灰质炎的第一战。

1959 年，顾方舟一行人去苏联考察学习脊髓灰质炎疫苗。时值中苏关系趋紧，苏联的研究所长说："有些东西是保密的，不能告诉你。"顾方舟知道对方有意为难，便不卑不亢地说："所长先生，那您

告诉我,哪些东西是保密的,哪些东西是可以透露的?"对方竟一时愣在原地,不知如何回答。

顾方舟收集了大量第一手材料,了解了当时有"死""活"两种疫苗,但采用哪一种,争执不下。若用死疫苗,虽可以直接投入生产使用,但国内无力生产;若用活疫苗,成本只有死疫苗的千分之一,但得回国做有效性和安全性的研究。顾方舟根据我国国情,做出了自己的判断:我国不能走死疫苗技术路线,要走活疫苗技术路线。

1958 年,卫生部采纳了顾方舟的建议,并由他主持制定了我国第一部《脊髓灰质炎活疫苗制造及检定规程》。1959 年 12 月,中国医学科学院与卫生部生物制品研究所协商,成立了脊髓灰质炎活疫苗研究协作组,顾方舟担任组长。

不畏艰苦,严格要求

1960 年,中国医科院在云南省昆明的玉案山建立了疫苗生产基地、猿猴生物站和医学生物研究所。顾方舟带领研究人员,大家一起动手,在荒山上平地,建实验室、修公路、盖宿舍、建厂房,什么都要自己干。为表明决心,顾方舟举家南迁,带着母亲和妻儿去了昆明。

研究要克服许多困难。如输送病毒,温度不能超过 4 摄氏度;培养病毒,温度必须在 35 摄氏度以上。昆明是四季如春,但根据实验要求,生物所"一天就要有四季"。来了一批做组织培养的血清,全所工作人员必须加班加点把工作做完。顾方舟还制定了严苛的规章制度,只要疫苗生产检定过程中出现问题,不管是主观原因还是客观原因,相关人员都要记过和受惩罚。

自己和孩子最先冒险试验

20 世纪 60 年代初,顾方舟研制成功了液体和糖丸两种活疫苗,首批疫苗生产出来,通过后猴子实验,还要进行人体试验。

顾方舟说:"我们自己研究的疫苗,应当自己先试验,要让别人

先试验，不仗义。"

于是他自己带头先服用疫苗。为了证明疫苗对孩子的影响，他毅然让自己刚满月的儿子做试验。实验室其他人员，有两三岁孩子的，也让自己的孩子口服了疫苗。

中国首批脊髓灰质炎疫苗的有效性和安全性，就是这么验证出来的。一期临床实验顺利通过。

如果说之前的疫苗研制还是复制，样本来自国外，那么糖丸，就完全是顾方舟等人的原创，是脊髓灰质炎疫苗的中国版本。

疫苗保存有着严格的标准，当时没有冷链保存技术，顾方舟和同事想方法，将略微带些苦涩的液体疫苗装进糖丸，在广口暖瓶里能保存1周，方便为农民送药。

壮志已成，研究不停

1960年春天，周恩来总理访问缅甸途经昆明，专门到生物研究所进行考察。顾方舟汇报："我们要让全国7岁以下的孩子都能吃到糖丸疫苗，这个病最终一定会消灭。"周总理开玩笑说："那这样你们以后不就没事干了？"顾方舟急忙回答："那倒不会，以后还会研究其他病。"周总理点点头："对，要有这个志气。"

顾方舟提出，推广疫苗是一场战役。脊髓灰质炎活疫苗使用的策略，就是在7~10天内让一个县的适龄儿童口服率达到95%以上，建立起强大的免疫屏障。为了使儿童乐于接受，他研制的这种含有疫苗的糖丸，个头小，吃着凉凉的、甜甜的。1965年，全国农村逐步推广疫苗糖丸，脊髓灰质炎发病率明显下降。

2000年10月，经中国国家及世界卫生组织西太区消灭"脊髓灰质炎"证实委员会证实，中国本土脊髓灰质炎野病毒的传播已被阻断，成为无脊髓灰质炎国家。

顾方舟领命在身时，不过30多岁，到他在"中国消灭脊髓灰质炎证实报告"上签下自己名字时，竟已74岁。40年的岁月，他一直为这个目标而殚精竭虑，终于战胜脊髓灰质炎顽疾，并培养了一大批病毒学家和防疫战线的优秀人才。

2019 年 1 月 2 日,顾方舟因病医治无效,在北京逝世,享年92 岁。

顾方舟曾说:"我一生就做了一件事。"而人们评价:这一件事功在当代,利在千秋,顾方舟建造了一艘护佑中国人健康的生命方舟,他的名字永远值得我们铭记,他的精神必将发扬光大,鼓励着人们不畏艰险,不辞劳苦,借助科学威力,战胜危害人类健康和生命的病毒,战胜一切困难,实现我们梦寐以求的振兴中华的愿望。

名人医话

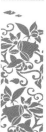

84. 我国核科学的奠基人钱三强

钱三强,原名钱秉穹,原籍浙江湖州,1913年10月16日出生在浙江绍兴。他的父亲是中国近代著名的语言文字学家钱玄同。

钱三强7岁时,进入北京大学教授们创办的孔德学校学习。说起他的改名还有一个故事。

一次有位同学给他写信,称他为"三强",自称为"大弱"。这封孩子们互称绰号的信,被钱玄同看见了,问:"你的同学为什么叫你'三强'呀?"答:"他叫我'三强',是因为我排行老三,喜欢运动,身体强壮。"钱玄同说:"我看这个名字起得好,但不能光是身体强壮,三强还可以解释为立志争取德、智、体都进步。"从此以后,他就正式改名为"钱三强"了。

1932年秋,钱三强在北京大学理科预科就读,他决心放弃电机工程专业,改学物理,考入了清华大学重读一年级。

钱玄同1933年为他写了四个大字"从牛到爱"。这成为钱三强一生的珍藏,他认为,父亲题字的含义很深刻,自己属牛,要像孺子牛一样,做什么事儿要认认真真去做,对社会贡献多,从社会索取少。"从牛到爱"还意味着,从牛顿到爱因斯坦,要在科学上不断往前走。

学有佳绩,不忘报国

1936年,钱三强从清华大学毕业,1937年赴法国留学,师从居里夫妇(著名科学家居里夫人的女儿女婿)。1940年获法国国家博士学位。1946年春,钱三强与他的同行合作,经过反复实验,终于发现了铀核的三分裂和四分裂。这一发现不仅反映了铀核特点,而且使人类能进一步探讨核裂变的普遍性。导师约里奥骄傲地说:"这是第二次世界大战后,我的实验室的第一个重要的工作。"

1946年底,钱三强荣获法国科学院亨利·德巴微物理学奖。1947年升任法国国家科学研究中心研究员、研究导师,并获法兰西荣誉军团军官勋章。

钱三强在回忆录中写道:"1947年夏,我的职务晋升为研究导师,外国科学工作者如果得到了这样的地位,一般来说都留下来不回自己国家了,周围的人也以为我们将会长期在居里实验室工作下去,可是我有自己的想法。回到了贫穷落后、战火纷飞的中国恐怕很难在科学实验上有所作为。不过我们更清楚的是,虽然科学没有国界,科学家却是有祖国的。"

1948年回国,他担任了清华大学物理系教授。

中华人民共和国成立后,他历任任中国科学院近代物理研究所(后为原子能研究所)副所长、所长,二机部(核工业部)副部长,中国科学院副院长兼浙江大学校长等。1955年被选聘为中国科学院院士(学部委员)。1956年参加中国第一次12年科学规划的确定,与钱伟长、钱学森一起,被周恩来总理称为中国科技界的"三钱"。

钱三强主持建立了中国原子能研究所,主持并制成了共和国第一个核装置——原子能反应堆。一次偶然的事故使钱三强大动肝火:"我们不仅要学科学,还要学管理。"他具有宽阔的胸怀,勇挑重担的气魄、杰出的组织才能、甘为人梯的精神、谦逊朴实的作风,以及只求奉献不求索取的高风亮节,使科学和道德达到了高度的统一。

1964年10月16日,中国第一颗原子弹爆炸,成为世界上第五个拥有核武装的国家。

钱三强知人善任,他大胆起用年仅26岁的邓稼先出任我国第一颗原子弹的总设计师,他推荐了王淦昌、于敏等7位"两弹一星"元勋科学家进入原子能研制第一线。著名物理学家杨振宁曾经称赞："钱三强独具慧眼的睿智和超凡的组织才能,促成了中国原子弹的研究成功。"

他反感这个称呼

钱三强是中国原子能研究的开创者之一,因此有人称他为"中国核弹之父"。但他对这个词十分反感,不论走到哪里,如有人这样提,他都要说明:"这个提法不妥,因为这确实不是一个人能完成的事,实际上是千军万马的成绩,一个人绝对造不出来任何东西,连一个螺丝钉都造不出来,他只是在他能力范围内尽了最大的努力。"

钱三强还指出:"科学家不是为了个人荣誉,不是为了私利,而是为人类谋幸福。"

1980年12月,钱三强率团赴美考察。在美期间,他已经感觉身体不适;回国后,不时胸闷,睡眠差。1981年1月11日到北京一检查,发现冠状动脉供血不足。住院复查,心电图显示曾出现心肌梗死,此前,曾考虑由钱三强任中科院院长,但医生建议,不宜过度劳累和承担繁重的工作。钱三强继续担任副院长,并被选为科协和物理学会名誉会长,继续为科研贡献力量。

1992年6月28日,钱三强因心肌梗死发作,抢救无效逝世,终年79岁。

来势凶猛的心肌梗死

心肌梗死是指冠状动脉闭塞,血流中断,使部分心肌因严重的持久性缺血而发生局部坏死。也可以说是血中斑块表面聚集,形成血栓,突然阻塞冠状动脉管腔,导致心肌缺血坏死。

心肌梗死发病突然,危及生命,应当早发现、早治疗,以缩小梗死面积,保护心功能。除药物外,目前还有冠状动脉介入治疗和溶栓治疗等,但必须抓紧黄金时间,尽快抢救,才能取得较好疗效。

怎样预防心肌梗死? 应做到合理膳食(低脂肪、低胆固醇饮

名
人
医
话

食），戒烟、限酒，适度运动，心态平衡。控制高血压及糖尿病等危险因素。在日常生活中，要避免过度劳累，尽量减轻心脏负担；避免情绪过于激动，对任何事情都要泰然处之；不要在饱餐或饥饿的情况下洗澡；当心气候变化，如遇气候恶劣时要注意保暖或适当防护；了解心肌梗死的先兆，及时恰当处理等。

85. 借鉴红学谈养生的周汝昌

周汝昌是著名红学家、古典文学研究家。其红学代表作《红楼梦新证》是红学史上一部具有开创性的重要著作,在诗词、书法等领域也有突出贡献。令人赞叹的是,他是在失聪和半失明状态下进行研究和创作的,通过红楼梦研究,他还提出了养生之道。

爱好古典诗词

1918 年 4 月 14 日,周汝昌出生于天津咸水沽镇。他上小学时就专心学习,成绩优秀,在天津南开中学学习时,便热衷于古典诗词的创作,而且开始在报纸发表。初中毕业后,又以优异的成绩考取天津市实验中学。

1939 年,周汝昌考入燕京大学,1941 年,燕京大学礼堂上演京剧《春秋配》,周汝昌饰演剧中小生李春发,受到好评。不久日寇占领了燕京大学,学生被遣散。直到 1947 年,才回到燕京大学西语系完成学业。毕业时,他的论文英译中国古代文学理论著作《文赋》令中外教授举座皆惊。这年正值燕京大学开办中文系研究院,周汝昌在教授们的举荐下应考,成为被研究院录取的第一名研究生。此后,他又把《二十四诗品》译成英文介绍到欧洲,把英国著名诗人雪莱的《西风颂》以《离骚》的文体翻译成中文。

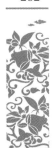

加入红学研究

在诗词、书法、戏曲、翻译等领域颇有建树后，周汝昌又加入了红学研究。少年时他就常听母亲讲《红楼梦》的故事，后来又从母亲手里看到古本《石头记》。1947年，在燕京大学读书的周汝昌，在图书馆敦敏诗集中发现了《咏芹诗》，将此撰写成文发表，得到胡适关注，二人为此通信讨论。胡适将珍贵的孤本《甲戌本石头记》借给他拿走细看，又托人把《四松堂集》乾隆抄本和有正书局石印大字戚序本拿给他研究，引起了他的极大兴趣，开始进行《红楼梦新证》的创作。

为研究《红楼梦》，中华人民共和国成立后他从四川大学的外文系调到北京人民文学出版社任编辑。

到处讲说《红楼梦》

1974年，周汝昌调任中国艺术研究院研究员后，他又增加了一项工作：应中外大学和研究机构之邀讲说《红楼梦》。甚至到90岁高龄后，只要身体允许，他从来都是不讲任何条件，乐而前往。

1986年8月，周汝昌应美国鲁斯基金会之邀赴美1年。他除研究著述外，还为威斯康辛、普林斯顿、纽约市立和哥伦比亚4所大学及亚美文化协会讲解《红楼梦》，给听众留下了极深刻的印象。此外，周汝昌还用英语在北京给40多家外国驻华使馆官员讲解过《红楼梦》。

他同时研究的另一重要主题是《兰亭序》，他认为《兰亭序》的笔法最丰富。对于书法，他从用笔讲起，再到"八法""三分"的结构，尤其是指陈书史书家得失的笔墨，提出许多精辟见解。自谦不是书法家的周汝昌，深研《兰亭序》后，作书多行草，其"横逸飞动、笔笔不苟、使转敷畅、作草如真"的书法，受到书法家好评。

失聪失明后坚持研究

1974 年,周汝昌因受雷击,双耳失聪;戴着助听器还得别人在耳边高声吐字。1975 年左眼因视网膜脱离失明,右眼则需靠两个高倍放大镜重叠一起方能看书写字。后来双眼黄斑部穿孔,右眼仅存的一丝视力也不复存在,创作方式不得已而改成了口述,周汝昌就是在这样的条件下进行研究和创作的。他曾对采访他的记者说:"我希望多活几年,我不是贪生怕死,像我这样的人,经历了大悲、大喜,但很留恋人间事。因为积累一点东西不容易,理解认识刚开始深刻了,可是已到了快结束生命的时候,这是人类的不幸。我现在半只眼睛拼命干,就是因为我还有没做完的工作。"

周汝昌于 2012 年 5 月 31 日凌晨 1 时 59 分家中去世,终年95 岁。他临终嘱托,不开追悼会,不设灵堂,安安静静地走。

借助红楼谈养生

周汝昌对《红楼梦》进行了多年考证,有许多引起争论的见解。这里只介绍他对《红楼梦》有关养生的看法。

周汝昌认为,贾府是豪门贵族,衣食用品都很讲究,吃的档次高,营养丰富,但其中的人物,身体并不健康,有的从会吃饭就吃药,有的"吃饭没有吃药多",有的十几岁就死了,秦可卿只活了 20 岁,贾妃 30 多岁就死了。《红楼梦》里,贾母是位老寿星,对饮食很注意,吃东西"少而精"。刘姥姥是《红楼梦》里的第一寿星,贾母也没有活过她。刘姥姥是个农村老妇,她的长寿得益于天然环境和经常劳动。

有感于此,周汝昌的饮食习惯和贾母相似。他对食物的要求也是少而精,而且要非常软、非常烂,常吃青菜、豆腐、萝卜等蔬菜,对红烧肉比较偏爱。合理控制饮食量、合理搭配是保护肠胃的有效措施,符合古人"欲得长生,肠中常清;欲得不死,肠中无滓"的说法。

借鉴刘姥姥,周汝昌每天坚持在楼下小区的绿阴中散步,天气

不好时就在家中扶着书案行走,或利用家中的健身器材锻炼一番,使得筋骨得到锻炼。他还经常进行手指按摩,调节脏腑。即便独坐时,手也闲不着,会用双手互相交替按摩,用一只手的拇指用力按另一只手的掌心,双手交替进行按揉。他说,这样做是为了促进手部的血液循环。

周汝昌业余爱好相当广泛。京昆、曲艺、书法等都十分爱好。年轻时还参加演出。他喜爱民间工艺,无论是泥捏的、纸糊的,他都喜欢。这使他的生活不单调、不苦燥。

他喜爱石头,尤爱玉石,这大概与《红楼梦》又名《石头记》有关吧。宝玉"含玉而生",周老床上则常年有一块玉石枕头,不管春夏秋冬,都枕着它睡觉,冬天最多在枕头上蒙一块枕巾。周老说,这样做让他的大脑异常清醒。中医认为,质地坚硬的枕头能起到穴位按摩的作用,尤其是对位于头后部的玉枕穴的按摩,能起到升清降浊、疏通膀胱经的作用。

他的女儿周伦玲有一句概括的话:"如果说父亲有什么养生秘诀的话,唯一的就是脑子总在想、总在动。父亲的生活乐趣就是工作。"这一条更重要啊!

86. 获茅盾文学奖的百岁上将萧克

萧克既是一位战将，也是一位儒将。他参加过北伐战争和南昌起义，在抗日战争和解放战争中屡立奇功，他还从事创作，是唯一一位获得过茅盾文学奖的开国上将。他享年 102 岁，是位长寿将军。

丰富的战斗经历

萧克原名武毅，字子敬。1907 年 7 月 14 日生，湖南省嘉禾县泮头小街田村人。学生时代就组织"共学社"，积极投身于反帝反封建的爱国学生运动。

1925 年冬，简易师范毕业后，他只身前往广州。1926 年初，考入黄埔军校，毕业后在叶挺部任连长，参加北伐战争。

土地革命战争时期，他参加了南昌起义。起义军南下后，他在家乡组织革命斗争。1928 年初，他参加了朱德组织的湘南起义，任副营长，并率部参加井冈山会师，编入中国工农红军第四军，历任连长、营长、第一纵队参谋长。他身先士卒，数次在战斗中英勇负伤。

1936 年 7 月，他担任红二方面军副总指挥，10 月任红四方面军第三十一军军长，参加长征，为保存红军力量和实现胜利会师做出了贡献。

抗日战争时期，他任八路军第一二〇师副师长，与贺龙一起挥师东渡黄河，创建晋西北抗日根据地。1939 年 2 月，任八路军冀热察挺进军司令员，在北平周围创建和发展了抗日根据地。

1942 年 2 月,任晋察冀军区副司令员。1943 年 8 月起,任中共中央晋察冀分局委员、晋察冀军区代司令员。1948 年 5 月,任华北军政大学副校长。

1949 年 5 月,调任第四野战军兼华中军区第一参谋长,参与指挥部队南下,横渡长江,进军中南。

1950 年 6 月,萧克任中央军委员军事训练部部长,1954 年 11 月,任国防部副部长,为加强国防建设做出了贡献。1959 年 9 月,调任农垦部副部长。

1972 年 5 月,萧克被任命为解放军军政大学校长,全面整顿恢复了学校正规的教学工作秩序。1977 年 12 月,他任军事学院院长兼第一政治委员,后又任国防部副部长兼军事学院院长。

2008 年 10 月 24 日,萧克在北京逝世,享年 102 岁。

倡导实事求是

离休以后,萧克致力于军事学、党史、军史、战史的研究,除主编《南昌起义》《秋收起义》《萧克诗稿》等书籍外,还出版了《萧克回忆录》《朱毛红军侧记》等作品,并被复旦大学人文学院聘为兼职教授。

在党史军史研究方面,他力倡实事求是,反对人云亦云。以历史见证人的身份纠正一些讹传,在学界传为美谈。

他很欣赏东汉哲学家王充的两句话:誉人不增其美,毁人不益其恶。他说:写好人好事,要写得恰当,不要再去涂粉;讲坏人,讲敌人,也不能讲过(头)。他主张研究历史"不唯上,不唯亲,不唯权势"。他说:"历史的事实是最大的权威""搞历史研究的同志必须'求实存真',不能作违心之论"。肖老强调:"历史就是历史,不能人为地歪曲事实。真理只有一个,是不能以某种'政治上的需要'来改变的。有些同志喜欢锦上添花,或落井下石,甚至制造材料,歪曲事实"。"这很不好",这"不是唯物主义的态度"。

爱好文学

萧克在战争岁月中，经常抽空读书，阅读了大量中外文学名著。他对文学创作也甚感兴趣。红军时期，萧克在湘赣根据地写过白话诗、小故事等，发表在根据地的报刊上。离休后曾作诗自叹："既感事太多，尤叹时间少。虽老不知疲，愈老愈难了。"这"难了"指的他所喜爱的文学创作。

他的作品值得称道的是，从 1937 年 5 月动笔到 1939 年 10 月完稿的 40 万字的小说《浴血罗霄》。当时，他读了苏联小说《铁流》，激动不已。想到应当写出中国的《铁流》。经过构思，他以罗霄山脉红军一支小游击队的成长为故事主线，展现中国革命力量的兴起。他克服资料缺乏等困难，终于写出了初稿。

萧克离休后，又取出了这部初稿，开始修改。动笔之前，他写了这样一副对联自勉："雕虫半世纪，今再操刀，告老不惜老；戎马六十年，乐得解甲，赋闲再难闲。"

《浴血罗霄》出版后，好评如潮，1991 年获得第二届茅盾文学奖。胡耀邦阅读后，赋诗云："寂寞沙场百战身，青史盛留李广名。夜读将军罗霄曲，清香伴我到天明。"著名作家夏衍称之为"中国当代军事文学史中一部奇书"。

热爱读书、心境开阔、笔耕不辍、淡泊名利，正是他长寿的法宝啊。

87. 整形外科的起源与先驱

整形外科涵盖整形再造和整形美容两部分,是用外科手术方法,对人体组织、器官的残缺、畸形进行修复和重建,以及对正常人体的美化和再创造,以达到功能的恢复和重建,形态的改善和美化。简单的说,就是使伤者不残、残者不废,健康人更英俊美丽。

现代整形外科仅有百余年历史,但说起它的起源,却是源远流长。

整形手术早有记载

印度有一部《妙闻集》医学著作,记载的是两千多年前,古印度有一位著名的外科医生,名叫"妙闻"。当时印度人有拉长耳垂的习俗,还要给孩子的耳朵打孔,相传可以驱邪避恶,又显得好看。

妙闻就是会做拉长耳垂手术的医生,他把这种手术可能出现的不同损伤做了系统分类,并找到了相应的治疗方法,为古代外科提供了样板。

古印度的外科医生们也运用同样的技术,进行了鼻成形术,即修复甚至再造鼻子。妙闻对此进行了描述:为了再造一个鼻子,要从患者的前额切下一块叶形皮肤,在鼻梁上要留下一根"叶柄"。然后将这块皮肤表面朝外,向下翻转,包住两根充作鼻腔的人工导管。

这就是关于整形外科手术最早的记录。后来,这种手术传给了阿拉伯人,再传播到地中海地区。

我国关于整形的记载也较早。《晋书》中提到，在 1600 多年前，有位名叫魏泳之的才子，"生而兔缺。寻找荆州刺史帐下名医给予割而补之"，这是较早关于手术治疗唇裂的记载。

现代整形手术的初建

现代意义上的整形外科却是在 18 世纪才出现的。如果说，古人对于改善容貌、体魄，延长寿命的探索，是始于对生命的一种美好构想。那么，近现代人对"整容"的需求，却不是因为衰老，而是始于创伤与痛苦。

1914 年爆发了第一次世界大战，死伤空前惨烈。士兵们的头部和面部最容易受到攻击，爆炸后的碎片和金属弹片会直接撕裂士兵的面部。即使被战地医生挽救了性命，许多士兵仍然被毁容，有的失去了重新生活的信心。

印度医生哈罗德·吉里斯，为了救治在第一次世界大战战场上毁容的士兵，在学习继承古代外科技术的基础上，确立了一套现代意义上的"整形外科"手术方法，直接促进了现代整形与重建手术这个专业领域的形成。

吉里斯原是一位耳鼻喉科医师。1882 年，他出生于新西兰的海岸城市但尼丁，后来在英国剑桥大学的康韦尔凯斯学院学习医学。第一次世界大战爆发后，吉里斯加入了英国皇家陆军医疗队，起初，他在法国维姆勒服役，与一位名叫瓦拉迪耶的口腔颌面部专家合作，协助做一些伤残士兵下巴的修复工作。吉里斯受到新生皮肤移植术的启发，前往巴黎求教，很快学会了移植术，并发明了一种新的皮瓣技术。他从健康身体的部位切割一块皮肤，将这条皮肤折叠缝合到受伤的区域。因这块皮肤的末端仍通过一根皮肤"管子"与取皮的部位连接，所以这种技术又叫"管蒂技术"。

1915 年，吉里斯在战壕里搭设临时手术台，专门负责面部整形手术。1916 年，27 岁的英国皇家海军重炮手沃尔特在日德兰海战中被严重毁容。为了修复沃尔特重伤的脸庞，吉里斯从沃尔特的肩膀切下一块皮肤，移植到血肉模糊的脸上，完成了面部修复。在之后发生的索姆河战役中,吉里斯及其同行们又接连救治了2000多名面颊缺损的伤者。

吉里斯及其同事在实践中不断对整形方法加以创新。他们开展了管状皮瓣或脂肪做大范围的修补,弥补烧伤或炮弹对嘴唇、鼻子等五官造成的损害。此外,还在移植组织留下孔洞给眼睛和嘴巴,使得病人在移植皮瓣重获血液供应、伤口愈合之前可以正常生活。至于那些因眼睑烧伤而无法闭眼的士兵,吉里斯也为他们植皮重建,后来更运用这样的技术治疗因患麻风而毁容者。

吉里斯是颜面重建的艺术家。很多受到毁容的人,原本出席公共场合只能配戴面具,但经过他整形之后的面容却很自然,甚至步入了婚姻殿堂,重拾了对生活的信心。

在吉里斯及其同行们的推动下,整形外科手术开始在英国兴起,许多医院开始设置专科病房和床位,以救助那些在战场或其他情况下遭受面部损伤的人们。在1917—1921年,吉里斯和他的同事们进行了超过11 000台手术,挽救了5000名以上的伤者残缺的脸庞。

为了表彰吉里斯在战争中做出的贡献,英国当局在1930年6月的女王生日荣誉日授予他骑士称号。

1980年,吉里斯因病逝世,终年78岁。

我国整形外科的发展

我国整形外起始于20世纪20年代。1929年医学博士倪葆春,在上海圣约翰大学附属同仁医院开设整形门诊。20世纪30—40年代,上海、北平、扬州等市,有的医院开展了隆鼻、重睑、酒窝形成、天花豆疤磨削、唇裂修复等手术。

抗美援朝战争开始以后,为了救治战争中的伤员,尤其是那些面部畸形、肢体残废、重要器官缺损的战士,我国著名整形外科专家宋儒耀、张涤生等亲自带领整形外科医生,参加救治"最可爱的人",还发明了连续取皮、一次手术完成全脸烧伤植皮和全手烧伤植皮的新技术。以后,北京、上海、成都、武汉、天津等地医院纷纷建立了整

形外科。

改革开放后,我国整形外科在显微外科、手外科、淋巴医学、烧伤畸形治疗等方面取得了丰硕成果,能仅用一次手术再造出耳朵、眼睑、嘴唇、颌骨、乳房、阴茎、阴道等,其形态和功能也都和用多次手术再造出来的器官是同样的良好,受到外国同行的称赞。20 世纪 90 年代,在我国经济迅速发展,美容成为时尚,医学美容进入迅猛发展时期。

河南省整形外科 1964 年在河南医学院附属医院(即现在的郑州大学第一附属医院)首建。经过半个世纪的持续锐意发展,目前可进行各种整形外科手术、美容外科手术及皮肤美容保健护理等。整形外科主任刘林嶓教授,是国内著名整形美容外科专家,博士研究生导师,被选为中华医学美学与美容学会副会长、河南省整形外科学会主任委员、郑州市整形美容学会主任委员等,有多项科研成果问世。

20 世纪 80 年代后,河南省各地医院也纷纷整形外科,手术范围逐步扩大,技术水平不断提高,将使这门艺术外科学焕发异彩,使中原大地盛开英俊美丽的健康之花。

88. 航天与火箭技术专家任新民

任新民是我国航天技术与液体火箭发动机技术专家,中国导弹与航天技术的重要开拓者之一,中国航天事业50年最高荣誉奖获得者,也是"两弹一星"元勋之一。

1915年12月5日,任新民出生于安徽省宁国市,1934年高中毕业,考入南京中央大学化工系。1937年又考入重庆兵工学校大学部造兵系。1940年毕业,任兵工署重庆21厂技术员、重庆兵工学校大学部助教和讲师等职。

1945年赴美国密歇根大学研究院留学,先后获机械工程硕士和工程力学博士学位;1948年9月,被美国布法罗大学机械工程系聘任为讲师。

陈赓重用,钱学森点将

任新民于1949年8月回国,受到陈赓将军欢迎和重用,任华东军区军事科学研究室研究员,1952年8月,研究室并入哈尔滨军事工程学院,任新民历任院教务处副处长、炮兵工程系教授、火箭武器教研室主任、系副主任等职,1955年被授予技术上校军衔。

1956年10月8日,钱学森点名把任新民调到国防部第五研究院,与他一道筹建我国第一个火箭研究机构,共同筹划开展我国火箭技术的研究工作。1965年5月,根据钱学森等提出的建议,国家批准了第一颗卫星研制计划。任新民被任命为卫星运载火箭的总设计师。

攻克难关，贡献卓越

任新民主持攻克了多级火箭组合、二级高空点火和级间分离等技术关键，再加上新研制的第三级固体火箭，组成取名为长征1号的三级运载火箭。

1970年4月24日，我国长征1号运载火箭从酒泉发射场上腾空飞起，把第一颗卫星东方红1号送入苍穹。我国成为世界上第五个独立研制发射人造卫星的国家。这一年五一国际劳动节晚上，任新民和钱学森等赶回北京，在天安门城楼上受到毛主席、周总理的接见，周总理在向毛主席介绍这些功臣代表时，指着任新民骄傲地说：他就是我们放卫星的人。

1975年6月，任新民被任命为七机部副部长。他参与组织领导了长征2号运载火箭三次发射返回式卫星的研制、生产和飞行试验，使我国成为世界上第三个掌握返回式卫星技术的国家。

1980年5月18日，我国向南太平洋预定海域全程发射第一枚远程运载火箭，任新民担任发射首区的技术总指挥。

1983年5月，氢氧发动机通过试车鉴定，用于发射通信卫星的长征3号运载火箭研制成功。

1984年1月29日，第一枚长征3号运载火箭发射升空，由于第三级发动机第二次点火后提前关机，未能进入同步定点所需的大椭圆转移轨道。任新民在张爱萍将军的支持下，总结经验教训，积极组织第二次研制和发射工作。仅2个月后，第二枚长征3号运载火箭把东方红2号试验通信卫星准确送入静止转移轨道，获得圆满成功。我国成为世界上第五个掌握地球静止卫星技术的国家。

1986年后，任新民被任命为东方红2号甲实用卫星通信工程、风云1号气象卫星工程、新型返回式卫星工程、发射外国卫星工程等的总设计师，相继领导研制和发射成功了5颗实用通信卫星、2颗风云1号气象卫星和多颗返回式卫星，积极倡导长征系列运载火箭跨出国门、走向世界，参与组织发射美制亚洲1号通信卫星等对外发射服务。

进入古稀之年后，任新民仍认真履行总设计师的职责，仍经常到工厂车间，赴试验发射场，在飞向太空的征途上留下了他不倦而闪光的足迹。

20 世纪 90 年代中期，任新民渐退二线，任航天高级技术顾问，但他还担负着风云 1 号卫星等型号工程总设计师的任务。同时，他大力支持和扶持一批中青年科技人员担起航天重任，培养出一批新一代航天和火箭技术人才。

1999 年 11 月 20 日，任新民赶赴酒泉卫星发射中心，为第一艘神舟号试验飞船出航送行。2003 年 10 月 15 日，迈入 88 岁高龄的任新民再一次来到酒泉卫星发射中心，目送着神舟 5 号飞船将中国航天员杨利伟载上太空遨游，实现了中华民族的千年飞天梦想。

任新民曾担任试验卫星通信、实用卫星通信、风云一号气象卫星、发射外国卫星等 6 项大型航天工程的总设计师，曾荣获国家科学技术进步特等奖 2 项，获中国载人航天工作突出贡献者功勋奖章、"两弹一星"功勋奖章等。

2017 年 2 月 12 日下午 3 时，任新民逝世，享年 102 岁。

长寿在于执着事业、勇攀高峰

任新民为何能长寿？胸怀开阔，心无旁骛，心里时刻想的是如何赶超世界先进水平，是重要原因之一。

他对自己的一生看得很十分平淡，说自己"一辈子就干一件事，研制了几枚火箭，放了几颗卫星而已。"有记者让他谈一下自己的贡献，他说："我只是尽了自己的一份责任，没有大家的共同努力，将一事无成。"

这不仅是谦虚，而是表现了他对事业的专注，对责任的看重。曾有人主张购买外国通信卫星，而他不同意，说："我们要自力更生，艰苦奋斗，自己研制。"他领导科技人员终于研制成功了我国先进的通讯卫星。他目光远大，说："空间站迟早是要搞的，但等到人家都成了常规的东西，我们才开始设想，那时候就晚了。所以现在就应规划。某些单项关键技术应立即着手研究。"

他经常运动,工作之余喜欢爬山,70多岁上过泰山,80多岁登过华山,常和年轻人一道像攀登航天科技高峰一样爬上峰顶。90岁高龄时,还经常和老伴一起在住地附近公园里散步。

他担任副部长等领导工作,既做宏观科研技术管理,又参加具体研究。他一年有一大半的时间都不在家。奔波于发射场、研究单位、协作单位之间。一直忙到90多岁。他说:"搞工程性技术工作的,即使是再有造诣的专家,不深入实际也会退化,会'耳聋眼花',3年不接触实际,就基本上没有发言权了。"忙而不闲,身心并用,起到了延缓衰老的作用。

任新民一心投入型号的研制工作,经常蹲在车间、试验站和研究室,攻克一个个技术难关。虽然工作艰苦劳累,但避免了身心受到摧残,终于获得长寿。

89. 核武器事业开拓者程开甲

程开甲是"两弹一星"功勋奖章获得者,2013 年国家最高科学技术奖获得者。他在核武器的研制和试验中做出了突出贡献,开创、规划领导了抗辐射加固技术新领域研究,曾获得"感动中国 2018 年度人物"荣誉。

获奖学金赴英留学

程开甲,祖籍徽州,1918 年 8 月 3 日出生于江苏吴江。

1937 年高中毕业,同时被交通大学和浙江大学录取。他选择了浙江大学,得到了名师王淦昌、苏步青等的教诲。1941 年,毕业留浙大物理系任助教,开始钻研相对论和基本粒子,并发表了高质量论文。

1945 年,在李约瑟推荐下,程开甲获得英国文化委员会的奖学金。1946 年 8 月,赴英国爱丁堡大学留学,成为物理学大师波恩教授的学生。在此期间,程开甲主要从事超导电性理论的研究,与导师共同提出了超导电的双带模型,1948 年秋,程开甲获哲学博士学位,任英国皇家化学工业研究所研究员。

一切服从国家需要

波恩教授对程开甲的研究能力一直很欣赏,曾两次劝他尽快把

家眷接到英国来,但程开甲都没有答复。

1950 年,程开甲放弃了英国皇家化工研究所研究员的优厚待遇,开启了他报效祖国的人生之旅。

1950 年 8 月,程开甲回到浙江大学物理系。1952 年,被调到南京大学物理系任副教授,一直从事理论物理的教学和研究。

1958 年,程开甲参与创建南京大学核物理教研室,又接受任务创建江苏省原子能研究所。他带领几个年轻教师研制了一台双聚焦 β 谱仪,成功地测量了一些元素的电子衰变能谱。接着又研制出一台直线加速器。

1960 年,程开甲接到命令,任第二机械工业部第九研究所(院)副所(院)长,参加搞原子弹的研制,分管状态方程理论研究和爆轰物理研究工作。他改变了专业,还要严格保密,但他坚决服从祖国需要,从此在不为外界所知的情况下工作 20 多年。

1962 年夏,为两年内进行第一颗原子弹试验,程开甲被调到国防科委(后国防科工委、现总装备部),任国防科委核试验基地研究所副所长、所长。

1984 年以后,程开甲先后任国防科工委(总装备部)科技委常任委员、顾问,国家超导专家委员会顾问。

程开甲建立发展了中国核爆炸理论,系统阐明了大气层核爆炸和地下核爆炸过程的物理现象及其产生、发展规律,并在历次核试验中不断验证完善,成为中国核试验总体设计、安全论证、测试诊断和效应研究的重要依据。以该理论为指导,创立了核爆炸效应研究领域,建立完善不同方式核试验的技术路线、安全规范和技术措施;领导并推进了中国核试验技术体系的建立和科学发展,指导建立核试验测试诊断的基本框架,研究解决核试验的关键技术难题,满足了不断提高的核试验需求,支持了中国核武器设计改进和作战运用。

1985 年,程开甲获国家科学技术进步奖特等奖,并先后荣获全国科学大会奖、国家发明奖、国防科学技术进步奖等。2017 年 7 月 28 日,中央军委主席习近平签署命令:授予程开甲同志"八一勋章"。

2018 年 11 月 17 日,程开甲在中国人民解放军总医院(北京 301 医院)逝世,享年 101 岁。

醉心事业，兴趣广泛

程开甲爱国情深，执着于事业，为此他多次改专业，甘愿20多年隐姓埋名。在各种学术争论中，他始终坚持不唯上、不唯书、只唯实。他曾因技术问题与试验基地司令员据理力争，也曾诚恳地对提合理化建议的技术员说："我向你们道歉，上次的讨论，你们的意见是对的。"他开朗乐观，胜不骄，败不馁，反复试验，一直到成功，与大家共享成功的喜悦。

作为我国著名核武专家，程开甲将荣誉归于党，成绩归于集体，低调为人，从容养生。面对光环和荣誉，他总是一句话带过："我只是个代表，功劳是大家的。"回顾自己人生经历时，他总结道："我从事核武器事业至今，人生的价值在于贡献，为人民贡献，为国家贡献。"在学术研究领域里，他从来没有放松和懈怠。晚年之际，又和女儿程漱玉合作完成了著作《超导机理》，为我国材料科学的发展提出了新的思路和观点。

在繁重的科学攻关之余，程开甲兴趣广泛，有多种爱好。他喜欢写毛笔字，练习书法，用笔刚劲质朴，章法规整厚重，也表现出高风亮节。90岁时，他题词道："顺应自然，开拓发展，掌握航道，努力执着，知足常乐，能忍则安，人生价值，在于奉献。"

程开甲还喜欢弹钢琴，早在青年时代，他就开始接触并学习钢琴，并且整整坚持了一生。百岁高龄的他，有一次还面对着镜头，为大家指法娴熟地演奏起《新年好》来。一曲终了，现场之人无不被这温馨的场面所感染。广泛的兴趣爱好，对他健康长寿大有裨益。

程开甲事业成功、获得长寿，与他的老伴支持照料是分不开的。他的夫人高耀珊，对他生活上的关心照顾，可谓体贴又周到。她曾将自家母鸡下的蛋积攒起来编上序号，然后，按照时间先后顺序，每天挑最新鲜的给程开甲煮着吃。即使在条件最艰难的时期，她也要想方设法，保证程开甲每天都吃到一个苹果，以补充营养。而每当程开甲遇到烦恼事，或身体不适时，她更是彻夜不眠，相伴身边。程开甲说，自己能有今天，至少有一半要归功于老伴。

90. 曾宪梓的爱国情与财富观

曾宪梓先生是位著名的爱国者,曾任全国人大常委、全国工商联副主席、香港中华总商会会长。他从 20 世纪 70 年代末开始,就积极捐资支持国家教育、航天、体育、科技、医疗与社会公益事业,历年捐资逾 1400 项次,累计金额超过 12 亿港元。

曾宪梓 1934 年出生在广东省梅州市梅县区一个贫农民家庭。解放后,依靠助学金念完了中学和大学。1961 年毕业于中山大学生物系。2019 年 9 月 20 日,他因病逝世,享年 85 岁。

艰苦创业　目光远大

1963 年,曾宪梓经香港到泰国,侨居了 5 年。1968 年回到香港。他两手空空,处境艰难。为了生活,他甚至为人照看过孩子。

生活艰苦,使曾宪梓萌发了创业的决心。他利用晚上认真钻研香港的市场状况,发现香港人很喜欢穿西服,可是却没有一家生产领带的工厂。于是,他拿出叔叔资助的 6000 港元,又腾出自家租住的房子,办起了领带生产厂。

起初,曾宪梓和妻子两人只是用手工缝制低档的领带。尽管起早摸黑,十分辛苦,生意却不好。经过仔细考虑,他决定改做高级领带。他买来法国、瑞士的高档领带进行研究仿制,生产出了一批高级领带。为打开销路,他将第一批产品免费送给顾客。

由于花色、款式对头,这批领带很受欢迎。不久,便在香港小有

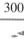

名气了。1970年,已在香港走俏,他正式注册成立了"金利来(远东)有限公司"。第二年,他在九龙买了一块地皮,建起了一个初具规模的领带生产厂。

为了创世界名牌,曾宪梓多次到西欧领带厂参观,学习制作工艺和经营方法,引进先进的生产设备,从而使"金利来"领带逐渐占领了香港市场。

1974年,香港经济出现了大萧条,各种商品纷纷降价出售,而曾宪梓却反其道而行之。他一方面不断改进"金利来"领带的质量,另一方面独树一帜地适当提高价格。过后,"金利来"在香港成了独占鳌头的名牌领带。

接着,他拓展到更多的男士用品,将广告词"金利来领带,男人的世界"改为"金利来,男人的世界",从T恤、衬衫开始,逐步推出了皮带、袜子、吊带、花边、腰封、领结、领带夹、袖口钮、匙扣等系列产品,使金利来走向了多元化。

他还积极拓展海外市场,向东南亚国家进军,在国外的大型客户数目已超过上千个。

强烈的爱国心报国志

曾宪梓在香港创业不久,就开始对家乡的教育事业及母校进行捐赠。

1989年,曾宪梓投入100万美元巨资,在梅州成立了"中国银利来有限公司",引进了4条国际先进水平的领带生产流水线,营业额超过人民币1亿元。但曾宪梓明确宣布,应当分配给他的那一部分利润,他分文不取,全部捐献给家乡梅州。

他每年都以捐赠的方式,用50万元以上的港币帮助家乡梅州的经济建设,还曾捐款为嘉应学院建造教学大楼,为东山中学、学艺中学建造图书馆,为梅州中学建设人行天桥,为乐育中学修建办公楼……他为家乡捐助的款项已超过了1亿港元。

1992年,曾宪梓与国家教育部合作,设立了曾宪梓教育基金会,当时他为基金会的成立捐赠1亿港元。教育基金成立15年来,共奖

励内地 7000 多名优秀教师。2000 年开始,每年资助北京大学、清华大学等 35 所内地高校家境贫困、品学兼优的大学生 14 000 名。

他于 2004 年 10 月捐资 1 亿港元设立载人航天基金,每年拿出 500 万港元,奖励 20 位航天科技专才。

第 11 届亚运会在北京举行,曾宪梓慷慨捐赠了 100 万港元,支持祖国的体育事业。

2008 年 5 月,曾宪梓为四川汶川地震灾区捐款 1000 万港元。

曾宪梓荣获"中华慈善奖"、香港特别行政区政府"大紫荆勋章"。还获得了以他的姓名命名的一颗小行星"曾宪梓星"。

答问养生之道

曾宪梓年近古稀时,身板笔直,步履稳健,声如洪钟。有记者问其养生之道时,他笑声朗朗地说:"金钱是身外之物,要把它看透!只有健康才是真正的财富,没有健康的身体怎能去创造财富呢?"正所谓金钱身外物,健康真财富。

他还说:"我很注意锻炼,生命在于运动嘛!我认为在生活中挤时间锻炼,让锻炼身体生活化。"他夏天常常游泳,冬天则打打乒乓球,做操,散步。每天中午,他都要雷打不动地睡上 1 小时,使下午和晚上都保持充沛的精力。

曾宪梓一直保持着简单勤俭的习惯。他说:"我小时候吃不饱穿不暖,现在也不浪费一点饭菜。我的生活很简单,我自己吃饭一般只 3 分钟,不超过 5 分钟。我穿衣服也不追求名牌。我里面的衣服都是国产的,10 块 8 块就一件。"他从来不进舞厅、夜总会,从不大吃大喝,他觉得那样不但是一种物质上的浪费,也是对自己健康的一种挥霍。

曾宪梓认为,对别人心存怨恨,容易使人加速衰老,导致疾病丛生。遇事要心态平和。当不愉快之事发生时,只要看开一点,看淡一点,就可以大事化小,小事化了。还要懂得以德化怨。善于以德化怨的人,是心地善良、不斤斤计较个人得失的人。

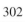

91.《歌唱祖国》的作者王莘

"五星红旗迎风飘扬,胜利歌声多么响亮"。这首《歌唱祖国》,气势雄壮、热情豪放,唱出了新中国朝气蓬勃、蒸蒸日上、阔步前进的巍然气势。在中华人民共和国成立 70 周年之际,人们同唱这首歌,更感到特别亲切,焕发了壮志豪情,表达了共同心声。这首歌的创作者是谁呢?

他就是革命老战士、著名音乐家王莘。王莘原名王莘耕,江苏无锡荡口镇人,生于 1918 年 10 月,自幼受民间音乐的薰陶,酷爱音乐,并学会吹笛子和拉二胡。父母想把他培养成作曲家,但家里穷得连中学都供他不起。1932 年,他 14 岁时来到上海,在先施百货公司当一名见习店员。

中华人民共和国成立后,王莘任天津市音乐学院工作团团长。1958 年,任中国音协天津分会主席、天津歌舞剧院院长、天津音乐学院副院长、天津文联副副主席等职。

帮助妻子战胜癌症

1962 年,王莘的妻子王惠芬被查出患有宫颈癌,上级领导决定让王惠芬停止工作,好好养病。王莘最了解妻子的脾气,他找到领导解释说,王惠芬是个将工作视为生命的人,全面停止她的工作,肯定会令她非常苦恼。因此,王惠芬一边工作一边接受治疗。医院为王惠芬施行类似于电疗的治疗,令王惠芬十分痛苦,王莘看了实在

不忍心,他自作主张停止了这种治疗,鼓励王莘多锻炼身体,增强与癌症对抗的信心,并在生活上关心照料。王惠芬竟然战胜了癌魔,挺过了半个世纪。后来她反过来又成了王莘的周到护理者。

顽强与病魔做斗争

1982年,王莘患了脑血栓,右半身偏瘫。这对于视创作为生命的他来讲无疑是致命的打击。可是王莘顽强地与病魔做斗争。在妻子王惠芬的搀扶下,他坚持每天散步锻炼身体。他用尚可动弹的左手在儿童写字板上写音符、节奏、小节,然后让老伴"翻译"到纸上,再反复推敲修改。他患病后创作了多部歌曲,其中的《摘星星》《每人伸出一只手,推着地球朝前走》等歌曲在全国评选中多次获奖。王莘说,作为一名老党员,我一息尚存,就要为建设先进文化尽责任、做贡献!

1994年,他拿出全部存款设立了"王莘歌曲创作奖励基金会",鼓励词曲作者创作出更多更好的歌唱祖国的歌曲。

2002年,当他听说革命老区有56名青年考上大学,但交不起学费,他再也坐不住了,让王惠芬用轮椅推着四处奔走,筹措来45万元资金,使这56名青年走进了大学校门。到目前为止,王莘和他的基金会已帮助几百名贫困山里娃圆了大学梦。

2007年10月15日清晨,王莘走完了人生的最后一程,享年89岁。他不但用音符谱写了《歌唱祖国》这首金典之歌,而且用爱国爱党爱人民的赤诚的心和奉献精神谱写了另一首歌唱祖国的永恒的歌。

92. 开国中将孙毅的健身妙语

名人医话

孙毅是一位身经百战的开国中将,1981 年 11 月,在全国第一届"健康老人"评比中,他被评为"健康老人"之一;1995 年 10 月,在全国第四届"健康老人"评比中,他又被评为"最佳健康老人"之一。他被称谓"军中不老松",寿至百岁。

2003 年 7 月 4,孙毅因病在北京逝世,享年 100 岁。

受到白求恩的称赞

1938 年深秋,在太行山上,白求恩大夫受聂荣臻元帅之托,曾给时任中国人民抗日军事政治大学二分校校长孙毅做了一次全面检查。白求恩坦率地说:"孙校长,你太疲劳了,应该立即放松身体,减轻身体的负荷量,否则你难以完成将来的重任。"孙毅说:"白大夫你是对的,可我是校长,时刻都要坚守在岗位上。"白求恩大夫双眼紧盯着这位倔强的中国军人,翘起拇指连声说道:"你这种精神真是太棒了,太棒了!"

体检后,白求恩大夫亲笔写了一封信给聂荣臻元帅:"孙毅校长工作时精神高度集中,过度劳累,患有严重的胃病,他的生命前途不佳。"并恳请对孙毅同志的工作进行适当的调整。但在当时战事紧张的情况下,孙毅是不会停止工作的。白求恩没有料到,这位孙校长竟然成为一名长寿者。

忍痛截肢

孙毅因患胃穿孔,曾两次做手术。他94岁时,医生担心他做不了胃镜。但孙毅以顽强的毅力顺利地完成了胃镜检查,成为做胃镜年龄最大的患者。

孙毅的右腿患有严重的静脉曲张,经中国人民解放军总医院专家的再三会诊研究,报请军委总部批准,决定对他的右大腿进行截肢手术。听到这个消息,平时很少流泪的老将军抱着右腿号啕大哭。但孙老毕竟是久经沙场,有顽强战斗意志的老将军,加上军委领导的悉心劝说,孙老很快恢复了平静,于2000年10月毅然接受了手术。

光荣任务

1993年孙毅过90岁生日,时任国防部部长的迟浩田上将对孙毅说:"我要交给你一个光荣的任务——希望你带个头,成为全军的第一个百岁将军!"

孙毅98岁生日时,高兴地说:"再过两个生日,我就会完成迟浩田上将交给的任务了。"又说:"我快100岁了,这得益于我是共产党员。作一名共产党员,我心情愉快。"

孙毅每天坚持收看新闻,读书看报写字,生活很有规律。他对养生有许多深刻见解,如:"生命在于运动,锻炼能抗百病;刻苦锻炼,保持康健;健康生快乐,快乐生健康;名利、地位观念打破了,精神才能真正愉快,思想上才能获得真正解放。"

谈到健康和长寿之道时,孙毅说,主要由于坚持抓"两头":一头是抓"脑",每天至少读百十页书;一头是抓"脚",每天至少要走十多里路。原来他有痔疮,坚持走路以后,逐渐痊愈;以前有小肠疝气,也好转了。他说,坚持走路也要得法:一是要有一定的时间,每天要走1~2小时;二是要有一定的距离,每天要走5千米左右;三是要心平气和,心情愉快,不能心事重重,以免发生意外。这样坚持三

五年,就会尝到甜头。

如何保持精神愉快,孙老说:"人生在世,不可能没有不顺心的事。遇到不顺心的事胸怀要宽广,不要生闷气。精神愉快靠心胸宽广。心底无私天地宽嘛。"美国作家斯诺的《红星照耀中国》一书中,误将孙毅的照片写成他人。孙毅看过多次也没有说出真相。半个世纪后,经三联书店再版,被聂荣臻元帅确认照片上那个人是孙毅,才予以更正。编辑问孙毅为什么自己未提出过,他说:"我老汉是幸存者,和牺牲的先烈比,我只有从苦之劳,而无建树之功。"

孙毅生活简朴,常说:"腰包无钱,睡觉香甜。"饮食是基本吃素。每天粗茶淡饭,一不抽烟,二不喝酒,三不吃补药。他常年坚持吃家常便饭,反对大肆铺张接待。

孙毅每天坚持写字 2 小时,由于多年来的勤奋刻苦努力,使他的字遒劲潇洒,自成一体,进入书法名家行列。因此,求书者颇多。老人总是有求必应。题字常写的是"奋斗""精神""生命在于运动,锻炼能抗百病""淡泊明志,宁静致远"等,勉励他们努力学习,勤奋成才,经常运动,增强体质,为国家多做贡献。

老年后,他说:"现在,我脑子里一点负担也没有,可以说又忙又闲。一个人,把名利地位看得越低越好。当彻底破除了名利地位观念,在思想上、精神上就会获得真正的解放,就会精神旺盛,身体健康!"

其实,他是闲不住的人。只要对国家、社会有益的事他都去做。离休后,他到处做调查,讲传统,播种精神文明。他赋诗言志:"暮年新甲新征始,愿做春蚕吐尽丝。晚霞红似火,余热可生辉。"

93. 著名作家杨绛的长寿之道

杨绛是我国著名的作家、戏剧家、翻译家。她通晓英语、法语、西班牙语,由她翻译的《唐·吉诃德》被公认为最优秀的翻译佳作,她的散文随笔《我们仨》,风靡海内外,再版达100多万册。她年逾百岁时,仍然思路清晰、精神矍铄,享年105岁。

创作、翻译双丰收

杨绛本名杨季康,原籍江苏无锡,1911年7月17日生于北京。1923年,举家迁苏州。1928年,杨绛考入苏州东吴大学,1932年,转到清华大学借读。1935年,杨绛与钱锺书结婚,同年一起赴英国、法国留学。1938年,杨绛随钱锺书回国,历任上海震旦女子文理学院外语系教授、清华大学西语系教授。

1943、1944年,杨绛的剧本《称心如意》《弄假成真》《游戏人间》等相继在上海公演。

1953年,杨绛任北京大学文学研究所、中国社会科学院外国文学研究所的研究员。1956年创作了《吉尔·布拉斯》,1965—1978年,翻译的《唐·吉诃德》出版。1981—2014年,先后发表了《干校六记》《隐身衣》《记钱锺书与围城》《走到人生边上——自问自答》《洗澡之后》等作品。

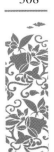

稿费、财产全捐献

2001 年 9 月,杨绛将钱锺书、杨绛夫妇 2001 年上半年所获稿酬现金 72 万元及其后出版作品获得报酬的权利,捐赠给清华大学教育基金会,设立"好读书"奖学金。清华大学举行了捐赠仪式。

时年 90 岁高龄的杨绛出席捐赠仪式,在仪式上谈到,她是一个人代表三个人,代表她自己、已经去世的钱锺书和他们的女儿钱瑗向母校捐赠的。

提到设立"好读书奖学金"的宗旨,她说,是我们一家三个人的意愿。我们商量好了,将来我们要是有钱,我们要捐助一个奖学金,不用我们个人的名字。"好读书"奖学金的宗旨是扶贫,因为我们看到富裕人家的子弟升学很方便,可是贫穷人家的儿女,尽管他们好读书,而且有能力好好读书,可是他们要上中学就有种种困难,上大学就更不用说了。"好读书"奖学金就是要鼓励、帮助这些家庭贫寒的学生。

到 2016 年,"好读书"奖学金已累计捐款达到 2434 万元,获奖受益学生达 614 人。

2016 年 5 月 25 日,杨绛逝世,享年 105 岁。杨绛临终前,已将她和钱锺书家中所藏存珍贵文物字画,全部无偿捐赠中国国家博物馆。书籍、手稿及其他财产等,亦均作了安排交待,捐赠国家有关单位,并指定了遗嘱执行人。

当然,她留在世界上最更珍贵的是一笔巨额的精神财富,除了大量作品外,她的无私奉献精神也使人深受感动,流芳百世。

长寿来自科学养生

谈到健康长寿,杨绛有两句很恳切的话:"只要心态年轻,年龄只不过是个数字。只要坚持科学的养生之道,长寿不会是个梦。"

什么是科学的养生之道呢?杨绛的做法如下。

其一,豁达的胸怀和良好的心态。她曾翻译英国诗人兰德的一

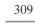

首诗,写出自己的心语:"我和谁都不争,和谁争都不屑;我爱大自然,其次就是艺术;我双手烤着生命之火取暖,火萎了,我也准备走了。"她坚持写作,直到百岁还笔耕不辍。她将精力集中在自己喜欢的事情上,经常读书、写作、练字,常用脑,思维清晰,视野开豁,思维敏捷。她一生经历坎坷,但能坚强应对,坦然处之。她的两位亲人先后离世,她一度陷入悲伤,但很快加以克制,并倾注挚爱写出了《我们仨》,感人至深。她说:人死不能复生,该放的还得要放下。活着的人要向前看,过好每一天,不能老往回看,被悲伤牵着鼻子走,否则会伤害自己的健康。

其二,坚持做适宜自己的运动锻炼。她习惯早上散步,中年时每天外出坚持走7000步,老年后在屋内走上三四千步。她还坚持做保健气功操。中年时练过"大雁功",由于动作太大,老年后改为"八段锦"。坚持熟记口诀,每天练习。有时学生或晚辈来访,她还邀请一起练习。由于经常运动,九十至百岁高龄时,仍是头脑敏捷,走路轻快,还能弯腰手碰到地面,腿脚也很灵活。

其三,饮食清淡,合理搭配。杨绛严格控制饮食,平时极少食油腻食物。烹调力求清淡,少油、少盐、少糖,每餐不过饱。爱吃些时令蔬菜、水果,喝点牛奶,有时蒸一点鱼。喜欢买了大棒骨敲碎煮汤,再将汤煮黑木耳,每天一小碗,以保持骨骼硬朗。豆浆是杨绛常吃的东西。她曾说:"每天给他们亲手做豆浆。要打得非常非常细,我还会做杏仁酱,那个杏仁酱好吃着呢,我自己做豆浆,我还发明花生可以搁在里头,核桃也可以做……"

其四,淡泊安宁,简朴生活。"简朴的生活、高贵的灵魂是人生的至高境界。"这是杨绛非常喜欢的名言,她生活俭朴、为人低调,一生都在奉承的是一个"静"字,不论遭遇何种挫折,她都顺其自然,随遇而安。她淡泊名利,有人赞誉她是著名作家,她说自己"没有这份野心";有人说她的作品畅销,她说"那只是太阳晒在狗尾巴尖上的短暂"。"淡泊安宁、宁静致远"是她一生的写照。

94. 用作品表达真与爱的巴金

诞生于 20 世纪 40 年代的"激流三部曲"《家》《春》《秋》让无数人感动得热泪盈眶，不少人为其中描述的封建家族的腐朽、残忍、愚蠢而义愤填膺，有人因此拍案而起，投入革命洪流。"激流三部曲"的作者就是被称为文学巨匠的巴金先生。

2003 年 11 月，中国国务院授予巴金"人民作家"称号。2005 年 10 月 17 日在上海逝世，享年 101 岁。

名字的由来

1904 年 11 月 25 日，巴金生于四川成都，祖籍浙江嘉兴。原名李尧棠，字芾甘。另有笔名有佩竿、极乐、黑浪、春风等，但闻名海内外的名字是"巴金"。

巴金的由来，有人猜测是取自巴枯宁和克鲁泡特金二人名子中的两个字。巴金注解："一九二八年八月我写好《灭亡》要在原稿上署名，我想找两个笔画较少的字。我当时正在翻译克鲁泡特金的《伦理学》，我看到了'金'字，就在稿本上写下来。在这时候我得到了一个朋友自杀的消息，这个朋友姓巴，我就在'金'字上面加了一个'巴'字。从此'巴金'就成了我的名字。"

长寿与一直放不下笔有关

巴金晚年患有帕金森病、气管炎、肺部感染等多种疾病，但他仍达到了百岁高寿。

其实巴金并不希望高寿，曾说："长寿是一种惩罚"。他被唯一挚爱萧珊的死伤透了心，曾说："她是我生命的一部分，她的骨灰里有我的泪和血。"他一直保存萧珊的骨灰，说："这并不是萧珊最后的归宿，在我死了以后，将我俩的骨灰合在一起，那才是她的归宿。"他甚至想到"安乐死"，幻想着死后再与萧珊重逢。儿女们当然要加以阻止，他很不满意，但他并没有消沉、消闲，而是继续以写作来抒发他的爱心和真情。正因为他把精力转移到自己热爱的写作中，才能够延年益寿。

巴金年过八旬时，仍思维清晰，气色很好，这与他经常散步有关。年轻的时候他就养成了每天散步的习惯。他认为，人老往往先从腿上老，年纪越大越要坚持不懈地走路。他每天早早起床，下楼在院子里先慢跑一会，回来喝杯牛奶，再出去散步，天天如此。90 岁后，疾病缠身，巴金也是每天上午吃了药休息一阵后就开始锻炼，扶着老人专用助步器走上几十米或百多米，视精力状况而定。

巴金最大的爱好就是读书、写作。巴金爱书，在文化圈是出了名的。1949 年，巴金一家生活已很拮据了，但是省吃俭用，他还是要买书。一天，一向依着他的萧珊实在忍不住对他说："家里已经没有什么钱了。"不知道家里日子能不能过下去的巴金说道："钱，就是用来买书的。都不买书，写书人怎么活呢？"第二天，他又带着孩子们去逛书店了。

据有关报道，除了生命的最后 6 年卧病在床、无法工作以外，从1982 年到 1999 年，巴金几次入院，都还在坚持写作。巴金的很多工作都是在 1982 年以后完成的，包括修订《巴金全集》《巴金译文集》等。这些大部头的著作，实际上都是巴金亲自当编辑。他在《大镜子》一文中说："我只是一个作家，一个到死也不愿放下笔的作家。"

巴金有崇高的理想和追求。他写道："我愿每个人都有住房,每个口都有饱饭,每颗心都能得到温暖""对我的祖国和同胞,我有无限的爱,我用我的作品来表达我的感情""我唯一的愿望是化作泥土,留在人们温暖的脚印里"。诗一般的语言,展现了他高尚的思想境界,他想到的是如何做贡献而不是索取,心无旁骛,专心奋力写作,生命活力在迸发,在延续,岂不是长寿之路吗?

95.周谷城：养生在于顺乎自然

周谷城是我国著名历史学家、教育家、社会活动家,曾任全国人大常委会副委员长,中国史学会常务理事兼首任执行主席。

1898 年 9 月 13 日,周谷城生于湖南省益阳县长湖口的农民家庭,1913 年入湖南长沙省立第一中学,1921 年考入北京高等师范学校英语部。

研究通史创佳绩

1927 年,周谷城到上海以卖文和翻译作为谋生手段。发表过多篇讨论中国农村和改造中国教育方面的论文,出版了《农村社会新论》和《中国教育小史》等书。1927—1930 年在上海暨南大学附中、中国公学任教。1930—1933 年任中山大学教授兼社会学系主任,其间撰写了若干探讨中国社会的著作。1932—1942 年任暨南大学教授兼史社系主任。其间撰写了《中国通史》上下两册,书中首次提出并运用"历史完形论"的理论,意在指出历史事件的有机组织和必然规律。

自 1942 年秋起,周谷城一直在复旦大学执教,曾任历史系主任、教务长等职,后为该校历史系教授、博士生导师。

1949 年 9 月,周谷成出席中国人民政治协商会议第一届全体会议。同年,他撰写的《世界通史》出版,该书打破了以欧洲为中心的旧的世界史框框。由此周谷城成为当代史学家中仅有的两部通史的著者。

中华人民共和国成立后,周谷城曾任上海市人大常委会副主任兼文教委员会主任,上海市政协副主席,第六、七届全国人大常委会副委员长兼教育科学文化卫生委员会主任委员。曾担任中国科学院历史一所学术委员会委员,创建上海历史学会,曾任上海市历史学会会长。

1978 年以后,周谷城在学术研究上著述频频,先后发表《秦汉帝国的统一运动》《继往开来的史学工作》等多篇论文。与此同时,他还出版了《史学与美学》一书,重新修订出版了《中国通史》。1982 年,他编著的《中国通史》和《世界通史》被列为全国高等院校文科教材。

周谷城晚年一直担任复旦大学历史系教授,他以 80 岁高龄登上教坛,讲授世界史,培养了一批史学硕士和博士研究生。

1990 年 11 月和 1992 年 3 月,周谷城两次写信给全国人大和上海市人大负责人,表达对自己身后事的态度:"谷城去世以后,不要搞告别仪式,不要骨灰,一切书籍、文物交给人大科教文委员会。"

1996 年 11 月 10 日,周谷城在上海逝世,享年 98 岁。

养生之道就是"不养生"

周谷城中年时,一人担负讲授文、理、法、商 4 个班的课而不言累。在高龄时,他担任繁忙的社会事务之外,还创作和整理论述,带教研究生,享年近百岁。原因何在呢?

又一次,作家王蒙问他:"您的养生之道是什么?"他回答说:"说了别人不信,我的养生之道就是'不养生'三个字。我从来不考虑养生不养生的,饮食睡眠活动一切顺其自然。"

王蒙听后深受感动,写了《太想赢的时候反而会输》一文,其中说周谷城"他讲得太好了,对比那些吃补药吃出毛病来的,练气功练得走火入魔的,长跑最后猝死的,还有秦始皇、汉武帝等追求长生不老之药的,贾家宁国府里炼丹服丹最后把自己药死的……他的话就更深刻。当然我无意否定良好的生活饮食锻炼的重要性。"

周老的意思并非不讲养生之道,而是对那些盲目跟风、轻信神医、大师骗术或钻了牛角尖的所谓养生者的调侃和提醒。

他对自己健康的总结是八个字："豁达大度，顺乎自然。"

周老在史学研究中，勇于跳出原有藩篱，提出新的见解。为此曾引起争论。有人误解、责难，而他坚持自己的观点，据理力争，但不气恼，平静看待，认为"意气之争，无补于实际，搁在一边可也。"对"四人帮"恶意诬蔑，他嗤之一笑，"毫不介意，不在乎。"他说："我坚持一条：不说违心话，不做违心事。因此，没有什么精神负担，这对我的健康是有益的。"

周老以科学态度看待生老病死，说："老，是个自然规律，生老病死，是谁也逃不了的。有志者，是在生理老化时，还保持着 精神上的青春活力。比如我，把全部精力贯注在学术上，探索新的材料，挖掘古本真经，辅导研究生，每有细微成就，就似注射了一支良药，在精神上增加了活力。"

他提倡适量运动，说："我们搞脑力劳动的，用脑时间多，太多了也会失去平衡，因此要强调大脑休息。"周老每天早晨都要在自己庭院里散步，打太极拳，动静结合，这是符合顺其自然和健康要求的。

96. 童心不泯的冰心

冰心是我国著名作家。1900 年 10 月 5 日出生于福州市。原名谢婉莹,笔名冰心取自"一片冰心在玉壶"。她的《寄小读者》读者广泛,影响深远。

冰心 3 岁时,随在海军任职的父亲迁至烟台,7 岁即接触中国古典文学名著,读过《三国演义》《水浒传》等。与此同时,还读了商务印书馆出版的"说部丛书",包括英国著名作家狄更斯的《块肉余生述》等 19 世纪批判现实主义的作品。1911 年进入福州女子师范学校开始了预科学习。1913 年随父迁居北京,1914 年就读于北京教会学校贝满女中。

从 19 岁写到 90 岁

1919 年 8 月,冰心在《晨报》上,发表了第一篇散文《二十一日听审的感想》和第一篇小说《两个家庭》。

1921 年,冰心参加了茅盾、郑振铎等人发起的文学研究会,出版了小说集《超人》,诗集《繁星》等。

1923 年进入燕京大学。毕业后,到美国波士顿的威尔斯利学院攻读英国文学,专事文学研究。出国留学前后,曾把旅途和异邦的见闻写成散文寄回国内发表,结集为《寄小读者》,是中国早期的儿童文学作品。

1926 年,获得文学硕士学位回国,先后在燕京大学、北平女子文理学院和清华大学国文系任教。

1929 年与吴文藻结婚后，一同到欧美游学，先后在日本、美国、法国、英国、意大利、德国、苏联等地进行了访问。

1951 年回国，继续文学创作，并积极投入各项文化事业和国际交流活动。她先后出访过日本、英国、苏联等国家，在世界各国人民中间传播友谊。

1980 年 6 月，冰心先患脑血栓，后骨折，但她仍坚持创作，在此期间发表的短篇小说《空巢》，获全国优秀短篇小说奖。创作的散文，除《三寄小读者》外，连续创作了四组系列文章。作品数量多、内容丰富、风格独特，达到了一个新的境界。

1994 年 9 月冰心因心力衰弱入住北京医院；1999 年 2 月 13 日病情恶化，于同年 2 月 28 日晚上 9 时于北京医院逝世，享年 99 岁。

没有特别的长寿秘诀

冰心为何能长寿？曾有人再三询问她的养生秘诀，她回答："我确实没有什么特别的养生之道，就是性情豁达一点，从不跟人计较，生命的每一天都是新的，几十年前我说过，生命从 80 岁开始。"

冰心有一颗永远年轻的童心。她在一首散文诗中写道："发现童心，赞美童心，自己也就还童了，故有益延年。"她说："养生没有什么灵丹妙药，重要的是保持乐观的情绪和良好的修养。""健身有四个字：心情舒畅。这也可以说是我的长寿维生素。"胸怀坦荡，性格恬静，乐观豁达，消除抑郁烦恼，把不顺心的事置之度外，这是维护健康所必需的。

冰心能健康长寿，还得益于夫妇恩爱。她年轻时，父母闲聊，母亲说，我的女儿不嫁当兵的，父亲说，我的女儿不嫁当官的，冰心说，文艺界的人大都风流，可以做朋友，但我不同意嫁给他。以后在轮船上，她认识了社会学家吴文藻，二人结婚后，不管是身处顺境，还是困居逆境时，夫妇相濡以沫，风雨同舟。20 世纪 70 年代初，他们夫妇共同承担了翻译巨著《世界史纲》的任务，二人在斗室中互相切磋、字斟句酌，翻译出数百万字的巨著。因此，冰心说："我不是依靠营养,吃补药,而是夫妻恩爱,家庭和睦,知足常乐,我一直是在微笑中写作而长寿的。"

冰心老人晚年对生死淡然处之。她说:"生死寻常事,从不可避免,但精神不可消灭,永远留存。"她身体不好,有人请来气功师为她发功,气功师发了一会儿功,问她觉得凉吗?她回答"不凉"。气功师又发了一会儿功,问她觉得热吗?她回答说:"不热"。最后她对气功师说:"你们别弄了,我这个人刀枪不入。"

冰心热心公益事业。中华人民共和国成立后,她先后为家乡的小学、全国的希望工程、中国农村妇女教育与发展基金和安徽等灾区人民捐出稿费 10 万余元。为响应巴金建立中国现代文学馆的倡议,她捐出自己珍藏的大量书籍、手稿、字画,带头成立了"冰心文库"。1998 年水灾时她闻讯后捐出 2000 元,后知道灾情严重,再捐出 10000 元稿酬。她理想的人世间是:富有同情和爱怜,充满互助和匡扶。她 95 岁时,还为《女性世界》题词,勉励女同胞们做自爱、自尊、自主、自强不息的新时代女性。

97. 漫画家丁聪：真诚面对人生

丁聪是著名漫画家，舞台美术家。他幽默风趣，漫画特色鲜明，敢于针贬时弊，歌颂美好，直抒胸臆，痛快淋漓。他的健身之道也与众不同，特立独行。

笔名由来

丁聪1916年生于上海，父亲丁悚是中国现代漫画的先驱者之一，他受到熏陶，在中学时就开始发表漫画。原来是用的丁聪名字，但"聪"字笔画太多，做版后，小了看不清，大了占画面太多，不好看，后张光宇建议：何不用"小丁"？张光宇说："你爸叫老丁，你就叫小丁好了"。从此，丁聪就用"小丁"作笔名。

后来，丁聪又进一步解释："中文的'丁'有'人'的意思，'小丁'即'小人物'，这倒符合我这一辈子的基本经历——尽管成名较早，但始终是个'小人物'，连个头儿也是矮的"。

2009年5月26日，丁聪先生在北京去世，享年93岁。根据他生前的遗愿，丧事一切从简，不举行告别仪式，骨灰也不要。他常说："自己来世上走了一趟，很高兴做了一件事，这就是画了一辈子漫画。"

"山海居"趣解

丁聪的漫画、插图、舞台美术设计等，内涵丰富、艺术造诣颇高。

这与他勤学苦练是分不开的。他好读书和好买书是有了名的。进了书店如果不买本书,他就会感觉有点对不起书店,或者对不起自己——白来一趟嘛。

他的住宅是四室无厅。一进大门,走道里就堆着书。他买书比较杂,但最喜欢买的还是画册。书买回来,书柜和书架放不下了,只好往地上堆。

丁聪的画室只有12平方米。画板搭在几个书箱上,画板的下面堆满了书,画板上四周也堆满了书和各种资料,像一座座小山。书柜和书架,再加上各种各样的工艺品、照片、画等,把墙面遮得密不透风。

丁聪的书房称为"山海居",是黄苗子题写的。"山海居"听起来很文雅。但丁聪解释,山指的是书房里乱,书堆得像山一样,而他找东西都像海里捞针一般难。

热心为读者的"劳动模范"

丁聪为《读书》杂志画了整整30年的漫画。《读书》主编曾说:"我们印象最深的是他埋头苦干,读者只知道他给《读书》画漫画,不知道我们每期的版式都是他设计,有事找他,他来者不拒。我们都说他是劳动模范。"

茅盾在1980年6月与丁聪重新见面时,情不自禁地挥笔写下了一首《五绝》:"不见小丁久,相逢倍相亲。童颜犹如昔,奋笔斗猛人。"

王蒙谈到丁聪时说:"他的笔名叫'小丁',永远表现出天真、诚恳、善良,而且不管哪一类作品,都能给读者带来一种愉快。即使是形象辛辣讽刺性强的作品,在犀利之中也有人性本身的厚朴,漫画家有讽刺的锋芒,但他又存在着圆润、可爱之处。"

他数以千计的漫画涉猎广泛,政治风雨、世态万象,尽在笔下。自称"小丁",挥动的却是一支如椽大笔。

长寿无道寓有道

在人们的记忆中，每逢聚会，只要丁聪在场，关于他的黑发，关于他的永远年轻，总会成为人们的话题。88岁时，大家感叹他的年轻，只有他自己说："不行了！前两年坐公共汽车没有人让座，现在倒是有人让座了，可见还是老了！"

年近九旬的他，仍然神采奕奕，精神矍铄。他永远年轻的正是他的达观精神。一生的风风雨雨，经历了不少磨难，可是，从来没有改变过他对生活和艺术的热情。

曾有人问丁聪养生之道，他说："无道。"他曾在一篇文章中写道："我没有养生之道，也不吃什么补品。如果一定要归结到什么原因，我只能说是爹妈给的，这是先天因素。那么后天呢？我冥思苦想了半天，大概是有个好'饲养员'吧！'饲养员'就是我的老伴。"

丁聪还说："我把蔬菜叫作'青饲料'，我只吃'荤饲料'。"他老伴深谙夫性，餐桌上鸡、鸭、鱼、肉必不会少。丁聪自称"食肉动物"，对素食不感兴趣。

一次，有人求丁聪题写扇面，他取苏东坡诗句反其意而用之："宁可居无竹，不可食无肉"。有家杂志曾专程采访丁聪，当听说他从来不做体育锻炼，不吃蔬菜、水果时，就觉得写他不善保健没有"推广价值"，只好不写了之。

其实，丁聪并非不锻炼。他经常散步，每天早晨都要同几位老友一同去公园锻炼。他还有一个洗冷水澡的习惯，无论春夏秋冬，始终如一。就是在北大荒劳动时，他也常提一桶冷水回"牛棚"，用冷水擦身，还将冷水浇到身上猛洗一阵，然后擦干。

丁聪热情、豁达，他说："当有人第一次叫我丁老时，我还以为是在叫别人呢，因为我从来没有老的意识。不仅老朋友叫我小丁，连一些年轻的新朋友，有时也叫我小丁或小丁老。"

长寿没有什么秘诀，也没有固定模式，要因人而异，从实际情况出发，适合自己的，就是最佳的，说是无道就是不要生搬硬套，真正的道只有在医学科学与实践密切结合中才能产生。

98. 邓颖超：善于与疾病斗争

邓颖超是人们尊敬的革命老前辈，是敬爱的周恩来总理的夫人。她经历了许多艰难险阻，为革命和建设做出了巨大贡献。她特别关心人们的身体健康，亲自撰写过有关防治疾病和妇女保健的文章，表现了她的诚挚的爱心。

邓颖超曾用名邓玉爱、邓文淑，河南省光山县人，1904 年 2 月 4 日出生于广西南宁。在她考入直隶第一女子师范学校后，老师为她改名"邓颖斌"，但她自己又改为"邓颖超"。

1992 年 7 月 11 日，邓颖超在北京病逝，享年 88 岁。

关心体贴照料周总理

周恩来和邓颖超，在半个世纪的风风雨雨里，互相关心，互相帮助，相濡以沫。

周恩来每天的工作时间都在 12 小时以上，甚至高达十八九个小时。邓颖超十分着急，但又不能干预。她就用便条留言，一张便条写道："你的胃经过医生诊断后，并不是胃本身不好，是因为长时间饥饿和吃一些冷热不均的食物导致的，所以一定要注意饮食和休息。"邓颖超还让工作人员准备了一个保温杯，里面装些面糊糊或稀粥带着，以便周恩来在途中或工作时充饥。

当周恩来夜里长时间坐着办公时，夜半醒来的邓颖超就会焦急地踱到办公室门口探探头，或轻声地叫他起来活动活动。周恩来有

名人医话

时上床睡觉了,还要抱上那些没看完的文件在床上批阅。邓颖超看他窝着批阅文件实在不舒服,就让人做了一个专门放在床上写字用的小桌子。

周恩来患病后,邓颖超配合医务人员制定应急措施,她克制内心的痛苦,在周恩来病床前,亲切、体贴地安慰、照料,直到周恩来逝世。

勇于同疾病斗争

邓颖超患过多种疾病,她与疾病进行了顽强机智的斗争。

1961 年夏,邓颖超体检时发现盆腔内有一拳头大的肿物,医生认为必须手术。当医生向她提出手术建议时,她微笑着表示同意,还安慰医生不要紧张,手术成功,取出的是卵巢囊肿,获得治愈效果。

1981 年冬,邓颖超患慢性胆囊炎胆结石急性发作,需要手术,但她已年近 80 岁,体质较弱,有心脏病,医生顾虑重重。邓颖超知道后就对医生说:"疾病是个敌人,要设法消灭它,老人手术有许多危险因素,但只要周密部署、措施得当,也是可以避免的,你们不必有顾虑,我愿承担风险。"医生成功做了胆囊摘除术,第三天她就下地活动,不久又恢复了工作。

邓颖超还把自己与疾病斗争的经验写成文章,题目分别是《怎样对慢性疾病作斗争》和《试谈怎样对待妇女更年期》。要点有:一是要加强和疾病斗争的坚强意志,端正对待疾病的态度,保持革命的乐观主义。二是要弄清病情,了解病的性质,掌握病的规律,对症治疗,积累疗效。三是不能全靠医药,主要靠自己善于疗养和适当锻炼。病中的生活,饮食、起居、活动都要有规律。要使精神有所转移,有所寄托。要打破对药物的迷信,尤其不要迷信补药、贵重药。不要以为吃了补药,就能药到病除。五是要预防急性病和传染病,以避免横生枝节,病上加病。六要看得远,放得开。该住院就住院,该手术就手术,不要陷到疾病苦恼的重围中。如能有所恢复,可以做些力所能做的工作,这样比完全休息,对身体对精神更好些。

邓颖超的这些亲身经验,对于人们战胜疾病是多么可贵和实用啊!

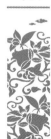

99. "三严导演"的另类长寿经

人们对严寄洲这个名字不一定熟悉,但提到《五更寒》《英雄虎胆》《野火春风斗古城》等影片,就几乎家喻户晓了。这几部电影的导演就是严寄洲,他对如何健身的看法也很特别,活到了 101 岁。

严寄洲 1917 年 8 月生于江苏常熟。1938 年 8 月赴延安参加抗日军政大学。2018 年 6 月 21 日,严寄洲在北京逝世,享年 101 岁。

严导演的"三严"

严寄洲有"三严":选演员严;艺术创作要求严;对自己严。

作为一位电影导演,剧本确定后,能否选准演员,往往是一部片子成败的关键。严寄洲选演员,有一句精辟的名言:"不是看他(她)演过什么,而是要看他(她)能演什么。"要做到这一点,导演必须独具识人的慧眼。

《英雄虎胆》是带有惊险情节的故事片。严寄洲从剧本需要出发,一反常规挑选演员。他从北京电影学院请来演过基层指挥员、民兵干部的于洋,出演打入敌穴的我军侦察科长。严寄洲说:于洋的一双眼睛,非常富于表情。他要于洋一改正面"小生"形象,演出匪气。严寄洲又挑选常演纯情少女的王晓棠去演影片中的女特务。还选了张勇手、方辉等都扮演与过去演出大相径庭的角色。演员们也都兴致勃勃地和导演一起,做表演艺术上的新探索。

拍摄电影《再生之地》的过程,最能体现严寄洲对艺术创作严格

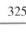

要求。他深入走访了抚顺、沈阳、长春、大连、旅顺等地当年关押日本战犯的监狱，查阅了许多档案，还采访了不少曾在抚顺关押的战犯及回忆文字，对全片的制作，也要求十分严格。这部影片一举夺得了金鸡奖的5个单项奖，并获1993年中国残联、中国红十字会、中影公司、中国电影评论学会颁发的"人道主义"优秀影片奖。

自述养生之道

严寄洲90岁时，曾接受记者采访，连续谈了将近3小时，他思维敏捷，毫无疲倦之意。问及养生之道，他说：我不懂营养学，更不懂养生学。我是不科学不讲究的实用饮食主义者，也不大喜欢运动锻炼，身体一直不错，大概是瞎猫碰上了死老鼠了吧！

有人开玩笑，说他只懂得"好吃学"，他欣然接受，说："我不论到了哪里，总要找那里的特色美食来吃，即使吃不惯也要吃。"

他爱吃肉，特别爱吃饺子、肘子，座右铭是"想吃啥就吃啥"。他有糖尿病病史30多年，医生劝他少吃高脂肪、高蛋白和高糖食物，他与医生辩论："老吃萝卜、素食，我还能活那么长吗？"管得严，他就趁老伴、女儿外出，偷买巧克力、点心，很快吃完，终于被发现，挨批，他说："让我吃，我才能快乐呀。"

严寄洲说："别人都有活期存款，我那上面只有两三块钱、三五块钱，我不存钱的，就这么过日子，大部分钱都吃了。"

其实，严老也制定了几条自我养生法。

一是面对任何事情都有好心态，不计较。不再回忆那些倒霉伤心事，把它们统统扔到太平洋去见鬼吧！他说："我比皇上好，他有9999间房子，他晚上睡的床跟我的一样大。睡觉以前我可以喝杯浓茶、看看电视，皇帝看得上电视吗？看不上，我比皇上还强。"

二是"话聊"，每天要找谈得来的老友侃大山，从国际国内到鸡毛蒜皮无所不聊。

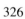

三是每天动动脑筋，主要是写作，写杂文、写回忆录。他说："如今我已经95岁了，写字手开始发抖，但我的脑子仍常转不止。我还爱看展览——美术、书法、陶瓷都喜欢，能从中得到安慰。"

四是每天出门散步，有两句口诀：脸带微笑，意念青春。不是假笑，是从心里涌出来的笑。意念青春，就是不要去想我已经多少岁了，已经老了、不行了，如果这样想，就必然腰弯背驼，真成了老朽之辈。而自感年轻，就会挺胸直腰，高高兴兴散步了。

　　五是养成了按时起居的好习惯。晚上九点休息，第二天早上五点起床。运动完后，就是喝茶，完了再写作。他说："我把做饭等家务事当成运动锻炼来坚持，在这方面从不偷懒，久而久之，也从中受益了。"

　　严老说，这些只适合我，不见得适合别人，各人体质、习惯等不同嘛。

名人医话

100. 邓小平的健身之道

邓小平是伟大的无产阶级革命家,中华人民共和国开国元勋之一,中国共产党第二代领导核心。

1904年8月22日,邓小平生于四川省广安县协兴乡牌坊村,曾用名邓先圣、邓希贤。

1997年2月19日,邓小平在北京逝世,享年93岁。遵照他的遗嘱,他逝世后,捐献了眼角膜,骨灰撒在了祖国的大海里。

邓小平是位健康长寿老人。他在75岁高龄时,健步登上了黄山;80多岁时,还能在大海中畅游1个多小时。这在世界伟人中实属罕见。

退休后,邓小平的生活很有规律,严格遵守自定的作息制度。他每天清晨8点起床,然后在庭院内散步半小时左右。他走的步数都是一定的,对待散步就像对待工作一样认真,从不偷懒、不取巧、不抄近道。雨雪天不方便,他就在走廊里来回走动。有时,他还做几节自编的健身操,扩胸、伸腿、舒筋骨。

早餐多安排在8点半,多是喝些豆浆,吃些油条或馒头。上午,主要阅读国内外报刊新闻摘要,以及中央办公厅送来的简报与文件。

午餐安排在12点,通常是四菜一汤,其中两荤两素。午饭后,一般稍作休息。下午有时约牌友打桥牌。

晚餐在6点半,常常是一个汤和一碟炸花生、黄豆、杂果仁。晚饭后,收看中央电视台的新闻联播。晚10时许,结束一天的生活。

邓小平爱洗冷水澡。当年转战大别山时期，隆冬时节，冰天雪地，别人都穿着棉衣，他却敢于穿一条短裤，叫卫士端一大盆冰水，从背上淋下来，如此反复几次。

由于坚持洗冷水浴，邓小平不怕冷。冬天他上身穿件毛衣，下身就穿两条裤子，在院子里散步时也不例外。医护人员问他："要不要披件大衣？"他笑着摆摆手："我没那个福气。"他曾对新西兰前总理朗伊说："我十年来没得过一次感冒，原因之一是每天早晨都用冷水洗澡。"

喝酒是邓小平的一种嗜好，但他从不贪杯。20 世纪 70 年代初，他在江西时，就喝当地最便宜的酒，有时夫妇俩自己酿米酒。后来，医护人员出于对邓小平身体健康着想，提议他不喝、少喝白酒为好，邓小平欣然接受，进餐时饮一小杯，从不过量。

邓小平用餐绝对不挑食。只是口味重一点，偏爱辣。他喜欢各色各样的菜都吃一点，戏称为"五味俱全"。他不喜欢吃海鲜，从不吃补品，唯一可算"补品"的，是每天吃几粒维生素。

邓小平爱吸烟。保健专家陶寿淇教授去看望邓小平，只见他正在吸烟。陶寿淇就劝邓小平："我们医生希望您长寿，全国人民也与医生一样希望您长寿。现在还继续吸烟对您的健康是不利的，还是不吸了吧！"邓小平看了看手中燃烧的香烟，又望了望陶寿淇教授，果断地说："不抽也可以嘛。"说完，把烟蒂丢进烟灰缸里。

退休后，邓小平开始戒烟。对于一个有长期"烟史"的人来说，戒烟无疑是一件需要有顽强毅力才能做到的事，但邓小平采用吃鱼皮花生代替和转移注意力法，终于戒烟成功。邓小平 80 多岁时曾说："我今天的思维还不算老化，主要还是靠日常的运动，如散步、打拳、游泳等；对问题、对事物多抱以坦然乐观的心情；生活正常，调理得当；读书、看报、打桥牌、看足球、逗小孩。"

邓小平的养生长寿之道，归纳起来就是"乐观豁达、勤于动脑、坚持锻炼、家庭和谐"16 个字。

101. 毛泽东对医疗卫生事业发展的贡献

  毛泽东是领导中国人民彻底改变自己命运和国家面貌的一代伟人，是中华人民共和国的缔造者，是马克思主义中国化的伟大开拓者，被视为现代世界历史中最重要的人物之一。

  毛泽东关心人民的疾苦，非常重视医疗卫生事业的发展，提出了一系列关于医疗卫生工作的重要思想，并且进行了具体的指导，为我国医疗卫生事业的发展做出了重要贡献。

倡导中西医结合

  早在1913年，毛泽东就曾在《讲堂录》笔记中写道："医道中西，各有所长。中言气脉，西言实验。然言气脉者，理太微妙，常人难识，故常失之虚。言实验者，求专质而气则离矣，故常失其本，则二者又各有所偏矣。"

  1928年，毛泽东在《井冈山的斗争》一文中指出："作战一次，就有一批伤兵。由于营养不足、受冻和其他原因，官兵生病的很多。医院设在山上，用中西两法治疗。"

  在延安时，由于环境条件恶劣，毛泽东曾患风湿性关节炎，发作时往往痛得连胳膊都抬不起来。吃了不少西药，仍不见效。一次，开明绅士、著名中医李鼎铭到杨家岭来看望毛泽东。他为毛泽东切脉之后，很自信地说，吃四服中药就可以好了。那时，中西医之间矛盾尖锐，毛泽东身边的医生都是西医，他们不同意毛泽东服用中药。

毛泽东则力排众议,坚持把李鼎铭开的四服中药吃了下去。吃完后,疼痛果然消失,胳膊活动自如了。毛泽东又介绍李鼎铭为八路军的干部、战士治病。很快,中医中药成了八路军必不可少的医疗方式。

1949 年 9 月,毛泽东在接见全国卫生行政会议代表时,提出:必须很好地团结中医,提高技术,搞好中医工作,发挥中医力量。

毛泽东不仅关心着中医药事业的发展,而且还与许多名医都有交往,请他们看病,甚至与他们亲切长谈。

毛泽东对针灸也给予应有评价,指出:"针灸是中医里的精华,要好好地推广、研究,它将来的发展前途很广。"

在这种正确思想指引下,中国的针灸疗法获得了飞跃发展。针灸不仅在民间广泛地流传和应用,而且不断走出国门,受到世界各国人民的重视和信赖。

目前,世界上许多国家和地区设立了中医药机构,中医药正逐步走向国际化。

毛泽东极为重视党对卫生工作的领导。1929 年,毛泽东在《古田会议决议》中指出:"军政机关对于卫生问题再不能像从前一样不注意,以后各种会议,应该充分讨论卫生问题。"

中华人民共和国成立后,毛泽东对医疗卫生工作有许多重要指示,亲自领导和推动了爱国卫生运动,防治血吸虫病等传染病,建立农村合作医疗制度及赤脚医生队伍等工作。在毛泽东的主导下,各级党委和政府共同努力,农村医疗卫生工作出现了飞跃发展。

一切为了人民健康

早在 1929 年,毛泽东就提出了"一切为了人民健康"的卫生工作宗旨,提出医疗卫生工作要面向大多数人,为大多数人服务。以后又指出"应当积极地预防和医治人民的疾病,推广人民的医药卫生事业"。1950 年,毛泽东题词"团结新老中西各部分医药卫生工作人员,组成巩固的统一战线,为开展伟大的人民卫生工作而奋斗"。

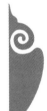

1937 年 12 月，毛泽东为白求恩题词："救死扶伤，实行革命的人道主义"。白求恩牺牲后，他又撰写了《纪念白求恩》一文，提出要学习白求恩毫不利己专门利人的精神，对工作的极端的负责任，对同志对人民的极端的热忱。白求恩成为医务人员树立高尚医德和技术精益求精的楷模。

毛泽东提出"把医疗卫生工作的重点放到农村去"，多次强调要把大量的人力、物力投到农村，解决广大农村缺医少药的问题，并进行了农民合作医疗的初步实践，为以后开展农村医疗提供了宝贵的经验。

在毛泽东领导下，新中国大力发展医疗卫生事业，实行"预防为主"的方针，普遍开展群众性的卫生防疫运动，注重社会保障和移风易俗，整治卫生环境，引导人民群众同封建迷信和不卫生习惯做斗争。

在这段时期，我国医疗卫生事业蓬勃发展，国民健康水平大幅度跃升，平均寿命从中华人民共和国成立前的 35 岁增加到了 1978 年的 68 岁；初生婴儿死亡率从 1950 年约 250‰ 下降到 1981 年的低于 50‰；很多流行性疾病，如天花等得到较彻底的消除，而寄生虫病（如血吸虫病）和疟疾等得到了大幅度的控制。新中国在改善人民健康状况方面取得的这些成就，同当时的发展中国家相比，是十分突出的。毛泽东关于医疗卫生的重要思想，对中国医疗卫生事业的发展起到了巨大的指导和推动作用。

102. 陈云独特的养生论

最近读了中央文献出版社出版的《陈云纪事》，其中以大量回忆文章详实地叙述了陈云不平凡的一生。陈云在养生方面，也是独辟蹊径，见解和说法都与众不同，但细想却颇有道理。养生方法因人而异，角度、着重点又有所不同，但殊途同归，应用得当，都可以达到健康长寿的目的。

陈云经历过十分艰苦的战争年代，建国初期担任繁重的经济恢复工作，日夜操劳，身体衰弱多病。他的夫人、著名营养学家于若木说他是"出身很苦，从小缺少营养，是先天不足；后来闯过那么多难关，是后天失调"。就是这样的身体状况，晚年还担负着国家重任，活到了90岁高龄，他的健身之道何在呢？

多做与少做的辩证法

陈云在和身边人员谈到繁忙工作与必要休息之间"度"的问题时，曾讲过：有时"少做就是多做，多做就是少做"，因为"注意劳逸结合，细水长流，就能多做工作；不顾劳逸结合，伤了身体，就不能多做"。

当然，这要服从工作需要。在中华人民共和国成立初期，陈云工作十分繁忙。他白天要去中财委上班，晚上8时要到周总理那里谈工作，夜里12时还要到毛主席那里开会，有时每天只睡4个小时，但他还是坚持下来了。以后转入正常工作，他就提醒中央常委和书

名人医话

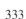

记处的同志,每天工作时间不要过长,每年要有专门的休息时间。他要求自己身边的工作人员,每天再忙,也要抽出一定时间休息和坚持体育锻炼。他说,要胜任繁重的工作,就要舍得花时间运动和休息。这个时间舍不得花,从眼前看是多做工作了,但从长远看,却是少工作了。他讲求工作效率,不虚耗时间,对文山会海十分反感。晚年他注重生活规律,劳逸结合,动静结合,延长了工作时间,证明了他的多做与少做的说法是符合辩证法的。

"睡觉第一,吃饭第二"

在长期艰苦斗争中特别是战争年代,陈云养成了"睡觉第一,吃饭第二"的习惯。长征时,后有敌兵追击,前有敌军堵截,往往要急行军,饿肚子是常有的事,每到宿营地,许多人不是先吃饭,而是先睡觉,因为恢复了体力,才有胃口吃饭。这是特殊情况下的情况,但也说明了睡觉的重要性。古人言:"民以食为天",吃饭当然重要,但睡眠也是人类生活不可缺少的要素。人类生命有三分之一的时间是被睡眠占用的。有人研究证明,人不吃饭能活 20 天,不喝水能活 7 天,而不睡觉只能活 5 天。当然人的体质不同,这个数字也不一定准确,但睡眠确实关乎人的健康与生命。古人也说过"不觅仙方觅睡方""睡眠充足,胜过人参大补"。而有的人忽视睡眠,如因为工作急需短时熬夜还可体谅,但不少人是熬夜打牌、深夜豪餐痛饮,那就是在虚耗自己的生命。强调睡觉第一却有现实意义。

饮食定时定量

陈云由于长期艰苦辛劳,胃肠消化力不强。他幽默地说:"过去革命战争年代想吃,没有东西吃,现在革命胜利了,有东西吃了,又不能吃,自己真是没有口福啊!"

陈云夫人于若木教授是著名营养学家,有人认为陈云的饮食是于教授安排,于教授说:"他在饮食起居中也讲究平衡,我只是提建

议,具体都是他自己安排的。"如他根据自己的体重、活动量、年龄和肠胃消化能力,再根据长期的经验,为自己制定符合营养学的膳食结构:早餐是两片面包,一杯豆浆,一碗稀饭,一颗煮核桃仁;午餐是米饭100克,一荤一素,动物蛋白70克;晚餐是米饭75克,豆腐约100克,蔬菜约150克。一日三餐,定时定量,每顿都把所有的饭菜吃光,连汤都喝得干干净净。逢年过节,身边工作人员建议他加几个菜,他说:"我天天都过年,不用再加菜。"有人劝他吃一点鱼翅等增加营养,他说:"这些东西很贵,也不一定适合我,我不吃。"

陈云从不吃零食,不喝饮料,不请客,也不在外头吃饭,需要他去应酬赴宴的时候,他一点不吃。他严格掌握自己的饮食定量,持之以恒。如早餐吃12粒煮花生米是他多年的习惯,有一次因为腹泻,他把12粒改成了6粒,等身体好了之后,他又恢复了12粒花生米的定量。

长寿得益于戒烟

陈云过去有抽烟的习惯,而且抽烟很凶,一天要抽两包,抽得手指头都被熏成了黄褐色。中华人民共和国成立后,生活安定了,于若木教授为了陈云的健康,劝他戒烟,向他宣传抽烟的害处。陈云接受了这个建议,逐步减少抽烟量,由一天两包减少到一天两支。后来他说,越来越感到抽烟没有意思,嘴里发苦,嗓子发干,不如干脆不抽,从此一支也不抽了。戒烟后,陈云的体重增加了,不像以前那样怕冷了,身体也比过去好了。陈云晚年时曾说过,他能长寿,得益于戒烟。

兴趣广泛,坚持锻炼

陈云年轻时曾经学过二胡,对京戏里的西皮、二黄都很在行。中华人民共和国成立后,于若木建议他学弹琵琶,学了一段时间,弹起来也是像模像样。陈云从少年起就爱听评弹,解放后他不但爱听评弹,而且对评弹如何推陈出新、如何发展提出了十分中肯的指导意见。"文化大革命"中评弹遭受摧残,粉碎"四人帮"后,陈云亲自召开座谈会,提出要恢复评弹艺术,鼓励评弹要"出人出书走正路",提出要保留传统优秀节目,同时要反映新时代,提高艺术性。评弹艺术焕发青春,评弹艺人尊称陈云是"老听客"到好领导,由业余爱好到评弹专家。而陈云也觉得听评弹对养病大有好处。他曾经深情地对评弹界人士说:"你们都是大夫和先生,不但治好了我的病,还教会听众许多知识。"还对身边的人说:"本来脑子发胀,听听评弹,就感觉好些。"

陈云晚年坚持在庭院散步,住院时也尽量多活动。他听从保健医生的建议,手里经常捏着两个核桃,认识到这样可以增加手部灵活性,带动周身血液循环,因此深深喜欢上了手转核桃健身法,坚持不懈,一用就是20多年,两个核桃被捏得油光铮亮。步入晚年后,陈云还每天坚持写大字,从80岁到90岁,十年如一日练书法,还请别人提出不足之处,日久日臻进步,人们称赞,他自己也说:"现在的字有飘逸感了。"晚年趣味广泛,生活充实,有利健康长寿。

积极配合医生治疗

陈云体弱多病,他能长寿,与积极配合医生治疗有密切关系。他患有心脏病和胃肠病,但能遵医嘱按时服药,病情能及时好转和稳定,因此能担负起重要领导工作。

1979年7月17日,陈云做直肠镜检查,被确诊患结肠癌。面对癌魔,陈云并不惊恐。24日,陈云向医生说:"需要手术就做,我希望能保证我再活3年时间。"医生们的精湛医术,使手术效果良好,陈云在每次住院治疗中,与医务人员密切配合,一切听从医疗小组安排,他的家人除了了解病情外,从不干扰医生工作,对医生和护士十分信任,并表示感谢。

陈云对人生的自然规律了如指掌,对自己的病情也有清醒的估计,从容镇静,不让医生感到紧张。他还对医务人员说:"不管是什么人,哪一种疾病,你们的治疗计划不要做得太长,有长计划当然很好,但还要根据病情的不断变化做短安排,随时改进,稳步进行,才能收到良好的治疗效果。"这个说法符合一切从实际出发,"不唯书、不唯上、只唯实"的精神,要根据变化情况随时调整治疗方案,注意个体化差异,对医疗工作有很强的指导意义。

103. 聂荣臻战胜体弱多病获长寿

聂荣臻是中国人民解放军的创建人之一。他对我国国防建设特别是核科学的发展起到了重要作用。在我国十位元帅中，他是第二位长寿者（第一位刘伯承），是最后逝世的一位。他经历过十分艰苦卓绝的斗争，能越过 90 岁高龄实属难得。

1899 年 12 月 29 日，聂荣臻出生于重庆江津吴滩镇。上中学时常说："我辈要以报国为根本，为中华民族的崛起而建功立业。"

聂荣臻的体质并不强壮，特别是晚年，患有高血压、冠心病、肠功能紊乱等严重疾病。聂帅却处之泰然，对前来看望他的人说："我没想到能活这么久，已经很幸运了，现在去见马克思也是死而无憾了啊！"

1992 年 5 月 14 日，聂荣臻因病逝世，终年 93 岁。

聂荣臻的长寿与以下因素有关。

聂荣臻青少年时期，就酷爱体育运动，尤其喜欢足球和网球。在江津县中读书时，他是学生足球队队长。

在革命战争年代，聂荣臻亲自主持部队体育运动会和球类比赛。中华人民共和国成立后，他身兼多职，但闲暇之际，还是喜爱观看足球、篮球比赛，有时还喜欢打网球、打台球。

在工作繁忙情况下，他总是要抽空散散步，活动活动身躯、腿脚。在休息养病时，散步是聂荣臻天天不可少的运动，晚饭后他总要有一个多小时的散步时间。

聂荣臻常风趣地说："人生 70 而拐，80 而车。我的体会是，人过了 70 岁,行动就离不开拐杖了,过了 80 岁,行动就离不开手推轮椅了。"然而,70 岁后,他仍然坚持锻炼,挂着拐杖散步,扶着手推轮椅或由人架着散步。后来实在不行了,就在轮椅上、躺椅上、病床上做各种动作,活动四肢。

聂帅重视绿化环境。他说:"植树造林,是造福人民的大好事,它既可调节气候,保持水土,有利于生态平衡,美化人民生活环境;又可锻炼人的意志与体力,强筋壮骨。"他多次带领部队在驻地植树。解放后,他在自己居住的庭院里种植许多树木和鲜花。他特别喜爱松柏。根据聂荣臻最后的遗愿,其亲属将他的部分骨灰埋在八宝山革命公墓东北侧山坡的一棵柏树下。

聂帅生活十分有规律,每天清晨起床后,总要认真做保健操。早饭后散步,而后接受按摩和治疗。上午 10 时和下午 4 时左右,听秘书读文件或报纸,有时抽空审批文件,晚饭后继续散步。

聂荣臻平时不喝酒,不吸烟,不讲究吃穿。他的卧室陈设非常简单,卧室内有一个褪了色的双开门立柜,里面有的外衣还是过去穿过的旧军装。聂荣臻反对奢侈浮华的不良作风,对请客送礼、大吃大喝更是反感。他常说,改革开放后人民的生活有了很大改善,但勤俭节约的精神不能丢。

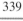

104. 整复外科的开拓者张涤生

张涤生院士是中国整复外科的先行者、奠基人和开拓者，对我国的整复外科事业做出了卓越的贡献，是医学界最早的中国工程院院士之一。

张涤生祖籍江苏无锡，1916年6月12日生于吉林长春市。

对整复外科的杰出贡献

张涤生在从医的道路上，创下了中国整形外科的多个"第一"：第一次用中西医综合治疗淋巴水肿，并成为迄今国际公认的治疗方法；第一个在国内开展高难度的眶距增宽症矫正手术；第一个应用带血管肠段移植为食管缺损病人重建食管。

1972年，陈中伟、张涤生合作完成了中国第一例食指离断再植手术，整形外科开始了断指再植、残手重建的工作。

1976年，开展了中国首例颅面畸形矫正手术。同年张涤生为中国创造了第一例肠游离移植再造食管手术及完成了中国第一例眶距增宽症的矫治手术。

1982年，张涤生成功地进行了世界第一例一次性阴茎再造手术，国际医学界将该手术称为"张氏阴茎再造术""中国卷筒技术"。

1996年，张涤生以80岁高龄，创新性地完成了中国医学史上第一例胸骨缺损移植修复手术。

张涤生最突出的贡献，就是打破整形外科传统的医疗观点，指

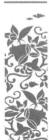

出必须把组织器官缺损畸形在形态上的修整和在生理功能上进行最大限度的恢复两者结合起来。在他的倡导下，整复外科扩大了治疗范围：各种先天或创伤所致的四肢畸形、颅颌面畸形及烧伤畸形，均能得到整复和改善。

2015年8月19日21时18分，张涤生在上海逝世，享年100岁。

张涤生的养生之道

张涤生身体基础并不好，但他为何能活到100岁呢？用他自己的话说："保健之道，贵在养生"。他的养生有以下几个方面。

一是坚持用脑。他说："如果不动脑，大脑很快就会生锈。"他的很多创新，对手术方法的革新，都是刻苦学习、反复思考、深入钻研、不断实践的结果。90岁后还能指导手术、带研究生，还能写题为《真中求美 美不离真》的科普文章，是与他经常用脑、保持高度的思维能力分不开的。

二是生活充满热情和情趣。他每天除了看报，还要做剪报，持续了几十年。一些报纸中的小新闻，因被张教授相中而大放异彩。有一次，他在外地的一份小报上发现了湖北的一段新闻：一个女孩先天性心脏裸露在皮下，没有胸廓保护，9年来都在家人的严密监护下，无法过正常人的生活。张教授马上设法和孩子的家属取得联系，为孩子施行了再造胸廓手术，并取得成功。他爱好摄影，喜欢在甲鱼壳上画脸谱，从中获得乐趣和艺术灵感。他认为"生活和艺术是整形外科的灵感源泉，艺术是整形外科的基础"，所以要求学生必须学习掌握艺术方面的知识，他自己首先做了榜样。

三是生活有规律。他说："人体有生物钟，要掌握好。如果搞乱了再恢复就难了。"他自己保持每天早上6时起床，晚上10时睡觉的习惯。在饮食上，他说："清淡为好，几碟蔬菜，少放点盐、油，就足够下饭；荤菜当然不是不能吃，动几筷子，尝尝滋味还是可以的。"

四是适当运动。他自己设计了一套保健操，每天上午出门前，都要做一次，每次20多分钟。有一节是保持半蹲姿势，用手拍打腿部肌肉，连续200下，以增强腿部肌力。他90岁走路不用拐杖，也不驼背,与经常运动有关。

五是要正确对待疾病。他曾患过肺癌,但他说:"当初听到自己患了肺癌,就抱着既来之则安之的态度,不害怕,也不着急。手术后恢复得很好"。晚年他患有冠心病、颈椎病、高血压等,既采取措施治疗控制,又不恐惧退缩,而是泰然处之,照常工作,81岁高龄时还创新性地完成第一例胸骨缺损移植修复手术,90多岁还查房、会诊。他说:"每次看到通过整形手术,能让病人受益,原本想自杀的病人能够避免不幸,恢复健康,重新回到生活和工作中,我就心满意足了! 只要病人快乐,我就特别高兴"。

105. 一生未婚的"万婴之母"

林巧稚是我国妇产科学的主要开拓者、奠基人之一。她是北京协和医院第一位中国籍妇产科主任及首届中国科学院唯一的女学部委员（院士），虽然一生没有结婚，却亲自接生了5万多名婴儿，被尊称为"万婴之母""生命天使"。

1901年12月23日，林巧稚出生于在福建省思明县鼓浪屿。1919年毕业于厦门女子师范学院并留校任教。1921年，考入北京协和医科大学，1929年毕业，并获医学博士学位，被聘为北京协和医院妇产科医生，为该院第一位毕业留院的中国女医生。

对妇产科学的杰出献

林巧稚一生亲自接生了5万多名婴儿。她率先对妇产科学许多方面进行了研究，如在胎儿宫内呼吸，女性盆腔疾病、妇科肿瘤，新生儿溶血症等方面做出了贡献。著有《乙酰胆碱在正常分娩机制中的作用》《24例良性葡萄胎及恶性葡萄胎转移的研究》等，主编《妇科肿瘤》《农村妇幼卫生常识问答》《家庭育儿百科大全》等。这些都是我国以往妇产科医学史所未涉及的领域。

林巧稚不仅医术高明，她的医德、医风及奉献精神更是有口皆碑。她心中时刻关注妇女、儿童的安危。

林巧稚毕业时获得了北京协和医院最高荣誉"文海"奖学金，她是获得此奖的第一位女学生。之后，林巧稚顺理成章地收到了北京协和医院的聘书。

林巧稚工作不久，有一位病人被送到了医院。因为是假日，当时没有人值班。林巧稚发现这位妇女因为突然大出血，生命已到了岌岌可危的地步，若不及时手术，她有生命的危险，可当时的林巧稚还是住院助理医生，并没有手术的权力。林巧稚犯了难：即使采取手术，患者存活的概率也很小，稍有不慎她作为医生的职业就会被迫就此终止。

一边是患者的命，一边是自己的前程。林巧稚把"人命关天"看得更重，她决定不顾医院规定和自己前程，立即为病人进行手术。她将优异的学习成绩和积累的经验转化成了优秀的实践，成功挽救了女病人的生命。

因为各方面表现出众，林巧稚半年后被提前破格聘为总住院医生(一般需要5年)。

危难中，林巧稚总是先考虑病人的利益，总是切身地为病人考虑：如何让病人省钱、如何节省病人的时间，如何替病人分忧。

为了让患者心情得到缓解，林巧稚总是以微笑对病人。因此，被患者称为"微笑天使"，有的还说："看到林主任，病就去了一大半。"

林巧稚曾带领医务人员深入城乡，考察妇女和儿童的疾病，全面深入研究妇产科各种疑难病，确认了癌瘤为戕害妇女健康的主要疾病，坚持数十年如一日地跟踪追查、积累了丰厚的资料，供后人借鉴。

带病坚持工作，临终牵挂救人

1978年12月，林巧稚和楚图南率中国人民友好代表团赴西欧四国访问，在英国因患缺血性脑血管病返回中国。

在首都医院，经检查，她被确诊为高血压动脉硬化、脑血栓、心脏病。患病期间，她开始在轮椅上、病床上写关于妇科肿瘤的书籍，直至4年后，50万字的专著《妇科肿瘤学》完成。

1980年12月2日，林巧稚病情加重被送进医院。虽遭亲友劝

阻,但她仍坚持工作。此时,她早已不是住院医师,但她要求值班医生和护士,只要病人出现问题,即使是半夜也要马上通知她,甚至在去世前一天还接生了6个婴儿。

1983年春,林巧稚病情恶化,陷入昏迷,她总是断断续续地喊:"快!快!拿产钳来!产钳……"这时护士就随手抓一个东西塞在她手里安抚她。同年4月22日,林巧稚在北京协和医院逝世。遗嘱中,她将个人毕生积蓄3万元人民币捐给医院托儿所,骨灰撒在故乡鼓浪屿的大海中。

作家冰心在《悼念林巧稚大夫》一文中说:"她是一团火焰、一块磁石。她的为人民服务的一生,是极其丰满充实地度过的。她从来不想到自己,她把自己所有的技术和感情,都贡献倾注给了她周围一切的人。关于她的医术、医德,她的嘉言懿行,受过她的医治、她的爱护、她的培养的人都会写出一篇很全面很动人的文章。她不平凡的形象永远在我的心中闪光!"

名人医话

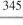

106. 向麻风宣战的马海德

马海德是位外国医生,他致力于性病和麻风的防治和研究,并取得了世界性成果。邓小平称他为"奋战在革命一线的医学专家、杰出的国际主义者"。国家卫生部曾授予他"新中国卫生事业的先驱"荣誉称号。2009 年,他被评为 100 位中华人民共和国成立以来感动中国人物之一。

马海德祖籍黎巴嫩,1910 年 9 月 26 日出生于美国纽约州布法罗市。1927 年,进美国北卡罗来纳大学读医学预科。1929 年,到黎巴嫩贝鲁特美国大学继续学医。1931—1933 年,到瑞士日内瓦大学攻读临床诊断,毕业时获医学博士学位。

由考察到投身中国革命和医疗事业

1933 年,马海德为了考察当时在东方流行的热带病,来到中国上海。原本计划在中国只停留 1 年,但当看到帝国主义对中国的侵略和民国政府的腐败给中国人民带来的深重灾难后,决定继续留下来。

1949 年,中华人民共和国成立,马海德立即申请加入中国籍,1950 年成为中华人民共和国第一个外国血统的中国公民。

1953 年,马海德协助组建中央皮肤性病研究所,主要从事对性病和麻风的防治和研究工作。他带领医疗团队在边远牧区对牧民进行检查和复查,他亲自示范,让医务人员在自己身上抽血。经过大量的诊治和预防工作,取得了大范围内基本消灭性病的成就。

1981 年,经过周密的调查和论证,他提出"中国要在 2000 年基本消灭麻风"的奋斗目标。为实现这一目标,他积极开展中外医学界的合作与交流,1985 年在广州召开了中国第一届国际麻风学术交流会。

马海德根据中国的国情,将麻风传统的住院隔离治疗办法改变为社会防治,并于 1980 年把国外治疗麻风的新技术——强杀菌联合药疗引进了中国。到 1986 年年底,这种疗法得到了推广,大大加速了消灭麻风的进程,麻风患者由 1949 年的 50 多万例,下降至 7 万多例。

马海德晚年患癌症,5 年中开了 8 次刀。每次开刀后只要稍微好一些,他总是又起来工作。

1988 年 10 月 3 日,马海德在北京病逝,终年 78 岁。根据他的遗愿,他的骨灰一部分安置在北京的革命公墓,一部分撒在中国的延河里,还有一部分由他的国外亲属带回美国家乡。

对中国卫生事业的贡献

马海德积极推动中外医学界的交流与合作,一方面对外宣传中国在消灭性病、麻风方面的经验和成就,提高国际影响力;另一方面,从 20 世纪 80 年代开始,引进国外治疗麻风的新技术并广泛争取国际支援,曾抱病出访十几个国家,为中国争取了价值上千万美元的药品、医疗器械和交通工具等援助。

从 1938 年开始,马海德接待了许多外国医疗队和外国友人,他先后接待了白求恩、柯棣华、巴苏华、汉斯·米勒等外国医生,并协助他们去各抗日根据地开展医疗救护工作。

马海德获得了多项国际性奖励,如 1982 年获美国达米恩-杜顿麻风奖;1985 年获美国加利福尼亚州参议院颁发的国际公共卫生及麻风防治成就证书;1986 年获黎巴嫩国家勋章和美国艾伯特-腊斯克医学奖。1988 年获印度甘地国际麻风奖等。

激动人心的故事

马海德原名海德姆，他经常给群众看病，在与回民的接触中，他发现回民姓马的人很多，为了同回族兄弟交知心朋友，决定自己也姓马，改名叫马海德。

在延安时，苏菲是鲁迅艺术学院学员。她因患重感冒找校医马海德诊治。马海德开了药后，在一个信纸上写：希望你赶快恢复健康。在一次舞会上，马海德邀请苏菲跳舞。她拒绝说不会，他坚持要教她。不久，苏菲同窑洞的一位女同事临产了，苏菲去请马大夫。马海德虽不是妇产科专家，但还是使孩子顺利降生了。苏菲请马大夫回去休息，他却说："天气那么好，我们出去散散步吧！"由此产生了跨国恋情。

马海德每到周末，只骑一匹马，亲自到鲁迅艺术学院门口去接苏菲。鲁迅艺术学院不少男生眼睁睁地看着这个外国人摘走了自己的校花，就大喝一声："谁接走苏菲，留下买路钱！"冲上来，拦住马，翻出他口袋里的香烟和零钱，马海德并不在意，终于和苏菲举办了婚礼，毛泽东等领导人亲自到贺。这桩跨国婚姻十分幸福美满。马海德逝世后，苏菲继承他的意志，担任了中国麻风病协会副理事长，多次出国参加国际学术交流活动。

为纪念马海德，在卫生部支持下，由马海德基金会设立了马海德奖，旨在表彰和奖励中国麻风防治、研究和管理的优秀工作者。

107. 医务人员的光辉楷模白求恩

　　白求恩1939年为救治伤员牺牲,至今已经80多年了。他的光辉事迹和精神依然活在人们的心中。近来,不少医院、医学院校,举行秉烛宣誓,决心成为白求恩精神的继承者。

　　1890年3月3日,亨利·诺尔曼·白求恩出生在加拿大安大略省北部的格雷文赫斯特小城一个牧师家庭。他从小喜探险爱学习。8岁时曾带弟弟去爬山,还曾捉麻雀,捉蟑螂、苍蝇,进行解剖,要学祖父当外科医生。

享有盛名的外科医生

　　中学毕业后,白求恩考入多伦多大学医学院,1916年毕业获学士学位。1922年,被录取为英国皇家外科医学会会员。1923年,通过了严格考试,成为英国皇家外科医学院的临床研究生。

　　1928年初,白求恩回到加拿大蒙特利尔,成为皇家维多利亚医院加拿大胸外科开拓者爱德华·阿奇博尔德医生的第一助手,其间他发明和改进了12种医疗手术器械,还发表了14篇有影响的学术论文。

　　1933年被聘为加拿大联邦和地方政府卫生部门的顾问。1935年被选为美国胸外科学会会员、理事。他在胸外科方面的医术在加拿大、英国和美国医学界享有盛名。

　　1939年,白求恩在给一位外科传染病伤员做手术时受感染,转

为败血症,医治无效,11 月 12 日凌晨在河北省唐县黄石口村逝世,终年 49 岁。

白求恩的动人事迹

"输血"在当时还是一项新技术,在中国只有大城市几家医院才能开展,但这对抢救伤员十分重要人。白求恩就向医护人员详细讲述了采血、血型鉴定、配血试验等基本知识,然后实际应用。为救治一名胸部外伤的战士,他亲自进行输血,成功完成了中国军队野战外科史上第一次战地输血。第二个伤员推来了,白求恩主动躺在了他的身旁,不容置否地说:"我是 O 型血,抽我的。"白求恩因此被群众称赞为"群众血库"。

白求恩为野战手术专门设计了一种桥形木架,搭在马背上,一头装药品,一头装器械,被称为"卢沟桥"。他向医护人员讲授"野战外科示范课",并指导把"卢沟桥"打开练习手术。他说:"当一名好医生要苦练技术,时刻准备上前线,要抢时间,一到达就能立即做手术。"

1939 年 7 月,连续十几天的特大暴雨使唐河水位猛增,洪水威胁着卫生学校的安全,上级决定学校转移。白求恩知道后立刻参加了突击队。没有渡船,大家用大筐萝绑在梯子上当运载工具。白求恩和突击队的小伙子们跳进水中,十人一排,手挽手,一趟一趟来回运送着物资,实现了安全转移。

白求恩对工作极端认真。有次在病房里,看到一位护士给伤员换药,发现药瓶里装的药与药瓶上标签名称不一致。白求恩严肃地批评了那位护士,告诉她,做事这样马虎,会出人命的。白求恩用小刀把瓶子上的标签刮掉,并说:"我们要对同志负责,以后不允许再出现这种情况。"护士挨了批评,难过地流泪。白求恩控制着自己的情绪说:"请你原谅我脾气不好,可是,做医疗护理工作,不认真、不严格要求不行啊!"事后,白求恩向政委提出,要加强教育,提高工作人员的责任心,严防医疗事故发生。

白求恩不但救治病人,而且勇于和善于同自己的疾病斗争。

1924 年他身患肺结核，仍然顽强拼搏，发明了"人工气胸疗法"，并在自己的身上实验大获成功。其独创的胸外科医术在医学界享有盛名。

白求恩对医术精益求精，不断创新。1931 年夏，美国费城有家公司，专门负责制造和销售白求恩发明的医疗手术器械，并以"白求恩器械"命名。这类器械共有 22 种之多，在当时处于极为领先的地位。来中国后，他根据战场救治需要，又有多项发明创造，在救治伤员中发挥了重要作用。

为了纪念白求恩，我国建立了白求恩国际和平医院（河北省石家庄市）和白求恩医科大学（吉林省长春市）。加拿大约克大学也命名了白求恩医学院。在石家庄市华北军区烈士陵园内，建有"白求恩大夫之墓"和白求恩雕像。加拿大政府在白求恩故居，建立了"白求恩纪念馆"，并列入加拿大国家文化遗产。安大略省白求恩家乡斯卡区的中学也以白求恩命名。

白求恩精神将与世长存，不断发扬光大。

108. 为中国献身的印度医生

柯棣华是印度的一位著名医生,原名德瓦纳特·桑塔拉姆·柯棣尼斯,1910年10月10日出生于印度马哈拉施特拉邦的绍拉浦尔市。中学毕业后考入孟买著名的 G. S. 医学院,因为参加反对英国殖民者的斗争,被迫辍学;又以顽强不屈的精神重新考学,终于于1936年毕业于印度著名的医学院——格兰特医学院,并考取英国皇家医学院。

以白求恩为榜样

柯棣华曾对白求恩卫生学校的学员们说:"这里是白求恩工作过的地方,你们的学校也以白求恩光荣的名字命名。我一定要像他一样,献身反法西斯斗争的伟大事业,决不玷污白求恩的名字!"

他工作上极端负责,对同志对人民极端热忱。他不仅从事医疗工作,还从事教学训练,编写讲义,担负着行政和政治工作。在敌人向根据地残酷"扫荡"的情况下,他和同志们经常沿着山谷峻岭,一边作战,一边转移,一边护理伤病员。他以惊人的毅力和革命乐观主义精神,克服了一切艰险。

他同群众血肉相连。在敌人一次扫荡中,他路过一个被摧残的村庄,听到断续的呻吟声,就顺声查找,在一间残破的房子里,见到一个由于难产而生命垂危的妇女。他连忙找来游击队和担架,把产妇送到一个临时救护所,连夜为她做手术,挽救了母子的生命。伤

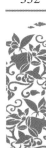

病员和群众都敬爱他,称他为"老柯""贴心大夫"。

为适应工作需要,柯棣华利用一切时间、机会学习中文,碰到什么问什么,在手术间就问医疗器械名称,1年就学会了日常汉语;2年就能用简单的中文在会上讲话;3年就能用汉语同伤员和当地人民随意交谈;4年已可阅读报纸及看一般的中文,并撰写了"外科各论"的讲义。

患癫痫英年早逝

在极其艰苦、紧张的战争条件下,柯棣华大夫不放过可以利用的每一刻钟,勤奋学习,追求真理。1942年12月9日凌晨,柯棣华癫痫病急性发作,医护人员虽全力抢救,也未能挽救他的生命。柯棣华在河北唐县逝世,年仅32岁。

他像一颗明亮的星,殒落在中国大地上。毛泽东对柯棣华的逝世寄托无限哀思,在延安各界举行的追悼会上,毛泽东送了亲笔挽词:"印度友人柯棣华大夫远道来华,援助抗日,在延安华北工作五年之久,医治伤员,积劳病逝,全军失一臂助,民族失一友人。柯棣华大夫的国际主义精神,是我们永远不应该忘记的。"朱德为柯棣华的陵墓题词:"生长在恒河之滨,斗争在晋察冀,国际主义医士之光,辉耀着中印两大民族。"

1949年将他和白求恩大夫安葬在石家庄华北烈士陵园,陵园中的两座雕像是他和白求恩大夫。

名人医话

109. 新四军中的奥地利医生

罗生特原名雅各布·罗森菲尔德,1903 年 1 月出生,是犹太裔奥地利人,毕业于维也纳大学医学院并获医学博士学位。

1938 年,希特勒统治的德国侵占了奥地利。德国法西斯实行民族清洗政策,在奥地利大肆迫害犹太人。罗生特和母亲被关进了纳粹集中营,他被打断了两根肋骨,但始终坚贞不屈。罗生特拖着病残的身体,只好带着小弟弟约瑟夫,悲伤地离开奥地利,1939 年夏来到了中国上海。

要求参加新四军

在上海,罗生特开了一家诊所,他的医术备受称赞。在此期间,他认识了德国记者汉斯·希伯,参加了外国人学习小组。

1941 年 3 月中旬,罗生特来到了当时新四军驻地盐城,成为第一个加入新四军的国际人士。沈其震把雅各布·罗森菲尔德的名字改为罗生特。1942 年,他经钱俊瑞和陈毅介绍加入了中国共产党。

罗生特被安排在新四军总部医院工作并被任命为卫生部顾问。在他的建议下,新四军开办了卫生学校。罗生特充分发挥自己的专长,编写教材,亲自授课,并把随身携带的大批医疗器械捐献出来,供学员们使用。由于遭到敌人的封锁,医疗器械和药品奇缺,为了解决实际困难,他和学员们利用一切可以利用的材料,做一些器具。

他在讲解固定伤肢技术时，强调夹板不一定要用木板，可以把树枝、枪把甚至高粱杆加工后当夹板。没有金属镊子，他指导学员用竹子制成镊子。他的这些因陋就简的办法，在治疗过程中很实用。罗生特还为卫生学校制定了一套严格的培训制度，为新四军培养了一批医疗人员，使新四军的医疗卫生工作不断加强。罗生特高超的医术、勤恳的工作、和蔼的态度，赢得了新四军将士们的崇敬，被誉为"大鼻子神医"。

为罗荣桓治病

1943年1月，罗荣桓同志出现了严重的尿血，但一直查不出病因。陈毅建议请罗生特为罗荣桓治病。罗生特渡过洪泽湖，为罗荣桓进行细致的检查，并进行精心治疗，罗荣桓的病情稳定下来。

1943年8月，罗荣桓病情再度加重。陈毅和刘少奇商量，请罗生特暂时放弃去延安的计划，立即赶往山东。他不辞辛劳，细心为罗荣桓检查，日夜观察病情变化，在有限条件下，精心治疗，控制了病情。

1946年夏，罗荣桓要去苏联治病。罗生特本想陪同前往，但未能成行，于是他便要求到战斗部队工作，被任命为东北民主联军第一纵队卫生部长。他以忘我的精神投入到工作中，往返于各部队之间检查卫生工作、培训医护人员、看病问诊、实施手术等。

性格开朗，多才多艺

罗生特性情开朗、活泼，喜欢唱歌。他唱的歌，既有《延安颂》等中国歌曲，也有西洋歌曲。他还是一位诗人、音乐家和政论家。他撰写了一部专著《奥地利——中国》，他还在报刊上发表了《仇恨的积郁》《论第二战场》等政论文章和《反法西斯进行曲》《我们是中国的青年》等诗词歌曲。

罗生特在中国时间长了，有人想给他介绍对象，他婉言谢绝，说："我是外国人，将来打败法西斯，要回祖国。如果我同谁结了婚，带回国,语言不通,生活习惯也不一样;如果不带,这就对不住这位女同志了。"

归心似箭,遗憾终生

1949 年,中华人民共和国成立后,罗生特决定返回阔别 10 年的祖国,罗荣桓曾尽力挽留他,但此时他已归心似箭。

11 月底,罗生特回到奥地利,与妹妹重逢,并得知母亲已惨死于纳粹集中营,哥哥因病正在动手术。1951 年 8 月,罗生特前往以色列看望定居在那里的弟弟。

罗生特此时患有高血压和心脏病。家乡的境况使他回想起在中国的战斗和胜利的时光,他曾经提出回中国的申请,但由于种种原因未得到及时答复。1952 年 4 月因心肌梗死在以色列特拉维夫去世,年仅49 岁。他带着眷恋中国的遗愿离开了人世,令人惋惜不已。

罗生特来中国 10 年,有 9 年在新四军和八路军工作。在他曾经战斗过的山东省莒南县和哈尔滨犹太新会堂前,树立有他的汉白玉全身塑像,在莒南县和奥地利各有一所以他名字命名的医院,还有一部电影《罗生特》,人们将永久怀念他。

110. 我国消化病学的奠基人张孝骞

张孝骞教授被称为"协和泰斗、湘雅轩辕"。他是我国现代医学的先驱，著名的医学教育家，消化病学的奠基人，他的刻苦钻研、锐意创新、严谨认真、高尚医德都堪称楷模。

成绩优异，崭露头角

张孝骞，字慎斋，1897 年 12 月出生在湖南省长沙市的一个教师家庭。1914 年 12 月，他以考试第一名的成绩被湘雅医学院录取。1921 年毕业时，取得学业成绩和毕业论文两个第一名，获得金牌及美国康涅狄格州政府授予的医学博士学位。毕业后留校工作，选择了范围最广的内科专业。

1924 年 1 月，到北京协和医学院（今协和医科大学）深造。1 年后，正式留协和工作，任住院医师、总住院医师。

1926 年 9 月，张孝骞被选送到美国约翰斯·霍普金斯大学，跟随导师哈罗普襄教授做血容量测定的研究。他的学术论文在美国临床研究学会年会上被宣读以后，受到了医学界的重视，开始在医学界崭露头角。

1927 年 7 月，张孝骞回国后，进一步研究甲状腺功能亢进症和甲状腺功能减退症病人的血容量变化及肾脏病病人的血容量变化，并在美国《临床研究》上发表论文。

1930 年，张孝骞在北京协和医学院组建消化专业组。在从事临

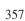

床工作的同时,还进行胃液分泌的研究,1933 年于美国的《临床研究》上发表论文《发热和传染病时胃液的分泌》。

1933 年 12 月,张孝骞再次去美国,与斯坦福大学著名消化系专家布仑菲尔德教授共同进行胃分泌研究。1934 年 7 月回北京协和医院后,担任内科消化专业组的领导。

1987 年 8 月 8 日,张孝骞病逝于北京协和医院,终年 90 岁。

消化专业,贡献卓越

在 19 世纪 20 年代末,张孝骞首次证明血浆蛋白低时,血容量也下降,即低蛋白血症不是血液稀释、血容量增加,反而是由于血液胶体渗透压降低,血容量减少,这纠正了过去错误的认识,是他首次发现。

他第一个在临床上使用组胺法化验胃液分泌,并提出发热对胃分泌功能有抑制作用的新论点,从病理生理上阐述了发热病人不愿进食的机制之一。这些论文,有的至今仍被国际上引用。

他对阿米巴痢疾、溃疡性结肠炎、结核性腹膜炎、消化性溃疡等做了大量研究。其中以胃、十二指肠溃疡的系统观察和腹腔淋巴结核的诊断尤为突出。他还研究了胃溃疡与胃癌的关系,发现良性胃溃疡恶变者属少数,在 5% 以下。

20 世纪 50 年代中,张孝骞进行胃运动功能的研究。这是当时国际上很少有人涉足研究的领域。

精心诊治,纠正误诊

张孝骞在 65 年的临床工作中,积累了丰富的经验,显示出极高超的技术,拯救了无数的重危病人。他特别善于正确诊断疑难病人,纠正误诊,使很多病人"起死回生"。

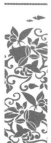

他重视书本知识,经常阅读国内外医学书刊,跟踪医学的发展前沿,同时更强调临床实践。他告诫学生,临床的基点要放在观察每一个具体的病人上。书本只是间接经验,其中不少仍需实践检验,对具体情况做具体分析是临床工作的重要原则。

他的座右铭是"戒、慎、恐、惧"。他一再教导学生:要谦虚谨慎,实事求是,不主观,也不气馁,随时发现错误,承认错误,修正错误,变错误为正确,变认识的片面为接近全面。

"每一个病例都是一个研究课题",这是张孝骞的一句名言。他严细成风,善于用科学的态度对待每一个病例,精琢细磨,反复推敲,博览群书,精深钻研,然后才提出诊断意见。

张孝骞把临床医生的正确思想方法和工作作风概括为"勤于实践,反复验证"。他认为,设备、仪器的增多,只是为医生增加了对病人观察的手段;现代化的设备,只有与医生对病人的直接观察相结合,才能发挥作用。

他说:作为医务工作者,都应以己饥己忧的胸怀,和蔼可亲、热情周到的态度,对待每一个病员。他认为:"在病人面前,我永远是一个小学生"。医生要以"如临深渊,如履薄冰"的心情,小心翼翼地诊断,避免误诊和差错。万一发生疏漏失误,应及时纠正,共图善后,不容有任何门户之见,无谓之争,更不能加以掩盖。

他的言论和实际行动,都生动地证明了什么才是"大医精诚"。

111. 我国外科学的先驱裘法祖

　　裘法祖是我国现代普通外科的主要开拓者、肝胆外科和器官移植外科的奠基人之一,中国科学院资深院士。其手术以精准见长,被医学界称为"裘氏刀法"。他还为我国培养了一批医术精湛的外科专家。

留学德国的外科名医

　　1914 年 12 月 6 日,裘法祖出生在浙江杭州一个"书香世家",1932 年,考入同济大学医学预科。1936 年结业后,赴德国慕尼黑大学医学院求学。1939 年以一等最优秀成绩获德国医学博士学位,先后在慕尼黑大学附属医院、慕尼黑市立医院、都尔茨市立医院任住院医师、主治医师、副主任医师。

　　1947 年初回国,任上海同济大学医学院教授、外科主任。1948 年,创办国内第一本医学科普刊物《大众医学》,并任主编。

　　1954 年,任武汉同济医科大学教授及附属同济医院外科主任。

　　1960 年,在首创胃底环扎术和胃底横断的基础上,于 1972 年又创造了独具风格的贲门周围血管离断术,成为治疗晚期血吸虫病肝硬化致门静脉高压、食管静脉曲张大出血的一种崭新的断流型手术,在国内广为应用。新术式改进不下 20 余种。他的手术操作和手术风格,对国内普通外科产生巨大影响,被公认为中国外科界的一把宝刀。他操作稳、准、快、细,在不少疑难复杂及再次手术中独具

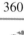

"绝招"。其手术之精准,被誉为"要划破两张纸,下面的第三张一定完好"。

1980年,创办中国第一本器官移植杂志《中华器官移植杂志》,任主编。

1985年,获得联邦德国政府授予的大十字勋章的殊荣。同年日本金泽医科大学授予他名誉顾问。

1978年,裘法祖被评为全国科技先进工作者,参加了全国首届科技大会。

2008年6月14,裘法祖逝世,享年94岁。

医学科研成就

裘法祖不但擅长腹部及基本外科,而且对脑外科、泌尿外科、矫形外科等同样造诣精深,对外科各专业的创建和发展做出了贡献。他主持创建了中国最早的器官移植机构——同济医科大学器官移植研究所,同时还开创了晚期血吸虫病的外科治疗。

裘法祖重视科学研究,由他提出并亲自主持或指导的大型外科科研专题就有胆总管十二指肠吻合术、肝门解剖与肝切除术、肝移植等。他开创了很多被称作"裘派"新的手术方法。突出的有:局部麻醉下甲状腺大部切除术、胃大部切除术、门静脉高压症的外科治疗等。致力于胆道流体力学与胆结石成因的研究,他主持的自体外牛胆汁中研制培育出"体外培育牛黄",被批准为国家一类新药并投入生产。

20世纪世纪50年代,他开创了中国晚期血吸虫病外科治疗,为上百万患者开辟生命之路;20世纪70年代,他主持门静脉高压外科治疗,手术时间缩短3小时,治愈率提高到80%以上,这一成果获首届全国科学大会奖;20世纪80年代,他率先开展器官移植研究,主持的肝移植至今保持"手术例数最多"和"存活时间最长"两项全国纪录。他改进的胃大部切除手术,胃肠吻合前先缝扎胃黏膜下层血管,使手术后吻合口出血大为减少;改变国外切除胃体积75%以上的老规则,切除部分仅稍稍超过50%,术后病人不会发生小胃症状,

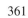

溃疡又不会复发,远期效果令人满意。

学生超过老师才是真正成功

裘法祖对医学教育也贡献良多。他担任全国高等医学院校医学专业教材编审委员会主任委员 22 年,主持编写了以五年制医学教材为主体的 50 多种医学教材。他总结出了一套因材施教、量才委任的独特严谨的教学方法。受教于他的学子中,有一大批已成为中国医学外科界的骨干。

2004 年,同济医科大学为他祝贺 90 岁寿辰时,他说:"我的学生有的当上了院士,有的比我还早当上了院士,我很自豪。只有学生超过了老师,才是老师真正的成功。"

他对学生要求严格,提出"三基"原则,即必须掌握基本原理、基础知识、基本技能。对研究生要求"三会":会看病开刀,会讲述经验,会撰写论文、著作。对学生的论文他反复修改,一个字一个连标点符号也不漏过,有时改过三四遍,直到满意为止。他生怕学生学得不扎实,有时手把手教,把自己的绝招、正反两面经验教给学生,放手让学生做手术,但他"放手不放眼",站在一旁悉心指导,点出关键所在。他要求学生必须大胆创新,要超越自己,说:"只有创新、超越,这个学科才能不断发展。"

裘法祖将他个人多年来获得的各种奖金全部捐赠了,设立了"裘法祖普通外科医学青年基金",主要用于奖励在普通外科领域做出突出成绩的 45 岁以下(含 45 岁)青年外科医师。该基金于 2005 年设立后,每年评选、奖励 1～2 名中国杰出的外科年轻人才。

对病人极端负责

裘法祖一直强调医生要"全心全意为病人服务",他说:"病人和医生之间,要以心换心,将心比心。我们外科医生责任重大,一旦开始手术,病人就处于麻醉状态,这时病人就把生命完全交给你了。医生受病人生命之托,手术关乎病人的生命安危,岂能有一丝一毫

的马虎大意？所以，要特别认真细致，高度负责"。

凡是他参与和指导施行手术的病人，他随时会询问病情，如小便多少、胆汁多少，他都要知道。重症病人他不论白天、黑夜必定会亲自观察，甚至为了观察休克、少尿病人的小便，他会蹲在地上一滴一滴地数导尿管排出的尿。

他认为，外科大夫必须熟悉解剖，对每一个部位的血管、神经都要了如指掌。手术中要注意保护周围组织，把损害降到最低。由于他对病人绝对负责，所以才炼就了高超的技术，就是他常说的："只有良好的医德、医风，才能发挥精湛医术的作用。"

他说："当好一个医生，要想病人之所想，急病人之所急，痛病人之所痛。做医生并不难，但做好医生很难，一辈子做好医生更难。"他对学生说："我不要求你们做最聪明的医生，只要求你们做最老实的医生，最老实才是最聪明，就是对病人老老实实，对自己老老实实，这样才能具有回春妙手和仁爱真心。"

正由于对病人真诚爱护，裘法祖才做出了卓越的成就，他对学生的要求，正是他终身力行的为医之道。

112. 马寅初的长寿之道

马寅初是我国著名的经济学家、教育学家和人口学家。特别是他在 20 世纪 50 年代初期发表的《新人口论》,引起了一场激烈的论战,他也为此被批判和免职。就在这样的处境下,他竟然活到百岁,他讲的长寿之道确实给人以有益启示。

马寅初字元善,1882 年 6 月 24 日生于浙江嵊县浦口镇。1901 年,考入天津北洋大学,选学矿冶专业。1906 年,赴美国留学。1910 年,获耶鲁大学经济学硕士学位。1914 年,获哥伦比亚大学经济学博士学位。

1982 年 5 月 10 日,马寅初逝世,享年 101 岁。

马寅初为何能寿越百岁?

一是他心境开阔,善于排除忧愁烦恼。他坚持自己的观点,性格倔强,但遇到挫折时能从容面对。

二是经常用脑,勤于思考。他在多家高校任教。虽然工作繁忙,仍坚持经济学研究,发表文章,不断提出新的创见。直到 90 多岁,还对经济发展提出建议。人脑经常运作,细胞的老化过程就得到延缓。疏于动脑,衰老越快。

三是坚持运动,喜欢爬山。青壮年时,他每到达一地,首先打听附近的地理山势,以便早晨爬山选择登山路线。他在四川时常常爬山,后来到了北京仍坚持爬山,无论寒暑,从不间断。1956 年,他的一条腿不幸瘫痪,他每天拄着拐杖,拖着瘫痪的腿坚持行走五六千步。后来病情严重,拄拐也无法迈步时,他就每天围着茶几转上几

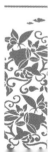

百圈,坚持锻炼了 7 年。1972 年,两条腿都瘫痪后,他仍以惊人的毅力躺在床上或坐在轮椅上进行上肢的锻炼。

四是坚持冷水浴。他坚持冷水浴达 70 年。由于长年坚持冷水浴,以至他在 76 岁时,到北京协和医院做全面检查,除了体重超重外,内脏各个器官的功能都很正常,和 30 岁的壮年人差不多。

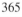

113. 曼德拉养生之道

曼德拉是一位著名的的政治家,他的经历富有传奇色彩。1993 年,曼德拉被授予诺贝尔和平奖。他曾被判处无期徒刑,坐牢长达 27 年,可谓受尽磨难,身体罹患多种慢性病,但他却获得了95 岁长寿,被称为奇迹。

投身反种族压迫的斗争

1944 年,曼德拉参加了主张非暴力斗争的南非非洲人国民大会,开始投身政治,他在 1952 年的非国大反抗运动和 1955 年的人民议会中起到了领导作用。与此同时,曼德拉和他的同事开设了曼德拉坦波律师事务所,为请不起辩护律师的黑人提供免费或者低价的法律咨询服务,并先后任非国大执委、德兰士瓦省主席、全国副主席。1952 年年底,他成功地组织并领导了"蔑视不公正法令运动",赢得了全体黑人的尊敬。为此,南非当局曾两次发出不准他参加公众集会的禁令。

1960 年 3 月 21 日,非国大领导示威游行,南非军警开枪射击,导致了 69 人死亡,曼德拉也因此被捕入狱,但他为自己进行辩护,并最终被无罪释放。

1961 年,他领导罢工运动,抗议白人种族主义统治,后转入地下武装斗争。曼德拉创建了军事组织"民族之矛",并任总司令。

长达 27 年的铁窗生涯

1962 年 8 月,曼德拉被南非逮捕入狱,自此,开始了他长达 27 年的"监狱生涯"。

1962 年 10 月 15 日,曼德拉被关押到比勒陀利亚地方监狱。在单独关押室中没有自然光线,没有任何书写物品,一切与外部隔绝。1964 年 6 月,南非政府以"企图以暴力推翻政府"罪判处正在服刑的曼德拉终生监禁,当年他被转移到罗本岛秘密监狱,狱室只有 4.5 平方米,在这里他受到了非人的待遇,被迫到采石场做苦工。1982 年,又被转移到波尔斯摩尔监狱。

1990 年 2 月 10 日,南非总统德克勒克宣布无条件释放曼德拉。1990 年 3 月,他被非国大全国执委任命为副主席、代行主席职务。1993 年获诺贝尔和平奖。

1994 年 4 月,非国大在南非首次不分种族的大选中获胜。5 月 9 日,在南非首次的多种族大选结果揭晓后,曼德拉成为南非历史上首位黑人总统。

1997 年 12 月,曼德拉辞去非国大主席一职,并表示不再参加 1999 年 6 月的总统竞选。

1999 年 3 月 12 日,被欧洲著名学府莱顿大学授予荣誉博士学位。5 月,曼德拉总统应邀访华,他是首位访华的南非国家元首。6 月正式去职。

2012 年 12 月以来,曼德拉由于肺部感染先后三次入院治疗,中间虽有好转,但随后日趋严重,2013 年 12 月 6 日,在约翰内斯堡住所去世,享年 95 岁。

长寿秘诀

曼德拉有什么长寿秘诀吗?不少名人和媒体记者向他提出这方面有关问题,他是如何回答的呢?

有人曾问曼德拉:"是什么力量使您充满活力?"他回答说是博

爱的精神加上强健的体魄。

曼德拉为了黑人解放奋斗一生,这是他坚定的理想信念。为反种族隔离,他放弃优裕的生活,冒着生命危险,英勇参加斗争。在牢狱中,他坚持学习和锻炼身体。出狱后,他顶住各方压力,与种族隔离政权谈判。信念的力量让曼德拉不畏艰难困苦,迎击惊涛骇浪,直到取得胜利。

前美国国务卿希拉里曾问过曼德拉:"如何在激流险壑的政治斗争中保持一颗博大宽容的心?"曼德拉回答:"当我走出囚室,迈向通往自由的监狱大门时,我已经清楚,自己若不能把悲痛与怨恨留在身后,那么,我其实仍在狱中。"

曼德拉对过去曾经迫害过他的人,采取的是大度宽容和善待。1994年在他的总统就职仪式上,专门邀请曾经看守他的三位前狱方人员出席典礼,把他们介绍给世界各国的政要,并向这三个人致敬。这三人当时对曼德拉并不友好,总是寻找各种理由虐待他,但他却如此优待和尊敬他们。这表明,他已经把悲痛与怨恨抛到了九霄云外,真正跨越了仇恨的心狱,让自己的心灵得到释放、提升。

以慈悲为怀,善待宽容,对于改善人际关系和身心健康都有好处,它可以有效防止事态扩大、矛盾加剧,避免产生严重后果。大量事实证实,不会宽容别人,亦会殃及自身。过于苛求别人或苛求自己的人,必定处于紧张的心理状态之中。曼德拉是将这些苦难当做养分吸收,转化为生命的正能量,得以延年益寿。

曼德拉还提到他有健康的体魄,就是靠两个字"活动",也就是坚持锻炼。他年轻时喜欢打拳、跳舞。在铁窗生涯中,他仍然设法锻炼身体。即使牢房小得可怜,他也要做俯卧撑、练拳击等。每天放风时,会练小跑。曼德拉在监狱,还找到了一种锻炼方法。他要求开辟一片菜地,狱方开始时拒绝,在他坚持申请下才获批准,他在菜地劳动,也是锻炼身体,同时也借此忘却痛苦和烦恼。他说有了这小片菜地,"找到自己的精神家园"。

曼德拉还提到:生活要有规律。他的生活习惯规律是在监狱形成的,出狱后也一直遵守,即每天凌晨4时30分起床,然后进行运动。在饮食方面,在监狱以清谈为主,出狱后他依然不爱吃油腻与

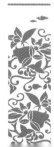

甜食，但喜欢喝茶和咖啡，在喝咖啡时要加蜂蜜。他爱吃麦片粥、水果和牛奶，同时也注重饮食的多样化和营养的均衡。

曼德拉还说："人的寿命取决于吃什么和做什么，取决于哪些事你能避免和哪些事你无法避免。"曼德拉认为要避免去做那些力所不能及的事："比如，尽管我年轻时喜欢拳击，但现在，我再也不练了。"这种做法符合"顺应自然"的要求。

114.河南现代医学的奠基人张静吾

张静吾是著名医学教育家,河南现代医学的奠基人之一,也是河南省神经学科的创建人。他虽历经坎坷,屡遭磨难,但爱国之心赤诚不渝,献身医学培育人才之志坚定执着,刚正不阿敢说敢为的品质从无改变。他幼年先后3处骨折,身体并不健壮,但胸襟开阔,善于应变,在养生方面也有独特见解,享年近百岁,被称为"世纪老人"。

笔者在河南医学院办公室和校报工作期间,多次访问张老,并曾几次向他约稿。现在回忆起来,他给我们留下的不仅是学术论文、著作,而更宝贵的是一笔精神财富,是坚定的意志和高尚的情操。

留学日德期间,立志献身医学

张静吾原名张凝,1900 年农历 7 月 27 日,生于巩县兴仁沟村。8 岁时曾跌入深沟,右前臂骨折,左腕脱臼。几个月后,左腿腓骨骨折,都是经中医整复痊愈。所以,他虽然以后学的是西医,但对中医是十分珍惜的。

他 11 岁时,先后在巩县和兰封县城读高小,1913 年冬考入位于开封市的河南留学欧美预备学校(河南大学前身)德文班。1918 年毕业后,于次年东渡日本,考取东京医专。1920 年归国,入上海同济医工专科学校学习。

1922 年,张静吾赴德国哥廷根大学学习临床课程。在此期间,张静吾刻苦学习,一心要为中国留学生争口气,证明不落后于德国学生。因此,除正常课程用心听讲、认真复习外,还到柏林等地医学院校听名医讲座,利用暑假到医院外科、妇产科、病理解剖等实习,因此学习成绩优异,各门成绩总评优等,名列前茅,1925 年毕业。1926 年,张静吾经学位考试和论文答辩,获德国医学博士学位。他的爱国热情和为祖国医学事业献身的志向更加坚定。

积极建议并多方努力创办河南医科

1926 年冬,张静吾回到祖国,曾在北伐军中做过短暂的医疗工作,因患伤寒回家疗养。

1927 年夏到开封,闻知中山大学(河南大学前身)只有文、理、农、法四科,他就以医师身份访问该校校长凌济东,"极陈创办医科之必要",凌校长称河南无医科毕业生难以开办。张静吾随后即设法联系医学人才到河南工作,特别引荐自己在德国留学的同学到河大任教。

1928 年 7 月,张静吾到北平德国医院工作。该院位于东交民巷内,诊疗的多是达官贵族、社会名流,医疗费用高昂(挂号费 5 块银元),每当有战事,医院即成为权贵的避难所。张静吾感到该院学术空气淡薄,没有工农大众就医,因此不愿在此久留。

1931 年,张静吾应聘到位于保定的河北大学医学院任内科教授。他采用声像教学法,以实际病例和实物在课堂上示教,学生实习时,他又亲自指导并随时讲解,因此深获学生好评。除了讲课和医疗工作外,他还熬夜编写了一部数十万字的内科学讲义。

1934 年夏,张静吾受聘到河南大学医学院任院长兼内科学教授。他继续增聘教师,选助教到上海等地进修,同时建立了医院门诊部。1936 年,他到南京访问中英庚子赔款委员会主管人,申请到15 万元,建筑了可容 100 余病人的病房楼一栋,使医学院初具规模。

名 人 医 话

屡遭挫折磨难，献身医学之志未改

1945 年 10 月，医学院迁返开封，当时校园原址一片疮痍，教室、学生宿舍等均被日军拆毁，教学医疗设备在嵩县被日军抢劫一空。张静吾带领师生开展重整校园活动，清理废墟，争取经费。英国科学家李约瑟曾来访，捐助 100 万美元。联合国救济总署河南分署捐助 3000 张病床的全套设备和 X 光机及部分药品。学院还从华西大学医学院购回一批教材、挂图、标本等，经过多方努力，1946 年春正式复课和开诊。

1947 年，张静吾被任为河南省卫生处处长。他辞去医学院院长职务，但仍兼任医学院教授，1948 年随校迁至苏州。

1949 年夏，医学院返回开封，1950 年，张静吾被任命为河大医学院附属医院院长。他专程赴上海，聘请了 10 多名医学专家前来进行医疗和教学工作，还购置了一批医疗教学设备。

1952 年，全国高校学制改革，经教育部批准，河南医学院独立建院，直属国家卫生部领导。张静吾被国务院任命为医学院副院长。1956 年河南医学院随省府迁至郑州，张静吾负责筹建新校舍。1958 年返郑编写《临床神经病学》医学院神经科第一部自编教材。同时还译有德文《神经科入门》以及有关肝炎治疗等资料近 100 篇。

1979—1981 年，他又译出 50 万字的德文版《神经病学教科书》。在进入 90 高龄后，还应邀多次向学生做"如何学好专业知识"和"怎样才能成为一名合格医生"的报告，向学校提出许多提高教学质量的建议。

1998 年 8 月 14 日，张静吾病逝，享年 98 岁。

看似平淡却蕴含深邃的养生经

笔者曾多次向张静吾教授请教养生之道。他笑了笑说："我并没有专门研究过什么养生之道，生活也很随意，就这样自然而然度过了 90 多个年头。"接着我们就信马由缰畅谈了起来，当时感到很家常,很平淡。但最近,笔者翻阅当时记录,竟然发现,张老的随意谈吐中就蕴含着他的养生之道,正如常言所说"大智若愚""平中出奇",看似无法而法隐在其中矣!

一是放。张老说,遇事要能拿得起,放得下。他历经磨难,在日本留学时,因参加声援国内五四运动遭打;抗日战争期间,为躲避日军与妻女、侄子等结伴逃难,途中遭遇日军妻子被杀,侄儿重伤,女儿被逼跳井又遭枪击而死。张静吾被俘后,冒死跳崖才逃出虎口。他痛哭之后,立即振作起来,设法救治侄儿,考虑安排医学院的学生转移。他当时想,只顾悲痛是不行的,必须保护更多人的生命,"留得青山在,不怕没柴烧"。他是性情中人,直到90多岁,提起亲人被杀时仍是老泪纵横,但能很快控制,而且能放得下。他说,不能让苦恼缠身,要自我解脱,自我安慰。同盟会有位老人说:"除死无大难,到乞不再穷。"这就是对待磨难应持的态度。要是该放下时放不下,该想开时想不开,焦虑、抑郁就会接踵而来,那还能不损害健康?

二是淡。张老特别强调淡泊、清淡、平淡。淡泊就是不把名利当作追求的目标,不要在这方面斤斤计较,而要把全副精力用在事业上,这样才活得有滋味,才避免钻在名利圈子里跳不出来,徒增忧虑烦恼。清淡,就是生活上要多吃青菜、豆腐、花生,家常便饭,少吃肥腻、刺激性食物。尽量不喝烈性酒,顶多礼仪性地抿一口,因为烈性酒伤胃、耗神、损脑,不利健康。他晚年每晚临睡前,喝一小盅红葡萄酒或红果酒,说这两样酒有一定软化血管和催眠作用,帮助消化,但不宜多喝,要因人而异。平淡就是把个人的荣辱得失都看得平淡一些,不要自视甚高,多想自己的缺点弱点,这样心情就平静,心理就平衡,不感到紧张了。

三是动。张静吾说,我不会气功,也不练太极拳,但我爱动,年轻时爱打网球,年纪大了就每天早起在校园里活动,舒展手臂,疏通筋骨,有时走得远点,到郑大校园看一看,与河医校园有何不同。晚饭后,常在操场转悠,见了老同事、老校友谈今论古,也是乐事。"生命在于运动",少年运动发育好,老年运动身体灵活,延缓衰老。他还爱动脑子,80多岁时还翻译出版了50多万字的德国《神经病学教科书》,还写了改进医学教育的长篇建议等,读书看报一直坚持到生

名人医话

命的最后时光。他常说："用进废退，也适用于头脑，脑子越用越灵，只是要掌握好度，劳逸结合。"

四是保。他特别强调要保护牙齿，说牙齿是食物进口第一关，人要吸收营养，经过牙齿咀嚼，才好消化吸收。中国有句老话："细嚼慢咽，消化一半。"他坚持早晚刷牙，饭后漱口。在北京早年饭馆有个规矩，饭后送漱口水。到了德国，外国人饭后没有漱口习惯，不设痰盂，没有地方吐，他就漱口后咽下去，一直坚持下去。平时还注意锻炼牙齿，吃一点坚果、焦馒头片之类，所以到了90多岁，牙齿一颗没掉。再一点是保证睡眠。年轻时晚上编写讲义，因此养成早上7:00—7:30起床，晚上11:00—12:00睡觉。午睡1～1.5小时，一直坚持这样的作息时间。这样晚上可以多看点书。生物钟调节好了，该睡时能睡得香，该起床时有精神。

五是乐。张静吾襟怀坦白，风趣幽默。他有时哼两句京剧唱腔，有时还欣赏巩县老乡常香玉的豫剧。在他遭受磨难时，有人说，这次张教授可能挺不住了。令人感到欣慰的是，他并没有倒下。被下放临汝农村劳动，刷洗浴池，他仍然是那样认真，令人钦佩。他毫不隐瞒自己的观点，因为给医学院争取仪器，据理力争，与上级大吵。

张静吾室内挂的条幅是"欲除烦恼须无我，历尽艰难好作人"。这是他一生的写照。他经常说的一句话是"知足常乐，常乐长寿，长寿可以傲王侯"。还有他写的一首诗，也是以乐字结尾，"一生坎坷险事多，勇往直前均度过。历尽艰难向前看，国泰民安老而乐"。

能承受诸多痛苦磨难，善于应对和化解，以国家大局和事业发展为重，视个人遭遇安危为轻，始终保持豁达乐观的心情，正是他养生之道的核心亮点啊！

115. 追忆食管癌防治的先驱沈琼

一位美籍华裔学者曾经风趣地说："沈琼成了食管癌的标签，提到食管癌，必然离不开沈琼；提到沈琼，必然离不开食管癌。"

这种说法并非夸张，沈琼是世界上首例食管原位癌的发现者和报道者，是食管细胞采集器的发明人，食管细胞学的创建人。他的食管细胞采集法，在国际上被称为"沈氏拉网法"，解决了食管癌早期诊断及癌前病变研究中的重大难题，使我国的食管癌防治研究处于世界领先水平。他的名字与食管癌联系在一起，得到世界公认，是顺理成章的事。

笔者第一次访问沈琼是在 1972 年的 5 月。当时河南医学院同全国高校一样，准备复课。笔者为了完成任务前往林县了解学院肿瘤防治队的情况。

这个队住在一排简陋的平房之中，但既有内科、外科、放射科医生，又有病理科、药理科专家。他们是 1959 年陆续来到林县的，已有十多年了。谈起工作情况，大家最多提到的是沈琼吃苦耐劳和发明食管细胞采取器的事迹。沈琼是这个队伍中最年长者，1967 年已56 岁。沈琼对攻击不予理睬，照样下乡进行食管癌普查，照样认真采集标本、涂玻阅片、诊断食管癌，于是笔者对沈琼有了个轮廓印象。

因为沈琼下乡，白天没有见到他。直到傍晚，他才风尘仆仆而回。只见他高高个子，身材魁梧，穿着一件灰色夹克，上面落满尘土，略显疲惫的脸上，透露出温和沉静的神色。他目光深邃，似乎在思考。笔者迎上前,说明来意,他点头说好。但这时有几位农民也在等他,他转身就去接待农民了。

直到晚饭后,我们才进行交谈。他语速较慢,用略带四川口音的普通话,讲了他为何来河南,为何来到林县,又为何坚持下乡,语言朴实无华,但在笔者心里荡起了层层涟漪。

防治食管癌责无旁贷

沈琼又名沈光汉,1911 年 10 月出生于四川省蓬安县,1945 年毕业于"中央大学"医学院医学系,曾任武汉大学医学院附属医院医师、讲师。

1952 年,河南医学院独立建院,教学力量不足,不久病理学教研室主任患病不能工作。国家卫生部决定从武汉抽调骨干教师到河南,以应教学科研之急需。1955 年沈琼来到河南医学院,任病理学教研室副主任。1959 年,他参加了由河南医学院为主组建的"河南省肿瘤防治队",来到了食管癌高发区林县。

林县(现为林州市)位于河南省西北角的太行山东麓,境内丘陵遍布,山高石厚,农民生活贫困,流传着"吃水贵如油,十年九不收,豪门来逼债,农民日夜愁"。

1957 年,林县县委书记杨贵在全国山区座谈会上提到,林县有"三不通":路不通、水不通、食管不通。"食管不通"是指许多人患了食管癌,当地俗称"噎食嗝"。民谣说:"得了噎食嗝,阎王就请客,神仙也难治,吃秋不吃麦"。食管癌高发区,村村都有食管癌患者,家家都有因食管癌而死的亲人,还有祖孙三代都患了食管癌的家族。

1958 年,周恩来听了关于林县食管癌情况汇报后,提出要在林县建立食管癌防治基地,对食管癌要"摸清情况,研究对策",做到"三早"(早发现、早诊断、早治疗)。

作为一名病理学医师,沈琼听到周总理指示的传达,如雷贯耳,震撼心弦,他感到自己身上有千斤重担。他来到河南原属于借调,工作一段时间后可以回武汉。当了解到林县的食管癌发病情况和周总理的嘱托后,他心想,病理学的任务就是要摸清食管癌的发病机制,为治疗提供对策,周总理提出的要求正是他的职责,林县食管癌高发,正是他最应该前来战斗的地方,义不容辞,因此他放弃了回武汉的念头,下决心在河南扎下根来。要找出食管癌的病因和发病机制,仅靠在室内翻资料、查病例、看标本是远远不行的,必须亲自到现场进行实地调查研究。

深入山村普查食管癌

在林县县委和医疗部门支持下,沈琼带领年轻的医师开始在林县上山下乡、走村串户,进行食管癌普查。不管是炎热酷暑,雨猛风狂;也不管是严寒地冻、漫天飞雪,他们一直坚持不懈,辛勤工作。

起初普查食管癌,用的是钢制的食管镜,插入病人的食管内进行检查。但这种器械检查吞咽困难,病人恐惧地称之为"吞宝剑"。而且这种检查只有在癌肿出现时才能发现,但这时,食管癌已进入中晚期,最佳手术时机已经丧失。既然不能早发现,晚发现又无计可施,病人感到这种检查方法既痛苦也没有多大作用,因此难以忍受,于是不少群众听说来普查就采取躲避或抵制态度。

沈琼带领年轻医生到林县农村巡回普查,生活十分艰苦。工作地点是简陋的民房,吃的是杂粮红薯,还有霉变的米糠饼。每天行程几十里,大多还是崎岖山路。没有自行车、汽车等交通工具,只能靠两条腿,翻山越岭,在崎岖小路上艰难行进。

由于十分劳累,再加营养太差,不久沈琼出现了水肿。有的同事劝他回郑州治疗,武汉医学院也来函请他回武汉工作,而他说:"我们刚开始普查,岂能半途而废?我有点水肿可能是刚来生地不适应,自己调整一下就好了。"

有的山村离县城较远,他晚上就住在村里,与农民同吃同住同劳动,和农民交朋友。他看到有的农民生活贫困,就尽力给予帮助,甚至多次从自己的工资中拿出钱,拿出自己节省的粮票,送给特困户。有的农民患了其他病,他也帮助诊治,还介绍疑难病患者到郑州就医,看哪个科,找哪位医生,他都详细介绍,免得患者走弯路。如此关心体贴,和农民建立了深厚的情谊。在田间地头,村旁树下,他随时随地与农民交谈,向农民普及食管癌防治知识。农民也把他当作知心朋友,倾心向他介绍食管癌发病情况,村干部和党员、劳模等带头接受普查,帮助他到各户动员群众前来接受检查。他们收集到大量翔实而又珍贵的第一手有关食管癌的资料。几年来,他的足迹遍布林县 13 个公社的大小 800 多个村庄,至今年岁大些的农民还经常念叨:"当年来了个沈讲师,问寒问暖问病情,待咱农民似亲人,解困排难真热心。"

吃苦受累沈琼并不在意,他感到揪心的是农民对那种"吞宝剑"似的检查手段的恐惧;揪心的是进行了这种普查并没有达到早发现、早诊断的预期。

创制"食管细胞采取器"

沈琼深思:普查难以进行和效果不佳,不能怪罪病人,也不怨群众思想落后,而是因为检查方法有缺陷。为了实现"三早"(早发现、早诊断、早治疗),他下决心要研究一种群众能够接受、痛苦小、能发现早期食管癌的新的检查方法。

在林县的岁月里,他既看到了林县人的贫困艰苦,又目睹了林县人战天斗地,打造"人工天河"红旗渠的壮举。20 世纪 60 年代初期,红旗渠建成,水通了;劈山架桥,路通了;三不通就还剩下了一个"食管不通",这可是医学界的责任啊。沈琼常和年轻医生说,我们要牢记周总理的指示,学习发扬红旗渠精神,想办法攻下食管不通这座大山。食管癌这个祸害人的妖孽不铲除,我们寝食难安啊。

他感到责任重大、时间紧迫,一定要找到早期发现食管癌的方法,为此整日冥思苦想,查阅国内外有关资料,虽然有食管冲洗和探针擦拭等方法的记载,但都没有取得成效。不能就此止步,要迎难而上,他决定亲身进行试验。先是在胃管的末端装上一个密闭的气囊,外面装上指套,忍着恶心吞了下去,充气后提出,试验多次,显微镜下却没有发现脱落细胞。他想,可能是指套过于光滑所致,怎样才能提取食管细胞?他反复琢磨,忽然想到了农村老大娘头发上使用的网套,是否能网住细胞呢?于是就从市场买来这种发套,缚在气囊外面,他再次自己试吞,食管受到网套刺激,疼痛恶心,但他强忍着吞入食管和贲门,充气后拉出观察。令人惊喜的是,网套上取得了食管黏膜表面的细胞,将其涂布于载玻片上,固定染色,可以制成细胞涂片,通过显微镜,观察细胞是否正常。

虽然初步试验有效,但沈琼考虑到,这种发套比较粗糙,对食管有较强刺激,病人还是难以接受。于是他和同事们反复研究试验,后来改用细软脱脂棉线编织的网,制成了可以顺利吞咽的"网囊食管细胞采取器"。

在应用中,沈琼和同事们又多次试验改进,及时发现弥补了这种方法的某些不足之处。如创制了适合采取食管和贲门细胞的葫芦形采取器;为了准确对癌定位,可采取"分段拉网法"等。沈琼曾往返上海,在上海医用橡胶五厂帮助下,批量生产了"塑胶双腔管网囊食管细胞采取器",以供大规模普查应用。

这种被称为"食管拉网法"的检查方法看似简单,但它可以对食管细胞进行提取和鉴别诊断,能在细胞刚刚癌变时就能捕捉到它,而且检查简单、迅速、无痛、无创,利于群众接受,适合大面积普查,为开展人群预防性普查和早期发现食管癌提供了简便有效的手段。

时任林县县委书记的杨贵,对这种病理检查创新给予了大力支持,号召并安排在全县范围内采用"拉网法"普查食管癌。首先对30岁以上的居民进行了普查。沈琼等撰写论文时,统计了1962年10月—1965年5月由县医院普查和定点普查的4 716人,发现食管癌933人,其中食管癌早期50人。

研究证明,"拉网法"使食管癌诊断准确率大大提高,可以早期发现食管癌。采取"早治疗"措施,可使早期食管癌患者5年生存率达到90%,有的早期手术可存活10年、15年甚至20年以上。第一批普查中,有位老红军无吞咽困难等症状,但拉网检查发现食管细胞早期癌变,手术后健康生活了17年。

建立食管细胞诊断学

沈琼和病理学的同事们,经过大量拉网涂片,对各种食管细胞

的形态特征和有关数据等进行了观察分析对比,将其划分为正常、轻度增生、重度增生、近癌(癌前期)和癌等几个阶段,便于鉴别诊断,同时进一步明确了食管细胞上皮增生与食管癌的关系。在此基础上,又对食管癌细胞进行了深入研究,如将其划分为 4 个类型:髓质型、溃疡型、缩窄型、菌伞型,并且研究了不同类型的生物学特性及预后等,为食管癌防治提供了参考依据,创建了食管细胞诊断学。

在病理学、放射学、内科、外科等各方面专家共同努力下,河南医学院在 20 世纪 70 年代,就开始了对早期食管癌通过拉网、及时准确诊断,然后采取手术、药物、放疗等综合治疗方法,挽救了许多患者的生命。此后,多年来有关单位大力协作,共同努力,我国在食管癌的病因学、发病学和防治研究等方面,均达到国际领先水平。

荣誉面前不停步

1973 年,沈琼受邀赴意大利,参加"世界第二届肿瘤早期诊断与预防大会",做了《食管癌早期诊断》的报告,与会代表给予高度评价,认为这项研究填补了世界早期食管癌诊断的空白。此后,国内外医学界人士纷至沓来,如美国著名的研究并发现人乳头瘤病毒感染细胞形态的考尔斯教授等多位病理学家,到林县参观沈琼建立的研究食管癌的"自然实验室"。有位美国专家曾认为:食管癌只有鳞癌,而无腺癌。参观中,沈琼拿出食管和贲门腺癌标本涂片让他看,他说:"真想不到,我原来的研究需要补充完善,如今眼见为实,我的专著再版时一定把食管和贲门腺癌等内容补充进去。"专家们看到了早期食管癌细胞标本时,都感到这一发现是"不可思议的奇迹"。

随后,《河南日报》派两位记者对沈琼进行了专题采访。我作为办事组(当时办公室的名字)人员陪同。但困难的是,沈琼的介绍十分简略,而且再三说:"这是大家的共同努力,我只是做了我应该做的工作,最好不要写我个人。"两位资深记者只得扩大采访面,访问了沈琼的助手和同事,这才收集到需要的素材,写出了长篇通讯——《踏遍青山人未老》。

这篇关于沈琼事迹的报道发表后,反响强烈,不少人拿着报纸

名人医话

来找沈琼求医问诊,还有周边安徽、河北、山西、陕西等省来的患者,有的不记得沈琼的名字,但记住了通讯的题目,说:"我们是来找青山的。"对各地前来找他的患者,沈琼都热情接待,检查确诊为早期食管癌者,再介绍到外科或其他科室治疗。有的同事说:"沈老师日夜不闲,成了患者接待员了,他既解答、检查,还领着患者联系治疗和安排手术,管的太宽了,也不怕跑腿受累。"沈琼听到后微笑着说:"病人一路辛苦找来,我们不能让他们失望,自己受点累跑点路,能给他们一点帮助,心里畅快啊!"

由于在食管细胞学研究方面的杰出贡献,沈琼由讲师直接晋升正教授,1978年荣获全国科学大会奖,以后又获全国医学卫生科技大会奖,被评为全国劳动模范,1980年光荣加入中国共产党。

在河南林县工作的几十年间,沈琼和刘芳园、苏济豪、刘桂亭、张覃沐、王瑞林等医学专家,形成了食管癌检查、诊断、手术、化疗、中医治疗等"一条龙",医学界还谐称他们为"三驾马车",分别取得了多项科研成果,成为各科著名专家。

沈琼先后应邀赴美、法、德、日等国访问,参加学术会议,并做大会发言,受到与会专家好评。他发表的关于食管癌防治的学术论文,被众多国内外刊物采用。

创建癌前期重点实验室

作为医学教育家,沈琼教授对病理学科的发展做出了突出贡献,组建了病理学科团队,历任病理学教研室主任、癌前期研究室主任等,著有《食管癌的早期诊断》《恶性肿瘤的细胞病理学》等。

沈琼是国务院1981年首批授予的博士研究生导师。他一直耕耘不缀,教书育人,为国家培养了大批优秀人才。在他的带领和推动下,河南省的病理学科快速发展。

现在,郑州大学由部省共建的食管癌国家重点实验室已正式获批建设运行,河南省食管癌重点开放实验室几年来已取得多项科研成果,郑州大学已成为河南省乃至全国重要的病理学教学、科研和人才培养基地。

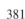

不忘初心，寄希望于年轻才俊

2000年，三校合并建立新郑州大学后，我曾访问过沈琼。他说三校强强联合，优势互补，有利于教学科研医疗迈上新台阶。现在郑州大学，肿瘤学研究方面的高级人才荟萃，食管癌研究有许多年轻拔尖人才，实验设备条件更加完善，还有物理、化学等优势学科配合，相信食管癌这个严重危害人类健康和生命的顽症，终将被人类彻底攻克，周恩来总理"征服癌症"的夙愿和号召必将实现。我们郑州大学要在攻克食管癌战斗中当先锋，当主力军。

2000年前后，沈琼又几次到林县，参加全省性的食管癌研讨会议。在其中一次会议期间，我曾到林县对他进行了采访。这时他已经90岁高龄，行动略显迟缓，语速更加缓慢，但思路清晰，话题依然不离食管癌。他说，近来内镜、CT、磁共振成像等新技术出现，诊断早期食管癌有了新的先进手段，治疗也有新进展，值得高兴。但河南的食管癌发病率和死亡率还比较高，我们任重道远。现在要把如何预防食管癌作为研究的重点来抓。他介绍了这方面的研究情况：20世纪80年代，他与鹤壁市肿瘤研究所合作，在该市郊区食管癌高发区农村，试用粗制核黄素、冬凌草和腐殖酸分别治疗食管细胞重度增生者，3年后筛选出以粗制核黄素为最佳。继续采用粗制核黄素治疗，至1989年累计，癌变率为5.8%，而未治疗的自然癌变率为14.9%。1988—1991年，再次以1006人群实验3年，证实其癌变抑制率为63%。他们还设法从豆粕等原料中提取"粗制核黄素"，由药厂生产成药维酶素。这是针对食管癌与某些营养元素缺乏的病因提出的预防措施之一，当然是初步探索，但可作为引玉之砖，希望引起各方关注，继续进一步深入研究，找到预防食管癌的有效方法。我把这次采访的内容撰写成稿，在《郑州日报》和《健康报》进行了报道。

2005年3月30日，沈琼因病与世长辞，享年94岁。

沈琼生前留有遗言，要求死后将他安葬在林县虎头山上，他要目睹林县人民最终战胜食管癌。遵照他的遗嘱，他的部分骨灰已撒

在林县的虎头山上。林县（今林州市）还为沈琼教授塑像，以纪念这位为林县防治食管癌做出杰出贡献的医学家。

沈琼教授逝世后，其亲属遵照他的遗愿，用沈老省吃俭用积攒下来的15万元设立了"沈琼医学研究奖励基金"，激励青年学子和医学工作者刻苦学习，努力钻研，攻克医学难关，维护人民健康，为祖国繁荣富强做出应有贡献。

追忆沈琼教授，深深为他不忘初心，热爱祖国、热爱河南，关心患者的疾苦冷暖，一生为征服食管癌而奋战的决心和毅力而感动不已。"世上无难事，只要肯登攀"，他不迷信外国，不满足、不止步于已有研究成果，而是刻苦钻研，独辟蹊径，不惜以身试验，终于填补了一项医学研究空白。这种锲而不舍和勇于拼搏的精神是何等可贵，振兴中华多么需要继承和发扬这种精神啊！

名人医话

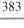

116. 耳鼻喉科的开拓创新者董民声

董民声教授是我国著名耳鼻咽喉科专家、医学教育家,河南省耳鼻咽喉科专业的主要奠基人和开拓者,多项科研成果的创造者和领头人。晚年,他身患癌症,但仍顽强拼搏,在培养人才和革新医疗技术方面再创佳绩,战斗到生命的最后一息。

拒绝去台湾,愉快来河南

董民声 1915 年 12 月生于浙江嘉兴市。1940 年毕业于国防医学院。抗战期间,曾在在贵阳中国红十字救护总队部、贵阳总医院任医师,参加抢救抗日伤病员。1947 年 9 月从美国哈佛大学附属医院留学回国,任国防医学院副教授。

1950 年初,受河南省政府委派,河南大学医学院两位院长到上海、南通等地聘请教师。董民声知道河南当时还比较贫穷,教育医疗比较落后,但他想,过去当教师精神上没有寄托,追求的无非是饭碗牢靠些,生活舒适些,都是为了个人。现在是新中国,我们教师要有更高的奋斗目标,要多为国家为百姓着想,到河南是支援内地建设,也正是贡献才智的用武之地。于是他满怀激情和信心,和他的夫人、微生物学教授钱芳一起来到了河南。

当时,医学院还没有耳鼻喉科专业,只是在附属医院外科下面有个耳鼻喉科门诊。于是由董民声负责,办起了一个五官科班,培训医生。条件差,他就因陋就简,自制教具和手术器械,同时把自己

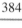

随身所用的手术器械也拿出来,供教学和实习应用。没有教材,他就自己编写。师资缺乏,他就一身几任,又是讲课,又是带教实习,又是手术示范。经过一年半时间,培养出了河南省第一批数十名耳鼻喉科医师。1953 年,董民声在河南创办了全国第一个五官科学系,与此同时,附属医院先后建立了耳鼻喉科病房、门诊和教研室。

针对临床疑难问题搞科研

由于董民声工作热情负责,成绩显著,陆续担任了学院教务处主任、医疗系主任、附院院长及学院副院长等职务,还担任省政协副主席、科协副主席、全国人大代表等。但不论兼职再多,他经常讲的是,"我的本职是医生,我要为人民健康站好岗"。他坚持每周要在门诊和病房工作 2 天以上,雷打不动。除了重要会议必须参加外,其他都要为诊疗和手术让路。他说:"门诊和手术都是约定时间,病人来门诊有的走了很远的路,手术也是等了多天,这个时间不能改,而我们自己的事情总是好办些,有的可以换个时间嘛!"

他对病人高度负责,对难治的一些疾病总是想尽一切办法来医治,老办法不行,他就千方百计研究新办法,走创新之路,因此取得多项科研成果。

早在 20 世纪 50 年代,董教授在治疗鼻咽血管瘤时,手术前让患者服用一定剂量的乙稀雌酮,术中观察到这种药物可使瘤体缩小、减少术中流血。在乳突根治手术中,他采用耳道内侧端切口新径路,比传统的耳后切口,具有损伤小、愈合好、不易发生外耳道狭窄等优点。论文发表后,被多家医院同道们采用,效果满意。

有一个看似简单而实际上是临床上的一大难题,就是气管和咽喉部异物。儿童在玩耍时,有的将圆珠笔帽含在口中,不小心吞入,下滑至气管或声门,引起呼吸困难,如不及时取出,时间长了,会发炎、溃疡、穿孔,危及生命。而取出圆珠笔帽,要开胸手术,患儿痛苦还在其次,笔帽嵌顿在气管上,很难取出,有时手术中患儿会突然窒息,死亡率很高。董民声发现这种情况,寝食难安,反复思索,要研究解决办法。他自己到校工厂制作器械,进行实验、改进,终于创造

出了"圆珠笔帽取出器"。它可以巧妙地把患儿气管内的圆珠笔帽提取出来,使患儿减少了痛苦,避免了手术中突然窒息而丧生的危险。后来,他又根据各种气管异物的不同特点,研究制作了螺旋钻、电析螺旋钻、三爪反张钳等多种手术器械,解决了这个临床医学难题。

在临床中,董教授发现不少患者被梅尼埃病纠缠,出现眩晕、耳鸣、耳胀满和耳聋等症状,久治不愈,十分痛苦。他就带领同事和研究生进行深入研究,认为其病因与感染、外伤、变态反应等多种因素有关。在治疗上,除采用镇静和改善微循环药物外,还研究出用高渗疗法进行治疗,取得了较好效果。为此,他总结了39例治疗情况的论文,在国内外专业刊物发表,受到同行们的关注和借鉴。此后又撰写了《梅尼尔氏症》一书,对该病的症状、病因、治疗进展和预防等进行了深入浅出的阐述,不仅供医生参考,而且是病人能懂能应用的科普书籍。

耳硬化症是潜伏在内耳深部的疾病,与人体内最小最轻的镫骨有密切关系。别看这个只有米粒大小(2.6~3.4毫米长,重2.0~4.3毫克,是人体最小的骨骼)形同马镫的骨骼很不起眼,但它却有将音波转化为可听声音功能。如果它出了故障,听力就会下降。原来的治疗方法难以奏效。董民声经过深入研究实验,创制了发夹式人工镫骨,改进了手术方法,使治疗效果显著提高。湖北襄樊市有位翻译人员,因患耳硬化症听力下降,难以继续工作。慕名来郑州求医。董教授为他进行了新法手术治疗,使他恢复了听力,重返翻译岗位。

教书育人结硕果

除了繁重的医疗、科研工作外,董教授积极热情投入教学活动。他讲的课由于备课充分、知识面广、实践经验多,因此内容丰富,形象生动实用,受到同学们的欢迎。他自编教材达200余万字,同时担任多种教科书、参考书的副主编、主编,担任《中华耳鼻咽喉科杂志》和《临床耳鼻咽喉科杂志》等多种杂志的编委,为医学新秀发表论

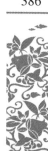

文、脱颖而出创造良好的条件。

在省政协和全国人大会议上，他积极参政议政，对加强医学教育、基础教育等提出了许多建设性建议。他还曾与省会27位名医联名发出抵制行业不正之风，坚决反对开大处方，收受红包、礼物等恶劣行为，维护白衣战士的廉洁形象的倡议，为树立良好医德起到了推动作用。

1981年，董民声被国务院学位委员会批准为博士研究生导师，是河南省首批被批准的两位博导之一，也是全国耳鼻喉科首批被批准的4位博导之一。

他指导的最早的两名研究生，分别对人们关心的庆大霉素和卡那霉素对内耳的致毒性及其防治进行研究，取得了初步进展。如采用葡糖糖酸钙可以保护耳蜗免受庆大霉素毒害；实验证明复方丹参有降低卡那霉素毒性的作用等。著名耳鼻喉科专家姜泗长院士认为，目前滥用此类抗生素引起耳聋者甚多，这两项选题切合实际，具有国内先进水平。1987年，这两位研究生获得了博士学位。

董教授继续指导研究生，对内耳疾病进行深入和系列研究，在国内首先集成《内耳疾病研究进展》一书，并对耳聋病因、症状、诊断等提出了许多新的见解，研究出一些新的治疗方法，提高了治疗效果。

在董教授带领下，一附院耳鼻喉科不断发展。1988年，在原耳聋研究室的基础上，成立了耳科和耳聋研究所。1994年被国家人事部批准设立了博士后流动站。

抗击癌魔，抢时间发奋工作

正在董教授带领研究生艰苦攻关并初见战果时，1985年他被查出患了胃淋巴肉瘤，已是晚期。在这种凶恶的疾病面前，他并不恐惧，但放不下的是工作。为赢得治疗时机，他果断接受了胃大部切除手术，接着进行化疗，他的体重迅速下降15千克，化疗反应使他头晕、恶心。但病情初步稳定后，他立即又投入了紧张的医疗、教学工作。

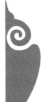

名人医话

我们探望他时,他正在病房办公室忙着,桌子上堆满了书籍和资料,他原来丰满的两颊已经塌陷,额上皱纹增多,但两眼还明亮有神。他说:"疾病来了我不怕,我要和它做斗争,要抢时间,多做点事。"

　　这年,董教授正好70岁。有人劝他,您已到了古稀之年,又患了绝症,应当多休息。董教授不以为然,当即回答:"我还有未完成的任务,哪能就躺倒休息? 只要我还能行动,就要继续工作,如果只顾休息,还不把人急死?"

　　出乎人们的意料,患癌后他又生存了14年。而这14年,既是他与癌症拼搏的14年,也是他为医学事业做出更大贡献的14年,很多成果是在这14年完成的。他把自己的生命融汇于事业之中。中间,由于免疫力下降,他患了带状疱疹,引起肋间神经痛,但他忍痛还坚持为病人做手术,忍痛帮研究生选课题、改论文。他说:"是工作使我忘记了疼痛,是工作让我延续了生命。"

　　1999年12月5日,董民声教授逝世,享年84岁。

　　董民声曾在郑州大学校报发文,抒发自己的心声,说自己是旧社会过来的知识分子,是共产党指引他走上了一条光明大道。党的事业是为人民谋幸福,我们的点滴工作只是沧海之一粟,但它是党的事业的一部分,我们想一个问题,做一件事情,总要想一想,是为党为民还是为自己,是不是符合党的需要、党的政策,不能让党的事业遭受损失。在他入党时,他说:"我就像获得了新的生命,我要把一切献给党,献给人民,献给祖国的医学事业。"他以实际行动实现了自己的诺言。

　　董民声教授最值得钦佩的是,炽烈的爱党爱国之情,对病人的关心爱护和竭力为他们解除痛苦之情,是这种高尚纯洁的情感,使他忘我拼搏,不断创新,成就斐然。爱党爱国是力量不竭之源,是战胜一切困难、险阻的法宝。

117. 灭蚊除疟的领头人苏寿洀

2019 年 9 月 21 日，国家卫健委宣布："河南省消除疟疾工作已经达到国家消除疟疾目标各项要求，通过国家消除疟疾终审评估"。

疟疾，这个杀人不见血的恶魔，在中原大地流传了几千年，可谓古老又顽固、疯狂又凶狠，它夺去了千百万人的生命。彻底铲除它，是多少年来人们梦寐以求、期盼甚切的愿望，至今终于实现了。欣喜之余，笔者不由想起了为灭蚊和防治疟疾奋斗达半个世纪的苏寿洀教授，他是我国著名的医学教育家、寄生虫学专家，曾担任河南医科大学（现郑州大学）基础医学部主任。

记得 20 世纪 80 年代初，国家卫生部聘任苏教授担任疟疾专题委员会委员，他关于蚊虫生态习性的研究又获得了卫生部乙等科学技术成果奖，双喜临门，我访问了他。

苏教授那时刚到花甲之年，一头黑发，面目清癯，身材偏高而瘦削，眼睛深邃而又炯炯有神。谈起蚊子和疟疾，他旁征博引，深入浅出，揭开了蚊子的隐秘和疟疾暴发的祸根。他不仅医学知识渊博，而且对历史、文学也有一定造诣，但更令人肃然起敬的是他和同事们的不畏艰苦和以身试验的拼搏献身精神。

提出"三结合"教学模式

苏寿洀 1920 年 3 月 21 日生于浙江瑞安，1942 年毕业于国防医学院，应聘到南通医学院任教。1950 年年初，为支援内地建设，来到

河南医学院，是河南人体寄生虫学的奠基者之一。

这时苏教授刚到而立之年，精力充沛，立志为当时疾病多发的河南贡献力量。他说，通过学习《实践论》，我体会到实践出真知，学习寄生虫学，只靠书本、黑板和标本是不行的，必须走出校门，了解社会上有哪些与寄生虫有关的疾病，才能获得深切的认识，才能更好地进行防治。于是他提出了一种新的教学模式，即教学、科研与社会服务"三结合"。

开课不久，他就带领师生，走出课堂，走向社会，让学生直接观察寄生虫的形态和它的传播媒介，了解寄生虫对人类的危害，为以后从医打下坚实的基础。根据当时的卫生状况，他带领师生，对开封市的苍蝇种类及其季节生长状况进行了观察，提出了消灭苍蝇及防治蛔虫、绦虫等肠道疾病的建议。

1951—1954 年，苏寿派受河南省卫生厅委托，举办了两次全省防疫人员疟疾防治技术培训班，培训结束后，他带领技术骨干上山下乡，在豫南、豫东重点地区开展了蚊虫和疟疾情况的初步调查。

1955 年，苏寿派在中华医学杂志发表了《人体美丽筒线虫一例临床研究报告》，这是我国关于这种罕见寄生虫的首例报道。此前只有美国和意大利有个案报道，苏寿派的这篇论文引起了各方关注，以后山东、黑龙江、内蒙古等省（区）陆续发现了这种病例。

自 1960 年起，他带领师生，进行调查研究后，发表了《郑州淡色库蚊对滴滴涕、666 敏感度的研究》《三门峡水库及其附近地区疟疾的调查报告》等，引起了有关方面对疟疾这种多发病的关注。

战斗在防治疟疾第一线

1971 年 5 月，鹿邑县观堂公社疟疾暴发，发病率达 43.3%，省卫生厅组织防疫站和河南医学院人员组成防疫工作组，深入该公社进行灭蚊和治疟工作。

疟疾在河南长期流行，4000 年前已有记载。安阳出土的甲骨文中即有"疟"字。杜甫诗中有"三年犹疟疾，一鬼不消亡""疟疠三秋孰可忍，寒热百日相交战。头白眼暗坐有胝，肉黄皮皱命如线"。史料记载:1948年沁阳、博爱等地发生疟疾6.4万例,在有些村,居民发病率高达90%以上;1949年辉县焦泉营村1800人中,95%的人患疟疾。

患了疟疾,先是打寒战、抽搐,接着就是持续高热,高热退后不久,接着就是另一轮发作。"冷时如卧冰,热时坐蒸笼",浑身乏力,痛苦异常,严重的还会引起脾大、严重贫血,甚至危及生命。

观堂公社位于鹿邑县南部,境内有两条河,沟渠纵横,蚊子大量孳生。当时防疫工作组工作条件差,不但没有汽车,连自行车也没有,而是乘马车到公社,然后肩挑行李、手提显微镜、靠两条腿走羊肠小道(当时很多村庄没有公路),到各个村庄巡回工作。白天筛查、治疗疟疾病人,夜晚就调查疟疾的传播媒介蚊子。工作地点也就是临时住处,有时住农家,有时宿庙宇。

调查蚊子,当时可没有什么仪器,就是用土办法。在树木杂草丛生的村旁,挂一个单人蚊帐,一人于落日后半小时坐在帐内,作为诱饵,捕捉入帐蚊子,直到次日日出,记录每小时捕蚊数量,以统计蚊子的叮人率。同一时间,一人守在牛的身旁,捕捉蚊子,以统计蚊子的密度。这样,工作组人员就要熬夜,担任技术指导的苏教授与组员一起下乡,一起熬夜,也参加这种辛苦的测定工作。

他们还要捕捉蚊子,采取的也是当时的土办法,即用玻璃管将蚊子吸入,对吸过血的肚子鼓起来的蚊子,就用针尖取出它们食管中比头发丝还细的唾液腺,放到显微镜下观察,看有没有疟原虫。他们还要饲养一部分活蚊子,以观察它们的种群类别、生态习性,以及对药物、温度的耐受力等。这也是个精细活,要把蚊子关在蚊笼内,用葡萄糖水和小白鼠的血液供蚊子吸食,到一定时候对蚊子进行解剖,在显微镜下观察。

以身实验,送药上门

被蚊子叮咬,对于疟防专业人员来讲已经是"家常便饭,不值一提"了。更可敬的是,他们为了掌握疟原虫及疟疾的感染发病状况,甘愿让蚊子咬,特别是让带有传染性的蚊子叮咬,然后血检疟原虫,观察初发时间,确定潜伏期的时间和类型。

苏教授当时年已过百,他亲临治疟前线,不怕劳累,进行细心的技术指导,观察总结实验结果,对疟防人员的献身精神给予鼓励和确保他们的安全。同时他也不顾劝阻,以身饲蚊,患上了疟疾,同事们都很心疼,因为他最年长又较瘦,但他说:"不入虎穴,焉得虎子。患了疟疾不可怕,规范治愈有把握,有了患病的亲身体验,更能掌握疟疾的发病过程和观察治疗效果,我们受点苦,病人就可以少受罪啊!"

观堂公社有20多个行政村。苏教授和工作组人员分别走村串户,深入村民家中,了解疟疾发病情况,看望诊治疟疾患者,为患者和密切接触者送药到家。有的患者有迷信思想,信命不信医,不愿服苦药,甚至当面答应吃,过后就扔掉;有的患者家属有侥幸心理,也不愿服药预防。苏教授和组员们就苦口婆心,反复耐心解释,并做到"送药到手,看服到口",等到乡亲们把药冲服后才离开。同时还要根据患者的不同情况调整用药。

为了降低蚊虫密度,苏教授和组员们还发动村民,清理沟渠,喷洒药物,进行灭蚊活动,消除传染源,普及防治蚊子和疟疾的知识。

经过工作组和当地政府和卫生部门的共同努力,观堂公社的疟疾患病率,1976年下降到0.73%,成为防治疟疾成效显著的一个典型,经验在全省推广。

由于苏教授在防治疟疾方面取得了显著成绩和丰富经验,20世纪80年代,他受国家卫生部委托,在郑州举办了两届全国疟疾、丝虫病防治培训班,培养了上百名各省市疟疾、丝虫病防治专业人员。可以告慰苏教授在天之灵的是,我国已于2007年宣布消除了丝虫病,2019年已有12个省市消除了疟疾病。

倡导"稻田养鱼灭蚊"

"稻田养鱼"是苏寿派教授倡导的灭蚊措施之一。据他介绍,稻田养鱼在我国早已有之。三国时期,曹操在《田食时制》中提到:"郫县子鱼,鱼鳞赤尾,出稻田,可以为酱。"陕西汉中出土的稻田模型中，发现有鱼和泥鳅。以后，四川、贵州等地也有稻田养鱼，但都是零星的、自给型的田间副业。民谣有"稻田养鱼不为钱，放点鱼苗换油盐。"

苏教授在农村调查中发现，稻田里养鱼，鱼能吃掉孑孓，鱼粪可为稻子施肥，农民既捕捞了鱼又收获了稻子，增产又增收，还能消除蚊子，岂不是一举三得。经试验，养鱼灭蚊效果明显，养鱼的稻田比不养鱼稻田的蚊子幼虫密度低80%，特别是稻田养的草鱼等能够食用大量的蚊子幼虫。

1971年，苏教授在鹿邑县观堂公社首先试验推行"稻田养鱼灭蚊"和"汝河放养鲩鱼除草"等方法。他不单向农民讲解有关知识与具体做法，而且亲自下稻田示范如何留鱼沟、安设拦鱼网等，实践证明灭蚊和增收效果明显。为了推广"稻田养鱼灭蚊"，苏寿派脱掉鞋子，卷起裤腿，与农民一起下田劳动，农民亲切地称他为"赤脚教授"。

这项研究的结果使苏教授欣喜异常，于是他撰写了论文，并向国家卫生部提出了"稻田养鱼灭蚊"的建议，受到国家卫生部和河南省卫生部门的关注和重视。

不久，经卫生部批准，该方法在苏、皖、鄂、鲁等省推广。在政府大力倡导下，稻田养鱼灭蚊逐渐拓展，到1989年，全国稻田养鱼总面积已发展到67万多公顷，平均亩产鱼50千克左右，也收到了显著的灭蚊效果。

为何选择蚊子为主攻方向

苏寿派教授在教学和科研中，把蚊子列为研究重点。他说，在世界上最致命的动物中，蚊子排名第一，它是危害人类最严重的害虫，是许多疾病的传播媒介。防治某些疾病，我们必须与消灭蚊子结合起来。

蚊子种类繁多，约有3300种及亚种，中国有15属33种及亚种。总的划分为三大类：一是按蚊，二是库蚊，三是伊蚊。雌蚊必须通过吸血才能使其卵巢发育、繁衍后代，所以嗜血成性。

研究证实,按蚊的翅有斑,身为灰色,常在夜间活动、吸血;库蚊的翅无斑,身呈棕黄色,也在夜间活动、吸血;伊蚊身为黑色,有白斑,常在白天活动、吸血。它们有的偏嗜人血,有的则爱吸家畜的血,因此可传播人兽共患病。

蚊子喜欢在隐蔽、阴暗和通风不良的地方栖息,如屋内多在床下、柜后、门后、墙缝及畜舍、地下室等,室外多在草丛、山洞、地窖、桥洞、石缝等处。可分为家栖型、半家栖型和野栖型3种。

蚊子吸血的速度与温度密切有关,在37摄氏度以上时,它可以做到在0.1秒就将人叮咬"上口",在27摄氏度以下时叮人的速度就大大降低,17摄氏度以下一般不再叮人。

蚊子在吸血前,先将含有抗凝素的唾液注入皮下与血混和,使血变成不会凝结的稀薄血浆,然后吐出隔宿未消化的陈血,吮吸新鲜血液。陈血中若有疟原虫或其他病菌病毒,就会在叮咬时传播。

蚊子叮吸人血,不仅使人痛痒难忍,影响睡眠,而且更严重的是传播疾病。它传播的疾病多达80多种。在非洲,疟疾仍然肆虐,据2018年统计,非洲地区有疟疾病例2.13亿例,死亡病例36万例,平均每2分钟就有一个儿童死于疟疾。蚊子还能传染丝虫病,导致橡皮肿,使外生殖器及大腿异常肿大。在全球,约有120万人感染丝虫病。蚊子还会传染病毒性的疾病,包括黄热病、登革热、大脑炎、圣路易脑炎、埃博拉病毒、多发性关节炎等。大脑炎又称流行性乙型脑炎,是由蚊子传带的一种由滤过性病毒引起的急性传染病,患者会出现发热、头痛、呕吐、抽搐、昏睡、昏迷等现象。治疗上没有特效药品,所以病死率和致残率相当高。

为了查清蚊子的罪恶行径,苏寿派教授带领教研室人员和研究生,深入蚊子肆虐地区,进行实地观察和研究。为获得第一手蚊子的资料,他们不怕脏不怕累不怕蚊子叮咬,冒着酷暑,深入山区、农村,从羊圈到猪窝,从山洞到阴沟,从草丛到沼泽,从湖边到井下,哪里蚊子猖獗,他们就到哪里捕蚊,细致观察其密度和种群,有时为了捕捉到研究需要的蚊种,他们甚至以自己的身体做"诱饵",甘愿忍受痛痒,甚至冒着染上疟疾等疾病的危险。捉到蚊子后还要进行实验,夜以继日,连续观察,既看其动态又进行解剖,详细记录研究分析。

艰苦持久的辛劳，终于结出了硕果。苏教授等先后发表了《河南省淮南丘陵区中华按蚊夜间活动的观察》《郑州中华按蚊唾腺染色体》《不同地理株中华按蚊杂交不育的初步探讨》《食料对蚊虫生殖力及生殖营养周期的影响》《河南郑州、上海、福建龙溪中华按蚊生命表特性的比较》等论文。其中有的获卫生部和省级科学技术成果奖。

苏教授说，蚊子虽小，危害巨大，研究和消灭蚊子事关人民健康和国计民生，不能小看。但蚊子种类繁多，研究涉及面很广，我们多年的研究只不过是揭开了冰山的一角。希望后来者在新的科技条件下，继续深入研究，取得更大进展。

重视教学质量和教学改革

苏寿派教授治学严谨，既抓教学质量，培养青年教师，又抓科学研究，达到教学、科研双丰收。他认为应打破基础和临床、医学和社会学的藩篱，注重联系实际、分析病例，来提高学生的认知、思维和创新能力，培养成为防治疾病的合格人才。

70 岁时，他坚决辞去基础医学部主任职务，让年轻人挑大梁，自己尽到"扶上马，送一程"的责任，如协助举办青年教师讲课大赛，同时还建议成立了老教师辅导团，他被任命为团长，组织老教师帮助青年教师备课、编讲义、写教案、评议讲课效果，奖励取得优异成绩的教师，促进教学质量逐步提高。

三校合并后，苏教授十分高兴，充满信心地说："三所高校融合在一起是珠联璧合，新郑大实力更加雄厚，专业更加齐全，活力更加旺盛，经验更加丰富，前景更加壮阔，河南教育和医疗事业必将掀开更加光辉灿烂的新篇章。"他年逾八十，身患癌症，而热爱事业、关心教学质量的初心未改，继续热心帮助青年教师，继续提出改进教学的建议。2001 年，他还和薛长贵教授共同撰写了《试论医学院校人体寄生虫学教学改革》论文，发表在全国性专业杂志上。

2005 年 5 月 16 日，苏寿派教授因病逝世，享年 86 岁。

苏寿泹教授离开我们已有 20 多年了,但他的音容笑貌如在眼前,他认真讲课、热议教学改革的话语;他深入农村、甘冒风险、赤脚下田的身影;他锲而不舍科研攻关的神态,令人难以忘怀。他的精神已融化在我国教育的优良传统之中,必将激励着我们攻克更多科技难关,为保障人民健康不断实现新的跨越。

名人医话

118.攻坚克难的骨科专家许振华

郑州大学第一附属医院骨科教授许振华,是全国著名的骨科专家,是河南省骨科的奠基人,他在攻克骨科难题上屡创奇迹,率先在河南省开展了腰椎颈椎手术,在研究骨内高压、大骨节病等方面,取得了多项科研成果,特别是他带出了一支刻苦钻研、勇于攻关、活力四射的骨科队伍,使河南省骨科进入了全国的先进行列,有的项目在国际上也颇具盛名。

奔赴抗美援朝前线抢救伤员

1927 年许振华生于河南省民权县,1945 年考入河南医学院医疗系,毕业后留到医院外科工作。1951 年初,他报名参加了中南区抗美援朝志愿医疗手术队河南第一队,奔赴中部前线战地医院救治伤员。

当时条件很艰苦,白天敌机轰炸、扫射,手术队只能昼伏夜出,晚上在山脚下的地洞里做手术。时值严冬,有的伤员脚被冻伤,有的腿遭枪伤,感染坏死,都需要手术,有的甚至还要截肢。许振华和一名朝鲜护士,最多时要负责 150 多名伤病员的救治任务。除了手术外,还要按时换药、打针、换血衣、照顾伤病员吃饭等,往往通宵达旦地工作。有时正忙着其他工作,新一批伤员从前线运来时,就得停下其他工作彻夜做手术。

有时重伤员被送到附近村中,许振华就要外出做手术。白天敌

机狂轰烂炸,正做手术时,敌机会突然来袭,朝鲜村民就连忙帮助转移,须连忙缝合,手术衣来不及脱,就赶快转入地道。有次刚转出来,屋子就被炸塌了。

就这样,毕业不久、时年23岁的许振华,在手术队长、著名外科专家吴国桢指导下,为志愿军伤员进行了多种救治手术上千例,树立了不怕艰险、勇于献身的爱国精神,锻炼了坚强的意志和毅力,也学习掌握了医疗技术,积累了手术经验。

创建骨科和骨科研究所

河南医学院一附院(郑州大学第一附属医院前身)骨科创建于1951年,许振华任骨科专业组组长,1986年创建了河南医科大学骨科研究所(现为郑州大学骨科研究所),许振华任所长。他带领骨科医护人员,团结合作、勤奋敬业、优质服务、科技创新、培养人才、建设梯队,使骨科长期位居省内骨科之首,1979年经国务院批准,为首批硕士授予点,许振华为硕士研究生导师。1980年在郑州市召开了第一届河南省骨科学术会议,1983年在信阳召开第二届骨科学术会议,成立了河南省骨科学会,许振华被选为主任委员。

带出一支精英团队

20世纪80年代,许振华指导河南首位骨科研究生王义生,开展了疑难课题骨内高压的研究,破解了顽固性跟骨痛的秘密,并研究出了减轻骨内高压的治疗方法,获得了卫生部乙等科学技术成果奖。

许振华重视培养青年人才,他推荐并大力支持获得硕士学位的王义生出国深造,获得博士学位,2002年4月王义生接替他担任骨科主任,并被评为教授,博士研究生导师。他继续予以热情指导和帮助,王义生奋发努力,刻苦钻研,向骨科高端领域进击。他对骨科顽症股骨头坏死进行了系列研究,从病因、发病机制到治疗方法等,锲而不舍,步步深入。1995—1997年,他成功制造了家兔酒精性股

骨头坏死模型,在世界上首次证明酒精是股骨头坏死的一个确定病因。1997—2002 年,他通过分子生物学实验研究进一步发现了酒精性股骨头坏死的新的发病机制。根据这一发病机制,采取核糖核酸干扰技术,有效地使致病基因切割降解,达到预防酒精性股骨头坏死再发生的目的,为国际医学界预防酒精性股骨头坏死提出了新的思路。他开创了新术式双支撑骨柱移植术治疗股骨头坏死,为股骨头坏死的治疗提供了一种新的途径,治愈率高达 96.3%。这项研究获得国家自然科学基金项目。王义生多次应邀在国内、国际学术讲坛上演讲,受到国内外学者的广泛重视和赞誉。

在王义生带领下,一附院骨科除取得以上成绩外,还在省内率先开展了显微外科手术、微创骨科手术、人工关节置换术、椎间盘镜手术等,革新了许多新技术、新疗法,先后承担科研项目 100 余项,荣获各级科学技术成果奖 80 余项,6 项研究填补国内外空白,现已进入全国骨科界先进行列,2003 年批准为博士点。2004 年被省教育厅批准为河南省重点学科,2010 年被卫生部批准为国家临床重点专科。

王义生教授说,河南骨科取得今天这样的成绩和进步,是许振华老师奠定了良好的基础,是与他半个多世纪呕心沥血、奋力拼搏分不开的,他为我们树立了优秀的学习榜样。

深入山区治顽症

许振华不仅具有精湛的医术,而且医德高尚,关心爱护病人,尽量为他们解除痛苦。

在林县传颂着许教授救治红旗渠劳模的动人事迹。

1960 年 4 月 18 日中午,一附院接到河南省委紧急通知,速派骨科专家赴林县抢救伤员。骨科主任许振华立即动身前往,因情况紧急,还专门乘直升飞机,很快赶到。县委书记杨贵亲自迎接,传达省委书记刘建勋指示:"伤者是个英雄,为救人腿被砸断,你们一定要将她治好。"

这位伤员是谁?为何这样受到重视?她叫李改云,是"刘胡兰突击队"队长,那天她到红旗渠建设工地检查安全,发现半山坡上土石有坍塌危险,她急忙喊:"山石要塌了,快躲开!"随着喊声,民工们迅速离开危险区。但16岁的女青年郭焕珍正在低头弯腰搬石头,被险情惊呆,没有躲开,李改云冒着危险,一个箭步冲上去,猛力将郭焕珍推出险区。土崖突然劈落下来,砸在了李改云身上。人们七手八脚慌忙去刨,发现她的右小腿仅有一些皮连着,她已成了一个血人。大家绑了一个简易担架,急忙将她送往20多千米外的工地临时医院。

医生看到伤情严重,认为要保住李改云的生命,必须截肢。但县委书记杨贵不忍心,才想到请省里专家诊治。

许振华下机后,直奔山中临时医院,立即为李改云检查,发现她的右腿是开放性、粉碎性骨折,而且已经严重感染,一般情况确实是要截肢保命的。但省委、县委要求保住英雄的腿,许振华也为英雄舍己救人的事迹所感动,他反复思考,慎重提了与众不同的出救治方案。

首先要控制感染。鉴于抗生素对伤口感染已无效,许振华决定使用中药,用3种中药熬制成液体,以每24小时1万毫升的剂量不停地对感染部位进行滴液清洗。这种此前没人用过的方法,还真起了作用,感染迅速得到了控制。接着,许教授小心翼翼地为李改云切除了腿上的烂肉,进行了修补手术,待长出新肉后,又进行了接骨和植皮手术,终于保住了她的右腿,锻炼后又能正常走路了。

2015年,许教授看电视纪录片《红旗渠》,偶然看到了李改云劳动的镜头,就想着要看看她的腿这些年怎么样了。于是半个世纪后,许教授又到了林县,见到李改云虽然老了,但身体还好,但两腿都患有膝关节炎,许教授说:"我继续为你治疗,想到郑州就跟我走;想在附近,我在一家骨科医院任名誉院长,我做主,为你免费治疗。"李改云十分激动,说:"当年许大夫为治我这条腿操碎了心,现在还想着为我治关节炎,我不知说什么好。我的小儿子也是医生,我常教育他要像许大夫一样,做个好医生。"

在豫西深山区的卢氏县,是大骨节病的高发区。许振华曾多次带领青年医生、研究生到这个县的山区农村进行大骨节病发病情况

调查,研究治疗方法。初步认为,这种病与水土和环境及人体内硫的代谢障碍有关。对这种病,原来的治疗方法不理想,不少人因病致残,有的疼痛难忍,就吃镇痛片缓解,但不能阻止病情发展。许教授研究提出了中西医结合治疗,并采取"钻孔减压术"减轻骨内高压,取得了一定疗效,使不少患者恢复了劳动能力。

80 岁以后,许教授仍然坚持每周两次的专家门诊,应邀进行疑难病会诊,他热情接待病人,检查认真细致,能及时发现复杂隐匿的疾病和纠正误诊,诊断准确,治疗方法对症有效,受到广大患者好评,不少外省患者慕名来找他诊治。

2019 年 4 月 14 日,许振华因病逝世,终年 92 岁。

戒烟体现坚强毅力

许教授在世时,我曾多次采访过他,曾报道他取得的多项科研成果,但印象最深刻的是他的戒烟故事。我写了草稿请他审阅,他用工整挺秀的钢笔字把稿子重新抄写一遍,可见对此稿的重视。稿子在《健康时报》刊登后,多家报刊转载,可见只要下决心,有毅力,戒烟并不难。

他 80 多岁时,腰不弯,背不驼,耳不聋,齿不松,步履矫健,声如洪钟。有人让我请教他的养生经验,他笑笑说,只有一条,戒烟使我赢得了健康。

以前他的烟瘾不大,但参加抗美援朝后,每天猫在地洞里,通宵达旦地工作,接连不断地为伤员做手术,累了就吸烟,困了也靠吸烟提精神,把烟瘾"养"起来了。等到 1952 年回国,每天要吸两盒烟。

医生没有不知道吸烟危害大的,他从 1977 年开始戒烟,长者戒了一年半,短者只戒一个晚上。3 年,先后戒烟 100 多次,都以失败告终。直到出现了咳喘症状,他才真正意识到吸烟问题的严重性和戒烟的迫切性。还有一个触动是,几位长期大量吸烟的同事,有的因肺癌英年早逝,有的因患慢性阻塞性肺疾病去世。

许教授重新制定了一套戒烟措施。首先,自己绝对不买烟,坚决拒绝他人送烟,并毫不客气地明确告诉他们,敬烟等于谋杀。其

次,尽一切可能避免与烟民闲聊,以免经不起他们让烟。最后,任何至亲厚友、老同学、老同事到家里来,一律不招待烟,也不让他们在家里吸烟。郑重地告诉他们,自己正在戒烟,请见谅。

出差时容易复吸,他就带上平时想看而没有时间看的书,解除旅途的寂寞,挤掉复吸的念头。

对外科大夫而言,手术后,尤其是大手术后,累得真想躺倒地上,但只要吸上一支烟,仿佛一切疲劳饥渴都烟消云散了。对此,许振华教授认为,这是一种条件反射,下了手术台,他立刻咬住一根牙签,越想吸,就咬得狠一些。时间一久,就不再想吸了。

锻炼对于坚持戒烟也有一定的促进作用。许振华教授编了一套适合自己的健身操,以活动关节为主,不太剧烈,属于有氧运动,锻炼腰背和四肢,每天早晚做两次,持续 20~30 分钟,感到血脉畅通,思路开阔,杂念顿消。

戒烟之后,一些爱好更加执着,他创作的诗词有真情实感,合乎格律。书法经过不断练习也日益纯熟,他曾被郑州大学老年书法协会聘为名誉会长。

许教授还填写过一首小令,这是他根据自己亲身体验,对烟君子的警告和劝勉。人虽已逝,但其心至诚,其情至真,其言至善,振聋发聩,如警钟轰鸣矣!

如梦令·吸烟

害肺,损胃,伤肝,
癌魔趁机作乱。
是慢性自杀,
健康惨遭摧残!
戒断,戒断
生命活力再现!

119. 钟南山：抗疫立功勋，健身是模范

钟南山是著名的呼吸内科学家，中国工程院院士。在抗击非典和新型冠状病毒感染期间，他挺身而出，奔赴抗疫第一线，以科学务实的态度，提出有效防治措施，做出了杰出贡献。同时，他还是位运动健将，坚持锻炼身体，在维护健康、普及医学知识方面，也是学习的榜样。

研究呼吸疾病，成果丰硕

钟南山原籍福建厦门，1936 年 10 月 20 日生于南京中央医院，因为医院坐落于南京钟山的南面，他父母便按照出生地的位置取名为"南山"。

他出身医学世家，1960 年毕业于北京医学院医疗系，1979—1981 年公派英国进修。1984 年被授予首批国家级有突出贡献专家称号。1985 年后被指定为中央领导保健医生，受聘为世界卫生组织医学顾问、国际胸科协会特别会员、亚太地区执委会理事；同年任硕士研究生导师。1995 年任博士生导师。1996 年 5 月当选为中国工程院院士，1998 年起任医药卫生工程学部副主任。现任中华医学会会长、呼吸疾病国家重点实验室主任、广州医学院广州呼吸疾病研究所所长等职。

他长期从事呼吸系统疾病的临床、教学和基础研究工作，是推动我国呼吸系统疾病研究水平走向国际前沿的学术带头人。通过

创制的"简易气道反应性测定法"及流行病学调查,他首次证实并完善了"隐藏型哮喘"的概念,通过研究对我国慢性咳嗽病因谱进行了系统的分析,他阐明了胃食管反流性咳嗽的气道神经炎症机制等,荣获国家科学技术进步奖二等奖、三等奖,广东科学技术进步奖特等奖等20余项奖励。

挺身而出,抗击"非典"和"冠毒"

在2003年非典初期,钟南山坚持实事求是的精神,维护了科学的尊严,赢得了国人的敬重。他带领团队率先投入战斗,主动要求收治危重非典患者,积极倡导国际大协作,创建了"合理使用皮质激素,合理使用无创通气,合理治疗并发症"的方法治疗危重患者,获得了最佳治疗效果,荣获全国五一劳动奖章,当选央视感动中国十大人物。

在2020年武汉新型冠状病毒来势汹汹的危机时刻,他又毅然决然赶往疫情第一线,提出"存在人传人"的现象,带领医护人员冒着生命危险亲自拯救重危病人,领导撰写新型冠状病毒感染诊疗方案,并准确分析病情,安定人心,推动群体抗疫,在疫情防控、重症救治、科研攻关等方面做出了杰出贡献。有人称赞,他是院士,也是战士,更是国士。他提出许多建议,成为"公共卫生事件应急体系建设的重要推动者"

重视体育锻炼,坚持不懈

钟南山如今已经86岁,但他像年轻人一般,身体硬朗,充满活力。他的工作异常繁忙,每周要坚持出门诊看病人,坚持查房,担负科研重任,带领团队攻关,为何能保持身体健康?他说:"锻炼就像吃饭一样,是生活的一部分,我们要建立一种观念,就是要一辈子运动,这样才能享有比较好的生活质量,最大的成功就是健康地活着。"

年轻时,他就喜爱运动,而且体育成绩突出。1956年,正读大学

三年级时,他作为北京医学院(现北京大学医学院)运动员代表,参加了北京市高校运动会,并在运动会中摘取了400米跑的桂冠。1958年,钟南山被抽调到北京市集训队训练,准备参加第一届全运会。1959年9月,在首届全运会上,钟南山以54.4秒的成绩打破了400米栏的全国纪录。1960年钟南山院士还夺得了北京市运动会男子十项全能亚军。

他没有成为运动员,却成了贡献卓著的名医,但健康水平依然令人羡慕。现在他还可以做俯卧撑、举重,被人拍到露出健硕肌肉,篮球场也经常能见到他的身影。他曾和年轻记者一起爬楼梯。有的记者爬到7层就停下了,而他一气爬到十几层。

钟南山曾介绍过自己的健康养生经验,主要有三条。

一是适当锻炼,这是第一要素。他说:"任何工作代替不了身体的锻炼,健康是需要投资的"。不论工作再忙,他每日也要抽时间锻炼,其中打篮球和游泳是他最喜爱的运动。对于锻炼,他建议:年轻人多参加竞技运动,因为竞技运动不仅可以锻炼身体,还可以培养人的意志力和团结等方面的素质。中老年人针对保持体能做一些锻炼。其中最适合的3种运动分别是走路、游泳和打太极拳。

二是保持好的心态。他说:"健康的一半是心理健康,疾病的一半是心理疾病。"保持良好的心态,积极正面地对待生活,也是非常重要的因素。人一旦产生坏情绪,一方面会增加耗氧,另一方面交感神经系统会使心跳加快,血管收缩,导致大脑和心肌缺血,所以要避免生气、愤怒、抑郁、悲哀等情绪出现。

三是合理的饮食。他自己的饮食有两个原则,分别是每日饮食的比例和别吃太饱。他一般早上和中午吃得比较多,晚上吃得比较少。其中早餐是最丰盛的,不仅种类多,吃的量也比较大,比如牛奶、面包、鸡蛋、橙汁和各种粥品,而晚上如果吃的太饱对身体的健康和消化都不是很好。对于中老年人群,很关键的一条就是:不要吃得太饱,吃到七八分饱最好,一是消化效率高,二是对消化系统的负荷比较小,而吃得太饱以后,大概有两三天消化系统的吸收都不太好。

钟南山还谈到了运动与补钙的关系,指出:青春是人一生中骨钙生长最旺盛的阶段，一生的骨钙银行需要靠这时储存大量的积蓄，比较大的运动量对增加骨钙是最好的帮助。35～45岁，是人体骨钙的相对平衡期，但是如果放弃运动，骨钙就会迅速丧失。老年人若想硬朗朗的，你就得多运动。太阳好的时候，到空气好的地方，尤其是公园里，多走上几圈。就算再不爱运动，平时家里房间多通通空气，伸伸胳膊动动腿，多做一些家务，也比总是坐着不爱运动要强。

钟院士说：健康就像一个空心的玻璃球，一旦掉下去就会粉碎，工作如同一个皮球，掉下去还能再弹起来。什么时候，你把体质锻炼和功能锻炼看成跟吃饭、工作、睡觉一样，是生活中不可或缺的重要组成部分，那么，你的境界将会达到一个新高度。

名人医话

120. 百岁继续奋战的眼科泰斗张效房独特的长寿之道

　　2023 年张效房教授已经 103 岁了，从 1945 年到现在，长达 78 年，他始终没有离开过工作岗位，如今还坚持每周一、三、五到《中华眼外伤职业眼病》杂志编辑部上班，周二坐诊，周四查房。此外，他还定时为研究生讲课，有时还应邀做学术报告，继续为培养医学人才、医治眼科疾病做贡献。

　　2020 年 10 月，在他百岁之际，郑州大学举办了"张效房 100 周岁暨从医从教 75 周年学术思想研讨会"，大家认为：张效房教授不仅为河南省眼科事业的发展，也为中国眼科事业和世界眼外伤事业的发展做出了重大贡献。中华医学会眼科分会称赞他为全国医务工作者树立了榜样，他的学术思想和敬业精神值得每一位医务工作者传承和发扬。在会上，郑州大学第一附属医院授予张效房终身成就奖，并为他颁发了终身教授聘书。

贡献卓越，并无刻意养生

　　张效房，1920 年 10 月出生于河南开封，曾任郑州大学第一附属医院眼科主任、中华医学会眼科学会常委、河南省分会眼科学会主任委员、世界眼科基金会中国分会会长等。他是我国眼内异物研究的奠基人和眼外伤专业的学术带头人。他在眼内异物定位和摘除方面有 38 项发明和改进，被认为是我国对国际眼科学事业的两大贡

献之一。他曾获全国科学大会优秀科研成果奖、国家科委科学技术成果奖等 13 项奖励；1978 年被评为"全国先进工作者"，1991 年被国务院授予"国家级突出贡献专家"，1997 年被授予"全国优秀科技工作者"，1998 年被河南省政府授予"科技功臣"等荣誉称号，2005 年获中美眼科学会"金苹果奖"等。

从 20 世纪 70 年代末期到本世纪初，我曾多次采访张教授，并多次报道他的创新和高尚医德等事迹。中年的张教授英俊飒爽，目光明亮而深邃，思维敏捷，知识渊博，谈吐幽默风趣。不仅在医学方面，他对于文史也有很深造诣，古典诗词随手拈来，特别对河南和开封的风貌民俗了如指掌，流露出对家乡的热爱。与他一席谈确有胜读几部书的感觉。

在他 80 多岁时，笔者曾请教他的健身之道。他笑笑说："我对这个问题还没有考虑过，也没有刻意去养生，只不过是思想开朗一些，生活简单一些罢了。"我再三纠缠这个题目，于是他风趣地提出了"六不"：心不烦，脑不闲，嘴不馋，腿不懒，酒不贪，烟不沾。我当时感到太通俗太浅显了，但后来一想，这 18 个字看似简单，但蕴含丰富，真正做到还不容易，后来我略加整理成稿，没想到还有多家报刊采用和转载。

现在深一步思考，他提出的这"六不"是最起码的要求，是科普说法，其实从他的实践中，早已升华到更高境界了。他被称为"光明使者不老松"，其实身体也屡受重挫，曾患过癌症和脑梗死，动过 10 次手术。但意志确如松柏之坚强，他之所以长寿，与他的信念、品德、性格密切相关，更值得人们学习和借鉴。

幸福和快乐寓于工作之中

"愿做春蚕、吐丝不已、至死方休；甘当蜡烛、奉献光明、耗尽自身。"这是张效房教授的座右铭。他认为：最幸福的事，不是在公园与老伙伴聊天，不是与家人吃团圆饭，不是去旅游，而是工作。

他热爱医学事业，认为为病人解除痛苦是医生的神圣职责，患者的需求是医生的价值所在。因此他全身心投入医学教研，不辞辛劳,刻苦钻研,攻克多项眼科难题。能为患者解除病痛、提高视力,能使盲人重见光明,是他最大的愉快。他特别重视培养新一代眼科人才,为研究生讲课,批改英文病例,修改来自全国各地的眼科论文,以使科研成果得以交流和推广。他不仅是"脑不闲",而且让创造思维绽放异彩。

平时工作"满负荷",生病手术后该安心休养了吧?不,手术第二天,他就坐起来,病床上放一个小矮桌,上面放上论文稿件,进行审阅和修改。护士心疼地说:"张教授,您这样伤口受得了吗!"他笑笑说:"只有这样我才能忘记疼痛啊。"当能起身活动时,他就坐不住了,要抽时间脱下病号服,换上白大褂,回眼科查房,有时到门诊坐诊,他把工作看成生命的必需,是解痛的妙方。

近两年,张教授应中华医学会的要求,专心编写《张效房眼外伤学》一书,其中每段文稿他都认真编写、推敲、修改,生怕有什么差错,每天晚上都要熬到凌晨 2 点。有同事劝他:"您这样等于慢性自杀啊,最少要少活 2 年。"他笑说:"我少活多少年都没关系,我已经活了 99 年了,还在乎这 2 年吗?只要把这本书编起来,交出一个合格的稿子,我少活多少年都没关系。"在他百岁到来之际,这本学术专著已由人民卫生出版社出版,这是唯一一部眼科学领域的抢救性著作,这部书总结了张效房教授在眼外伤领域的研究成果,在中国眼外伤学、眼科学发展史上都具有里程碑意义。

胸襟开阔,淡泊名利

张教授讲的"心不烦",实际上是心境开阔,乐观豁达。他说:"我对什么事都能想得开,不抱怨。要说条件艰苦,我就想到抗日战争期间,到处颠沛流离,在破庙上课,没有电灯就用煤油灯,以后煤油也没有了,就用菜油灯照明,把染衣服的染料化开后当墨水,把木棒削尖当钢笔。在这种情况下,同学们还奋发学习。现在条件好多了,我们要更加努力学习和工作,以报效国家和人民。"

他对同事和学生热情关怀,尽力帮助,对引起烦恼的事,从不挂在心上。他说:"有的人做一些事对不起我,我就设身处地为别人想

想,很快就过去了;对有些事不要纠缠,要尽快忘却。"

由于张效房在眼科医学界的突出成就,他经常被国外邀请讲学。国外有的大学开出各种优厚条件希望能聘请他,他都婉言谢绝了。他后来说:"我哪儿也不去,我的经验都是从一个一个中国病人身上获得的,我要报答生我养我的地方。"

对于获得的奖励和荣誉称号,他总是说:"我担心自己做得不够,要抓紧一切时间,继续努力工作,培养好下一代。"同时还说:"做人不能忘本,能有今天的成就,离不开医院的培养,离不开党的引导和教育。一个人活着,就要服务,就要奉献,荣誉是一种鞭策。"他在肾癌手术前,办的最紧要的事是把各种奖金和毕生积攒的120万元拿出来,建立了"张效房医学学术基金",用于资助年轻医生深造、购买眼科仪器设备。

有的患者恢复视力后,为了表达对他的感激之情,向他下跪和送上红包。他连忙搀起,说:"这是我们医生应当做的,如果我收了红包,我就犯错误了。"他多次坚决拒收红包,认为这是做医生的底线,只要坚持,没有退不掉的红包。他还与省会十多名专家联名发出了廉洁行医、拒收红包的倡议书。

对待癌症,既要藐视又要重视

进入老年后,张教授曾患过多种疾病。2000年,前列腺炎复发,做了手术。以后又发生过脑梗死,植入了支架。2004年8月,确诊为肾癌,医院领导十分着急,准备让他尽快到北京请著名专家治疗。而他却笑了,说:"不就是个肿瘤吗,有什么大不了的。我信咱们医院的专家和自己培养的学生,就在这里动手术。"

对待令人谈之色变的癌症,张教授的态度是:战略上藐视它,战术上重视它。藐视就是认为现在已有治疗手段,只要有信心,有与它抗争的决心和勇气,就能制服它;重视就是及时发现和正确治疗,多方提高抗癌能力。术后他心情开朗,注意巩固疗效,在生活上注意防范复发,17年的时间证明,肾癌被他征服了。

调节饮食　合理营养

　　张教授是回族,年轻时胃肠好,爱吃羊肉。上年纪后,特别是几种疾病来袭后,他不再以口感美味来决定饮食,而是按健康要求来调节饮食,注意营养合理,这就是他所说的"嘴不馋"吧。

　　他坚持少食多餐,每天吃 4 顿,除了正常一日三餐外,每晚睡前吃几片饼干或几颗桃仁酥,有时还喜欢买一点杂粮煎饼吃,但每天主食控制在 250 克以内。每天中午和晚上,一盘青菜是必不可少的。吃法也很简单,青菜、白菜、西兰花等用开水一煮,捞出来放盘内即食,不放盐。患肾癌后严格控制盐的摄入。肉类吃得也很少了,每天只吃几片酱牛肉,或者几块烧鸡,不超过 100 克。

奇特的睡眠习惯

　　张教授多年养成了深夜的工作习惯,认为夜深人静,不嘈杂,无干扰,有利思考和写作,很多论文和技术创新都是在深夜完成的。所以他白天没有完成的工作,都要拿回家中继续进行。一般会延长到凌晨一两点。他说:"我不调闹钟,早晨 6 点半至 7 点会准时醒来,每晚 5 小时的睡眠很安稳,睡眠质量比睡眠时间更重要。"

　　除了凌晨睡眠之外,他还有两次睡眠时间。一是早饭后不急着出门,要重新躺在床上,睡 10 分钟的"回笼觉",他认为这 10 分钟虽然时间不长,但有利于养精蓄锐;二是午饭后,一般先看半个小时的报纸或刊物,然后午睡 20 分钟,有利于下午和晚上精力充沛。

　　人们的工作情况不同,生物钟有异。张教授的三段睡眠法是适合于他的,但其他人各有适合自己的睡眠习惯,不必生硬模仿。

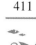

多活动常走路有利健身

张教授学生时代是运动健将,是篮球、排球队的主力;学生剧团也演过主角,还爱唱歌。至今聚会时请他唱歌,他也不推辞,一首嘹亮激昂的抗日歌曲,会博得一片叫好和热烈的掌声。这为他的身体打下了好"底子"。但当了医生后,他把全副精力都投入了医学教研之中,再没有专门时间搞运动锻炼了,但他说的"腿不懒"并没有改变。

他的活动可谓十分频繁。除了下乡为农民义诊,进行眼病专项调研、带领防治白内障医疗队到各地巡回医疗外,还曾受卫生部委托,先后举办8次全国眼科新技术培训班,应邀到国外讲学,参加世界眼科学术会议等。此外,他还应邀外出会诊,举行讲座,手术演示等,兄弟医院请他进行指导和学术讲座,只要时间允许,他从不拒绝,但事先声明,不接受任何馈赠,不收取任何报酬。如此繁忙,使他脑体并用,手足不闲,丰富了他的生活内容,他乐此不疲,说:"只要对发展医学有益,对治疗病人有益,我愿意做这些事,心中感到充实、愉快。"

他上下班要走500多米的路,这是他锻炼的好机会,80多岁时还步履矫健轻捷,有的年轻人都跟不上。90岁后,院领导曾提出派专车接送,他谢绝,同时也不让人扶,走路仍稳健有力。他过去很少乘电梯,四五层楼快步而上。现在不是紧急情况,也很少乘坐电梯。他说:"那个电梯也很忙,要送手术病人和急诊患者,我尽量自己走一点,不多添麻烦。"

张效房教授讲课或学术讲座,都是穿西装打领带,神采奕奕,声音洪亮,语言生动,表现了他的认真、严谨、一丝不苟。有的学生说:"每次讲课他都很隆重,我们也更肃静,更提神,真是医术和艺术的双倍享受。"

年纪大了,有人怕他站着讲太累,请他坐着讲,他总是婉拒,认为站着讲能提神,能与听众更好地沟通,感染力更强。在他的百岁学术思想研讨会上，主持人请他在座位上致辞，他示意后走上讲台表示："受此殊荣，我最深切的感受就是惭愧和感谢。"并怀着对党对祖国对母校对医学的深情挚爱说："活着一天，就要工作一天，服务一天，奉献一天，永远站在为病人服务的第一线，永远站在为眼科事业服务的第一线。"

多活动、多走路、常站立，蕴含着他对事业的热爱与执着，是他获得幸福和快乐的源泉，是一种昂扬进取的精神状态，也是他长寿的因素啊！

121. 脑瘫专家高晓群的大爱情怀

高晓群是郑州大学基础医学院人体解剖学教授、博士研究生导师,郑州大学脑瘫外科研究治疗中心主任。他勇于创新,探索出了基础医学与临床医学相结合的一条新路,运用神经解剖学的研究成果,在治疗痉挛性斜颈特别是治疗脑瘫等顽疾方面取得突破性进展,为众多患者解除了痛苦。尤其令人感动的是,他以"大医精诚"的高尚品德,冒险救助脑瘫患儿,减免贫困脑瘫患者的手术费用,甚至慷慨捐助危难患者,展现了一位医学家的大爱情怀。

高晓群的事迹曾多次被《人民日报》《健康报》《河南日报》等多家媒体报道,曾获得郑州大学三育人先进个人、河南省优秀教师等和全国助残先进个人等荣誉称号。

2014 年,高晓群教授被聘为河南省政府参事。他积极为发展医疗卫生事业建言献策,特别是对如何加强对脑瘫患者的救助、防止脑瘫治疗中的乱象,以避免误诊误治,提倡正规科学治疗等多次提出中肯意见和具体措施,受到省领导和有关部门重视。他关于医疗、教育方面的建议,有的经省委、省政府主要领导批示后,已经被有关部门采纳。在河南参事资政七十年参事感怀征文中,他的论文获得优秀论文奖。

受农民欢迎的医生

高晓群 1953 年 8 月 29 日出生于河南省郑州市东郊农村。在上中学时,由于祖父年迈多病,他经常陪同前往医院诊治,与那些穿白大褂的医护人员经常打交道,感到他们的工作很神圣,从此迷恋上了医学,并逐步产生了长大后要当个医生的念头。

中学毕业后,当时他所在的公社卫生院要培养一批医生,他踊跃报名参加,并被顺利录取。他高兴异常,说:"我就像一只饥饿的羊儿,被放到草地上,我要拼命地吮吸医学知识,学习医疗技能。"在这期间,他我遇到了一位热情施教的好老师——郑州市有名的外科大夫张卫教授。高晓群刻苦学习,虚心求教;张卫教授耐心讲解,传授技术。在一段时间内,师生同吃同住,除了课间学习外,还一同为农民诊治疾病。

凭着对医学事业的浓厚兴趣,发奋努力学习,高晓群在培训中掌握了基本医学知识,特别是打下了良好的外科基础。在当时设备较简陋的条件下,高晓群已经诊治了一些常见病,能熟练地做一些小手术。他热心为农民患者服务,受到乡亲欢迎,在当地小有名气了。当时,他已经感到愿望实现,想就这样继续干下去吧。

张卫老师了解到这种情况,就严肃地对高晓群说,医学的海洋十分广阔,很多疾病还没有攻克,你想当个好医生,决不能为这么一点成绩就自满,就止步不前;为了救治更多的病人,你要争取上医科大学。

勤奋求索路:从医学生到大学教授

1975 年,高晓群被组织选派到新乡医学院上大学。在新乡医学院,高晓群开始了人生中极重要的一次"奋足"。他不满足于单纯地接受灌输,而是渴望达到触类旁通的境界,对知识的渴求促使他不断在学习中提高自己。

提起这一段往事,还有一个有趣的故事。当年在学习解剖学的时候,每次上完课,高晓群总是要把老师讲过的东西"吃透",然后结合自己已有的外科知识讲给同学们听。他有一定的医学实践,能深入浅出,讲得生动活泼,同学们都爱听他讲,时间长了,同学们就给他起了个"高教授"的绰号,可见同学们对他的尊敬和喜爱,比他正

式评为教授提前了 20 多年。这也锻炼了他的课堂讲授能力。他在课堂上讲授解剖学的时候,也是引人入胜,始终保持着很高的"上座率"。除了本身的解剖学知识功底外,和临床病例紧密结合,表达生动、形象也是学生易于接受的一个很重要原因。

1978 年,从新乡医学院毕业后,高晓群被分配到河南医学院任教,完成了从一个医学生到大学教师的飞跃。

1985 年,高晓群参加郑州大学医学院硕士研究生班学习,专注应用神经解剖学研究;2002 年他又参加华中科技大学同济医学院博士研究生班学习,又进行了"神经源性脑病的神经生物学机制研究",并以优异的成绩获得博士学位。2006 年被聘为华中科技大学同济医学院兼职博士研究生导师;2007 年被郑州大学聘为博士研究生导师;高晓群以创新加实践,成为郑州大学医学院人体解剖学系学科带头人,在教学第一线承担专业课教学任务。

在各个教学环节中,他治学严谨,不断探索和改进教学方式和方法,理论联系实际,基础联系临床,把最新的研究成果充实在教学内容中,培养学生的创新思维能力。深受学生好评,历年教学效果网评均在 95 分以上。

产学研结合,成果应用于医疗

高晓群独辟蹊径,走"产、学、研和社会服务"相结合的道路,30 年如一日地奋发努力、刻苦钻研,不但在产、学、研方面成绩突出,特别是在对混合型脑瘫合并颈肌痉挛的外科治疗术方面取得研究成果,推动了脑瘫外科治疗的进展。

依据数千例临床经验,他提出了脑性瘫痪"三联疗法",使脑瘫患者解除痛苦,回归家庭,走向社会。这期间高晓群承担973 分课题 1 项,科技部主任基金 1 项,教育部博导基金 1 项,河南省科技攻关项目 1 项。发表 SCI 论文 20 余篇;核心期刊 50 余篇。共培养博士研究生 6 名,硕士研究生 30 名。

为促进科研成果转化,在郑州大学各级领导支持下,高晓群创办了郑州大学医学院脑瘫外科研究治疗中心,以利于科研成果应用,直接为脑瘫患者服务。1994 年至今,已经为来自全国各地的6000 多例脑瘫患者解除了痛苦。他与省助残济困总会、郑州市红十字会共建了"博爱脑瘫外科治疗基金",已为 400 多例患者减免治疗费,其中全免费有 100 多例。

高晓群的助残活动受到媒体关注,中央电视台"道德观察"栏目,"中国人口栏目",河南多家媒体也相继报道了他的感人事迹。在庆祝改革开放 40 周年之际,2018 年 12 月 21 日,河南卫视聚焦栏目以《省政府参事的医德追求》为题报道了高晓群的事迹;在庆祝建国 70 周年时,2019 年 10 月 4 日,河南卫视以"赤足走来,与共和国同成长"为专题,报道了《胸怀大爱的省政府参事高晓群》。

科研应用于临床,让知识变为财富

高晓群结合自己的专业特点,选择了临床应用神经解剖学研究方向,针对临床医学的需求进行应用解剖学研究,真正把基础理论研究与临床应用研究紧密结合起来。

常言说"知识就是财富"。但不少知识分子有清高思想,认为知识与财富不搭界。高晓群通过自己的实践,深刻地感悟到:知识如果不应用,不转化为生产力,就永远不可能成为财富。那些年搞科研的人总有一种习惯,出成果了,写成论文,评了奖,把"红本本"锁进柜子里,到分房子、评职称时拿出来用一用,但过一段时间,这些科研成果就过时了。所以,他认为,搞应用科学研究,必须重视研究成果的转化,于是悄悄地探索基础医学与临床医学一体化之路。

基于这一思路,他打响的第一炮是对痉挛性斜颈的研治。这个病的临床特征是头颈部不自主的扭动。根据痉挛性斜颈的不同表现,应用解剖学知识进行分析,他反复研究,终于找到了解除颈肌痉挛的规律,撰写了《头夹肌移除及副神经切断术治疗痉挛性斜颈》论文,经 200 多例临床观察,有效率达 90% 以上。

2013 年,辽宁丹东一位 31 岁的女士患痉挛性斜颈,十分痛苦。她的爱人难以面对这个现实,弃她而去,又是雪上加霜。经多方治疗无效,她一度失去生活的信心,曾产生了自杀的念头。当她爬上

六楼窗台,欲纵身跳下时,想起了还有几岁的孩子和老母亲,最终还是理智战胜了冲动。她从报纸上看到了高晓群治疗斜颈的报道,就辗转来到郑州求治。高晓群认真分析了这位病人颈肌痉挛的特点,先后为她进行了4次解痉手术,终于制伏了折磨得她痛不欲生的病魔,并且为她免除了上万元的手术费用。

1994年,高晓群了解到脑瘫是威胁儿童健康和生命的凶顽疾病,它与神经系统的损害密切相关,是神经解剖学研究的重要课题。因此,他与北京医科大学徐林博士联系,结为合作伙伴,共同以攻克脑瘫为研究目标。他们交流了对脑瘫治疗的观点、方法,高晓群从此开始了一生中最重要的战役——对脑瘫患者施行外科手术治疗。

应用自己对神经解剖学的研究成果,高晓群对脑瘫外科手术进行了创新,特别是在手术中对神经的定位、定性、定量和脑瘫合并颈肌痉挛研究方面有了突破性进展,提高了疗效。郑州大学领导对这项研究十分重视,帮助他突破了事业发展的瓶颈,支持他创办了郑州大学脑瘫外科研究中心,把科研成果用于临床,直接为病人服务,推动了脑瘫临床外科治疗的发展。

特别令人感动的是,高晓群曾冒山路奇险,驱车进入巩义深山贫困区,接回了有严重脊髓脊膜膨出合并下肢畸形被称为"爬行女孩"的小艳丽,在10个月内,连续为她施行3次手术,终于使她结束了爬行生活,同时免除了住院期间的全部治疗费和生活费。现在她已经成年,又找到如意郎君结婚、生子,回归正常人生活。

这个故事,多家新闻媒体报道,特别是央视报道后,使不少人深为感动。事情经过是:上街区一群驴友,第一次到巩义深山探险时发现了一个小女孩,穿着露裆裤,跟在他们后边爬。第二次去时发现小女孩躺在院子里,凑近一看小女孩已不能动弹,濒临死亡。驴友们非常可怜她,拍了照片,放到网上,引起了较大的社会反响,《河南商报》也做了报道,呼吁社会观注,期盼有医生出面救助。郑州市红十字会联系到高晓群,请他为这个小女孩会诊。但是,病人在大山里面,出来不容易,需要随他们进山会诊。高晓群没有推脱,乘坐救护车来到了巩义深山区,往小女孩家里去还有10千米崎岖的山路,救护车进不去,怎么办?正发愁时,看见入山口的路边停着十辆大型摩托,驴友们在等着用摩托车送他们进山。驴友们经常在这崎岖的山路上练车技,高晓群乘摩托走山路可是有生以来第一次,当时真是捏了一把汗。想起了一个医生的责任,想起了领导的重托,高晓群把危险置之度外。摩托车绕着崎岖的山路飞奔而上,路有五公尺宽,左边是山坡,右边是峡谷,使人紧张的胸口像揣了个兔子,突突直跳。跨越第一个绕山路,又冲刺第二个,在第二个绕山路的半山腰,高晓群乘坐的摩托车突然熄火,有经验的骑手让车朝山坡一边翻去,车靠在了山坡上,何等凶险,一场虚惊。河南电视台记者举着话筒问高晓群感受时,他说:"摩托车要是翻向峡谷去,你们明天的新闻就有重头戏了,标题应是,郑大教授深山助残未果,不幸以身殉职"。周围的人们又惊喜又感动得笑出泪来。中央一套人口栏目,中央二套生活栏目,中央十套道德观察,河南电视台和国内多家媒体、网络媒体都先后做了报道,引起了较大的社会反响。时任郑州大学党委书记郑永扣、校长申长雨看了节目后,特意打电话给基础医学院表示赞赏和祝贺。

提到高晓群的研究方向,中国工程院院士、解剖学翘楚钟世镇教授曾亲切地对他说:"你走的临床应用解剖学之路,是我们老一代解剖学工作者摸索了几十年才找到的正确道路。"

担任省政府参事,志在中原崛起

2014 年 7 月,当上河南省政府参事之后的高晓群,工作的重心发生了改变。省政府参事,是荣誉,更是责任。

高晓群多次表示:"参事工作对他来说是个新课题,必须认真学习党的方针政策。不断学习新知识、接受新理念。要积极建言献策,当好人民群众的代言人,做好政府和群众之间的桥梁和纽带,要不辱使命,为中原的崛起贡献自己的力量"。

2015 年,他先后参加了河南省政府参事室和国务院参事室举办的新参事研修班,并在当年与其他几位参事一起调研了河南省的医学教育状况,撰写《关于我省医学教育可持续发展的调研和建议》一文。在文中,他提出了"增加设置西医本科院校,大力培养高等医学

人才；在省政府督导下，理顺综合性大学医学教育管理体制；以政策为抓手，大力为农村老少边穷地区培养全科医生"等建议，荣获了2015年度参事建议优秀奖。

在高晓群团队的努力下，郑州大学改进原来对医学教育管理模式，理顺综合性大学医学教育管理体制，重新组建了郑州大学医学院二级机构，坚强了对医学教育的管理。

2016年，高晓群团队对脑瘫患者的情况进行了调研，并形成了专题报告。政府会议决定以驻马店市为试点市，筛查手术适应证，本着自愿原则，来郑州承办医院接受手术治疗。

省助残济困总会积极参与本次公益活动，先期给驻马店残联出资50万元，支持了对脑瘫残疾儿童的精准帮扶工作。获2016年度优秀参事建议一等奖。

近年来社会上出现了医疗乱象。不少脑瘫患儿的家长向有关部门和媒体反映："现在治疗儿童脑瘫的办法真多，又是神经修复、手术治疗，又是药物、康复训练等，还有医院搞干细胞移植，弄得我们东奔西跑给孩子治病，钱没少花，病也没治好。"

针对这一乱象，作为河南省政府参事，高晓群忧心忡忡。他多次向卫生行政部门建议，加强对脑瘫医疗机构的整治与监管，同时建议脑瘫患儿家长一定要不断地丰富自己的脑瘫康复常识，以科学的态度，根据患儿身体信息，进行病症筛选分类，"个性化"选择有效的治疗方法，用个性化"精确"医疗程序，涵盖到小儿脑瘫治疗全过程。

他介绍，目前，我国在脑瘫外科治疗方面采用的"选择性脊神经后根切断术（SPR手术）"，是世界医学界经历100多年研究取得的医疗成果。痉挛性脑瘫的治疗原则是解除痉挛、矫形和康复训练，而解除痉挛是整个治疗的关键。SPR手术是通过对脊神经后根的选择处理，长期稳定地解除肌肉痉挛，全面调整患者的肌张力，纠正由肌肉痉挛引起的肢体动力性畸形。

对痉挛型脑瘫，目前的疗法还有两种，一是长期服用脑瘫"痉挛"药物，副作用太大，又不能完全解除肌张力，一直没有被推广。二是针剂，在国外很受推崇，通过微量泵直接注入脊髓周围的蛛网膜下腔,作用于脊神经根,能很好地解决肢体痉挛,已经成为国外脑瘫保守治疗的主流方式,但在国内还没有推广。其原因在于每年的维护成本达 2~3 万元,高额的经济支出阻碍了此项技术的普及。

此外,目前在医疗市场上,针对脑瘫患者的治疗乱象,还有两大类。一类是神经营养药物;二是近年出现的大肆宣扬和过分夸大的神经干细胞移植治疗。其实这些都是以盈利为目的的安慰性治疗,不仅延误患儿病情,而且浪费资源,导致脑瘫家庭因病致贫。

高晓群具体分析了神经营养药物的滥用情况,儿童神经内科基于神经生长因子有助于生精细胞的分裂侧芽生长的基础采取静脉滴注神经营养剂(如胞二磷胆碱、脑蛋白水解物、施普善、神经生子因子等)治疗小儿脑瘫,虽然在我国广泛使用,但在国际上还缺乏准确的高可信度的人体用药报道。在人脑血管内的血液与组织液中间有一个起过滤作用的结构,称血脑屏障,防止血液中的大分子物质进入脑组织液中,保护脑细胞不受损伤。而这些药物根本不能透过血脑屏障,进入不了脑组织,接触不到脑细胞。

干细胞移植是新近冒出的一种治疗脑瘫方法,被宣传为具有神乎其神的疗效。有观点认为既然脑细胞损失造成运动障碍,如果能补充或使神经元再生,可能使脑瘫治愈。但高晓群认为,就神经系统而言,需要解决两个问题:一是干细胞如何到达指定部位? 一些不负责的医疗机构用类似输血的方式移植,如何透过血脑屏障? 二是一些更"聪明"的医疗单位用立体定向注射,想注射到哪个部位就注射到那个部位。那么干细胞如何长成为我们希望的细胞,又如何和旧的细胞发生信号联系? 似乎没有科学的答复,有的只是个别病例信誓旦旦的疗效。因此,脑瘫干细胞移植治疗,第一没有科学的依据,第二即使干细胞能修复神经系统也解决不了脑瘫。因为脑瘫的主要肢体症状是由神经损伤后痉挛的肌肉与骨骼发育的不同步导致的。

作为河南省人民政府参事,高晓群立题调研得知,河南省脑瘫的发病率为 2.35‰,截至目前,全省实名登记 0—6 岁脑瘫儿童共13 621 名。其中,男性儿童 8556 名,占 62.81%;女性儿童 5065 名,占 37.19%;没有实名登记的为 7—20 周岁,仍有外科治疗价值的脑

瘫患者约有 6 万人左右。调研中发现脑瘫医疗市场异常活跃,有些医疗机构利用脑瘫患者及家人急于求医的心态,巧立名目乱收费,特别是那些以盈利为目的"安慰性治疗",使脑瘫家庭"瘫上价瘫"不堪重负,脑瘫患者及家长在经济和精神上已经到了人类难以承受的极限。

2018 年高晓群撰写了《关于持续推进对脑瘫患者精准扶贫的几点建议》,得到时任河南省长陈润儿的亲自批示,要求相关部门就预防、治疗、康复和帮扶方面拿出意见。

高晓群为救助脑瘫患者尽到了自己最大的力量,他倡导的最终目标是"政府在政策上支持对脑瘫儿童精准帮扶;慈善家为脑瘫儿童出钱;医学专家为脑瘫儿童出力;脑瘫儿童受益的良好局面"。我们相信,随着我国改革开放的深入发展,经济实力的不断增强和医疗科技的进步,这个目标一定能够实现。

省政府资深参事林效森赋诗词一首赞扬高晓群:

杏林驰骋家国情,
学海求索翰林风。
埋头研读仲景书,
行路跋涉扁鹊程。
躬身只为苍生苦,
一壶清茶映月明。
引项长唳向天歌,
金鸡涅槃化采风。